U0275370

本草纲目

全本图典

【第十八册】

典藏版

原　　著　李时珍
顾　　问　肖培根
主　　编　陈士林
分册主编　赵志远　刘　国　蒋红涛
副 主 编　谢军成　裴　华　张　鹏　王　庆　张　鹤

人民卫生出版社

图书在版编目（CIP）数据

《本草纲目》全本图典. 第十八册 / 陈士林主编. --
北京：人民卫生出版社，2018
ISBN 978-7-117-26484-6

Ⅰ. ①本… Ⅱ. ①陈… Ⅲ. ①《本草纲目》– 图解
Ⅳ. ①R281.3-64

中国版本图书馆 CIP 数据核字（2018）第 119290 号

《本草纲目》全本图典（第十八册）

主　　编：陈士林
出版发行：人民卫生出版社（中继线 010-59780011）
地　　址：北京市朝阳区潘家园南里 19 号
邮　　编：100021
E - mail：pmph @ pmph.com
购书热线：010-59787592　010-59787584　010-65264830
印　　刷：北京盛通印刷股份有限公司
经　　销：新华书店
开　　本：889 × 1194　1/16　　印张：17
字　　数：401 千字
版　　次：2018 年 8 月第 1 版　2018 年 8 月第 1 版第 1 次印刷
标准书号：ISBN 978-7-117-26484-6
定　　价：640.00 元
打击盗版举报电话：010-59787491　E-mail：WQ @ pmph.com
（凡属印装质量问题请与本社市场营销中心联系退换）

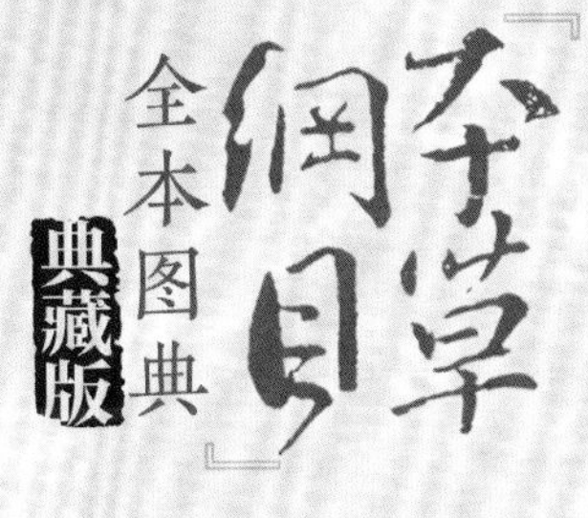

凡　　例

一、本套书以明代李时珍著《本草纲目》（金陵版胡承龙刻本）为底本，以金陵版排印本（王育杰整理，人民卫生出版社，2016 年）及金陵版美国国会图书馆藏全帙本为校本，按原著的分卷和排序进行内容编排，即按序列、主治、水部、火部、土部、金石部、草部、谷部、菜部、果部、木部、服器部、虫部、鳞部、介部、禽部、兽部、人部的顺序进行编排，共分 20 册。

二、本套书中“释名”“主治”“附方”等部分所引书名多为简称，如：《本草纲目》简称《纲目》，《名医别录》简称《别录》，《神农本草经》简称《本经》，《日华子诸家本草》简称《日华》，《肘后备急方》简称《肘后方》，等等。

三、人名书名相同的名称，如吴普之类，有时作人名，有时又作书名，情况较复杂，为统一起见，本次编写均按原著一律不加书名号。

四、原著《本草纲目》中的部分中草药名称，与中医药学名词审定委员会公布名称不一致的，为了保持原著风貌，均保留为原著形式，不另作修改。

五、本套书为保持原著风貌，对原著之服器部和人部的内容全文收录，但基本不配图。

六、本套书依托原著的原始记载，根据作者们多年野外工作经验和鉴定研究成果，结合现有考证文献，对《纲目》收载的药物进行了全面的本草考证，梳理了古今药物传承关系，并确定了各药物的基原和相应物种的拉丁学名；对于多基原的药物均进行了综合分析，对于部分尚未能准确确定物种者也有表述。同时，基于现代化、且普遍应用的 DNA 条形码鉴定体系，在介绍常用中药材之《药典》收载情况的同时附上其基原物种的通用基因碱基序列。由此古今结合、图文并茂，丰富阅读鉴赏感受，并提升其实用参考和珍藏价值。

七、本套书结合现实应用情况附有大量实地拍摄的原动植物（及矿物等）和药材（及饮片）原色图片，方便读者认药和用药。

八、部分药物尚未能解释科学内涵，或者疗效有待证实、原料及制作工艺失传，以及其他因素，故无考证内容及附图，但仍收载《纲目》原始内容，有待后来者研究、发现。

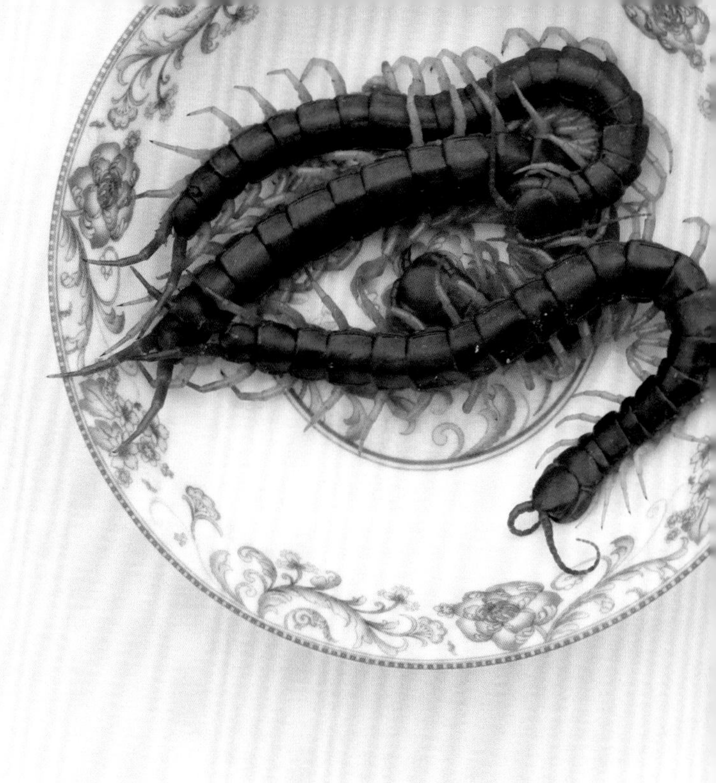

目录

本草纲目虫部第四十二卷

虫之四湿生类二十三种，附录七种

本草纲目鳞部第四十三卷

鳞之一龙类九种鳞之二蛇类十七种

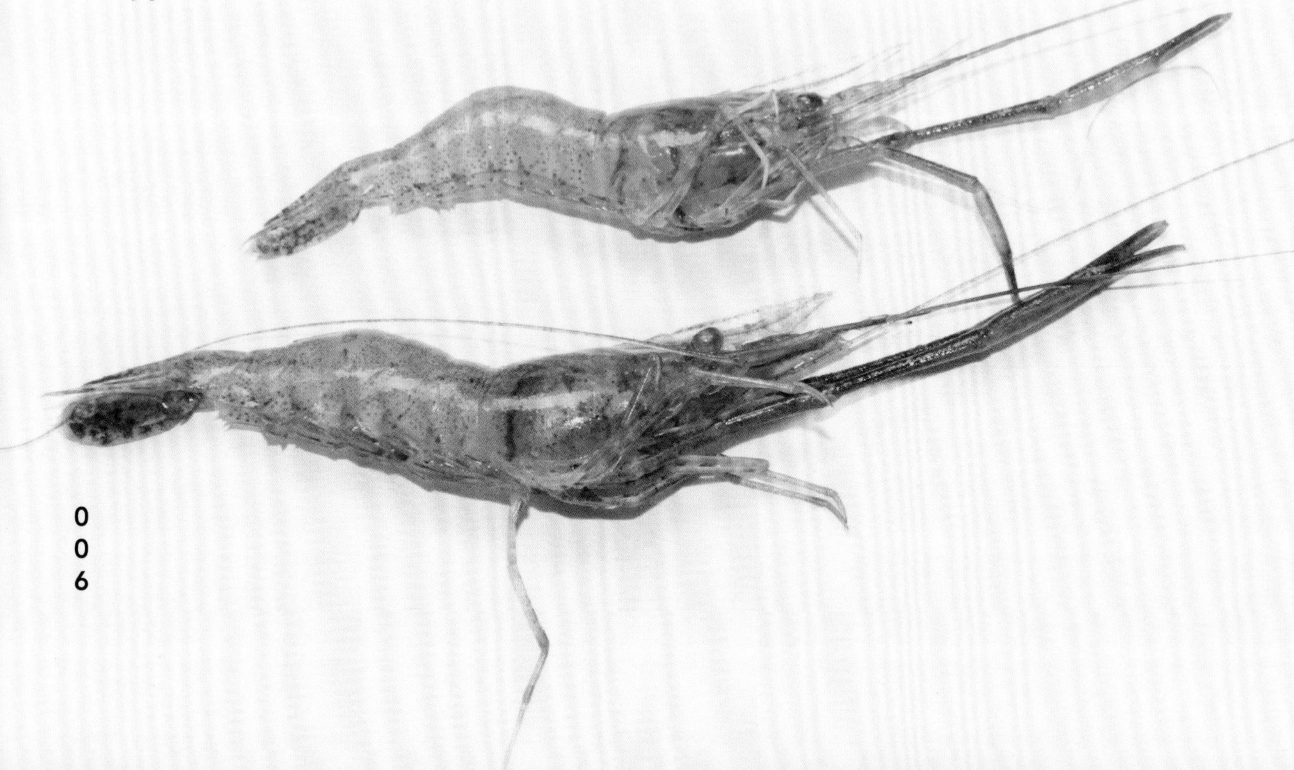

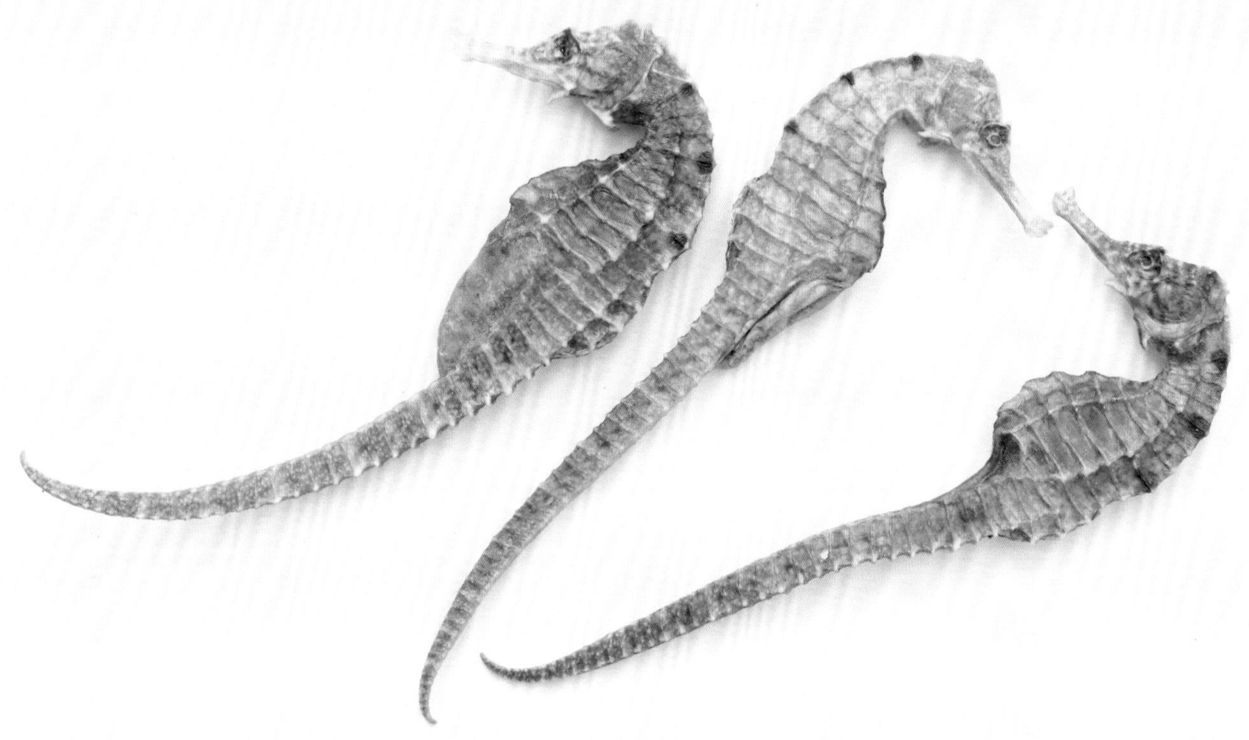

本草纲目鳞部第四十四卷

鳞之三鱼类三十二种

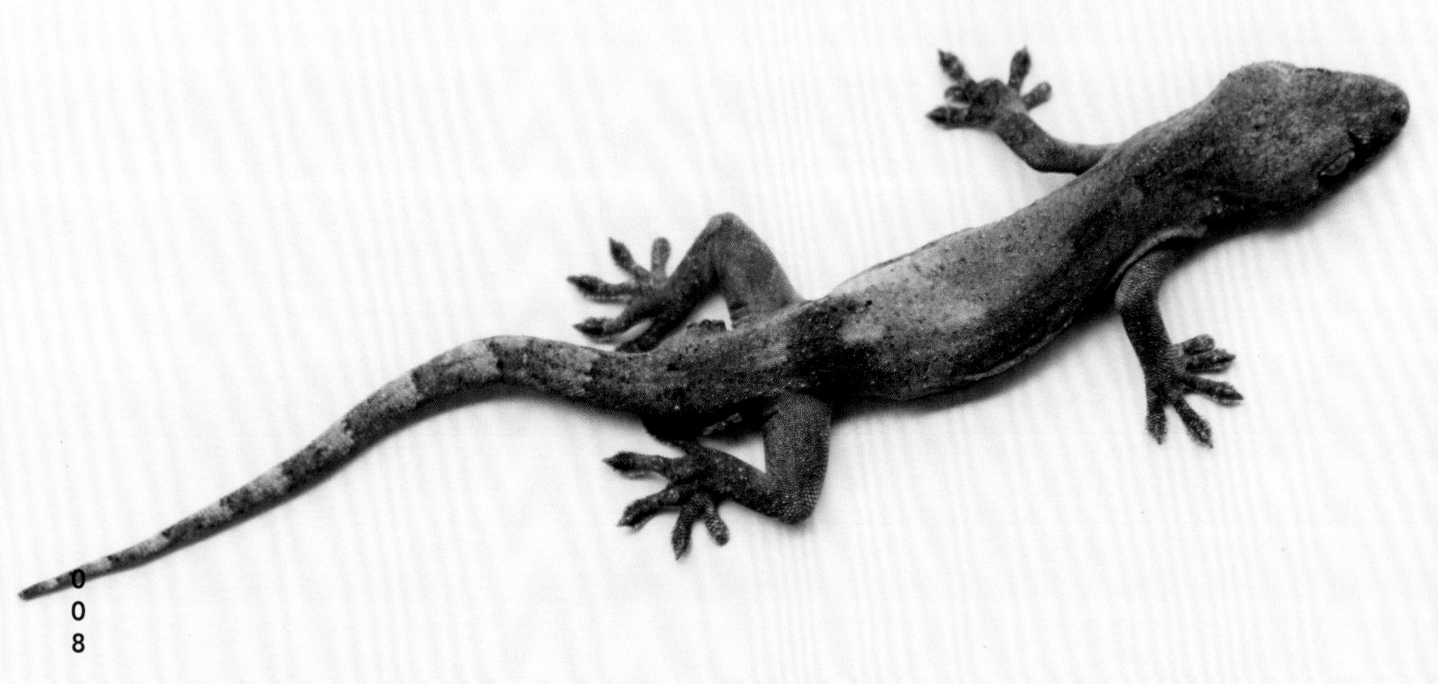

本草纲目

虫部第四十二卷

虫之四湿生类二十三种，附录七种

‖ **基原** ‖

据《纲目图鉴》等综合分析考证，本品为蟾蜍科动物中华大蟾蜍 *Bufo bufo gargarizans* Cantor。除新疆、云南、西藏外，均有分布。《纲目彩图》《动物药志》《中药志》《中华本草》认为还包括同属动物黑眶蟾蜍 *Bufo melanostictus* Schneider，分布于浙江、福建、江西、四川、湖南、广东等地。《药典》收载蟾酥药材为蟾蜍科动物中华大蟾蜍或黑眶蟾蜍的干燥分泌物；多于夏、秋二季捕捉蟾蜍，洗净，挤取耳后腺和皮肤腺的白色浆液，加工，干燥。《药典》四部收载药材干蟾与蟾皮分别为蟾蜍科动物中华大蟾蜍或黑眶蟾蜍的干燥全体与干燥皮。

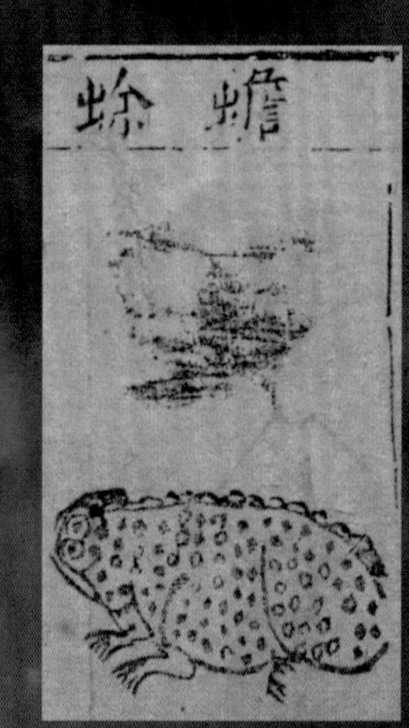

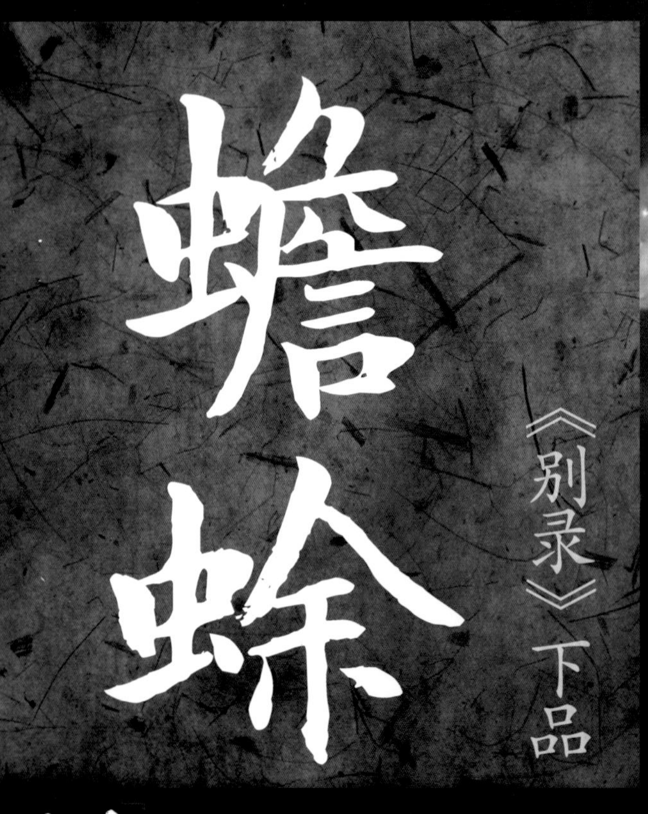

蟾蜍

《别录》下品

▷中华大蟾蜍（*Bufo bufo gargarizans*）

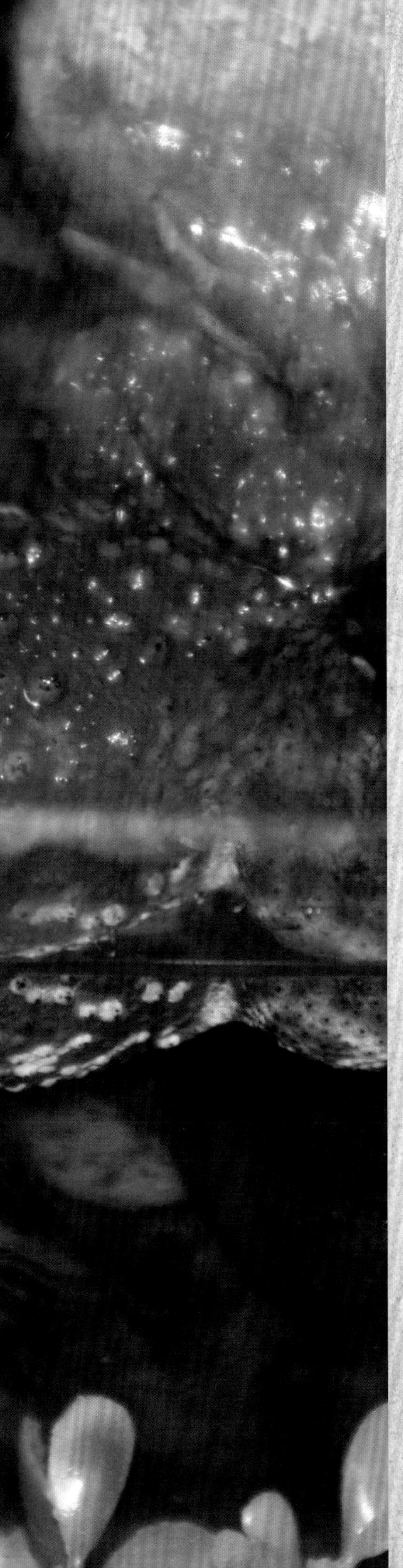

‖ **释名** ‖

鼋䱷音蹙秋。**䱷鼀**音施。**蚼鼋**踘蹴。**苦蠪**音笼。**蚵蚾**何皮。**癞蛤蟆。**[时珍曰] 蟾蜍，说文作詹诸。云：其声詹诸，其皮鼋鼋，其行鼀鼀。诗云：得此䱷鼀。韩诗注云：戚施，蟾蜍也。戚音蹴。后世名苦蠪，其声也。蚵蚾，其皮礧砢也。

‖ **集解** ‖

[别录曰] 蟾蜍生江湖池泽。五月五日取东行者，阴干用。[弘景曰] 此是腹大、皮上多痱磊者。其皮汁甚有毒，犬啮之，口皆肿。五月五日取东行者五枚，反缚着密室中闭之。明旦视自解者，取为术用，能使人缚亦自解。[萧炳曰] 腹下有丹书八字，以足画地者，真蟾蜍也。[颂曰] 今处处有之。别录谓蛤蟆一名蟾蜍，以为一物，非也。按尔雅：鼋䱷，蟾蠩也。郭璞云：似蛤蟆居陆地。则非一物明矣。蟾蜍多在人家下湿处，形大，背上多痱磊，行极迟缓，不能跳跃，亦不解鸣。蛤蟆多在陂泽间，形小，皮上多黑斑点，能跳接百虫，举动极急。二物虽一类，而功用小别，亦当分而用之。蟾蜍屎，谓之土槟榔，下湿处往往有之，亦能主疾。[宗奭曰] 世传三足者为蟾，人遂为三足枯蟾以罔众。但以水沃半日，其伪自见，盖无三足者也。[时珍曰] 蟾蜍锐头皤腹，促眉浊声，土形，有大如盘者。自然论云：蟾蜍吐生，掷粪自其口出也。抱朴子云：蟾蜍千岁，头上有角，腹下丹书，名曰肉芝，能食山精。人得食之可仙。术家取用以起雾祈雨，辟兵解缚。今有技者，聚蟾为戏，能听指使。物性有灵，于此可推。许氏说文谓三足者为蟾，而寇氏非之，固是。但龟、鳖皆有三足，则蟾之三足，非怪也。若谓入药必用三足，则谬矣。岣嵝神书载蟾宝之法：用大蟾一枚，以长尺铁钉四个钉脚，四下以炭火自早炙至午，去火，放水一盏于前，当吐物如皂荚子大，有金光。人吞之，可越江湖也。愚谓纵有此术，谁敢吞之？方技诳说，未足深信。漫记于此，以备祛疑。

‖ **修治** ‖

[蜀图经曰] 五月五日取得，日干或烘干用。一法：去皮、爪，酒浸一宿，又用黄精自然汁浸一宿，涂酥，炙干用。[时珍曰] 今人皆于端午日捕取，风干，黄泥固济，煅存性用之。永类钤方云：蟾目赤，腹无八字者不可用。崔寔四民月令云：五月五日取蟾蜍，可治恶疮。即此也。亦有酒浸取肉者。钱仲阳治小儿冷热疳泻，如圣丸，用干者，酒煮成膏丸药，亦一法也。

‖ **气味** ‖

辛，凉，微毒。

‖ **主治** ‖

阴蚀，疽疠恶疮，猘犬伤疮，能合玉石。别录。**烧灰傅疮，立验。又治温病发斑困笃者，去肠，生捣食一二枚，无不瘥者。**弘景。[藏器曰] 捣烂绞汁饮，或烧末服。**杀疳虫，治鼠漏恶疮。烧灰，傅一切有虫恶痒滋胤疮。**药性。**治疳气，小儿面黄癖气，破癥结。烧灰油调，傅恶疮。**日华。**主小儿劳瘦疳疾，最良。**苏颂。**治一切五疳八痢，肿毒，破伤风病，脱肛。**时珍。

‖ **发明** ‖

[时珍曰] 蟾蜍，土之精也。上应月魄而性灵异，穴土食虫，又伏山精，制蜈蚣，故能入阳明经，退虚热，行湿气，杀虫䘌，而为疳病痈疽诸疮要药也。别录云治猘犬伤，肘后亦有方法。按沈约宋书云：张牧为猘犬所伤，人云宜啖蛤蟆脍，食之遂愈。此亦治痈疽疔肿之意，大抵是物能攻毒拔毒耳。古今诸方所用蛤蟆，不甚分别，多是蟾蜍。读者当审用之，不可因名迷实也。

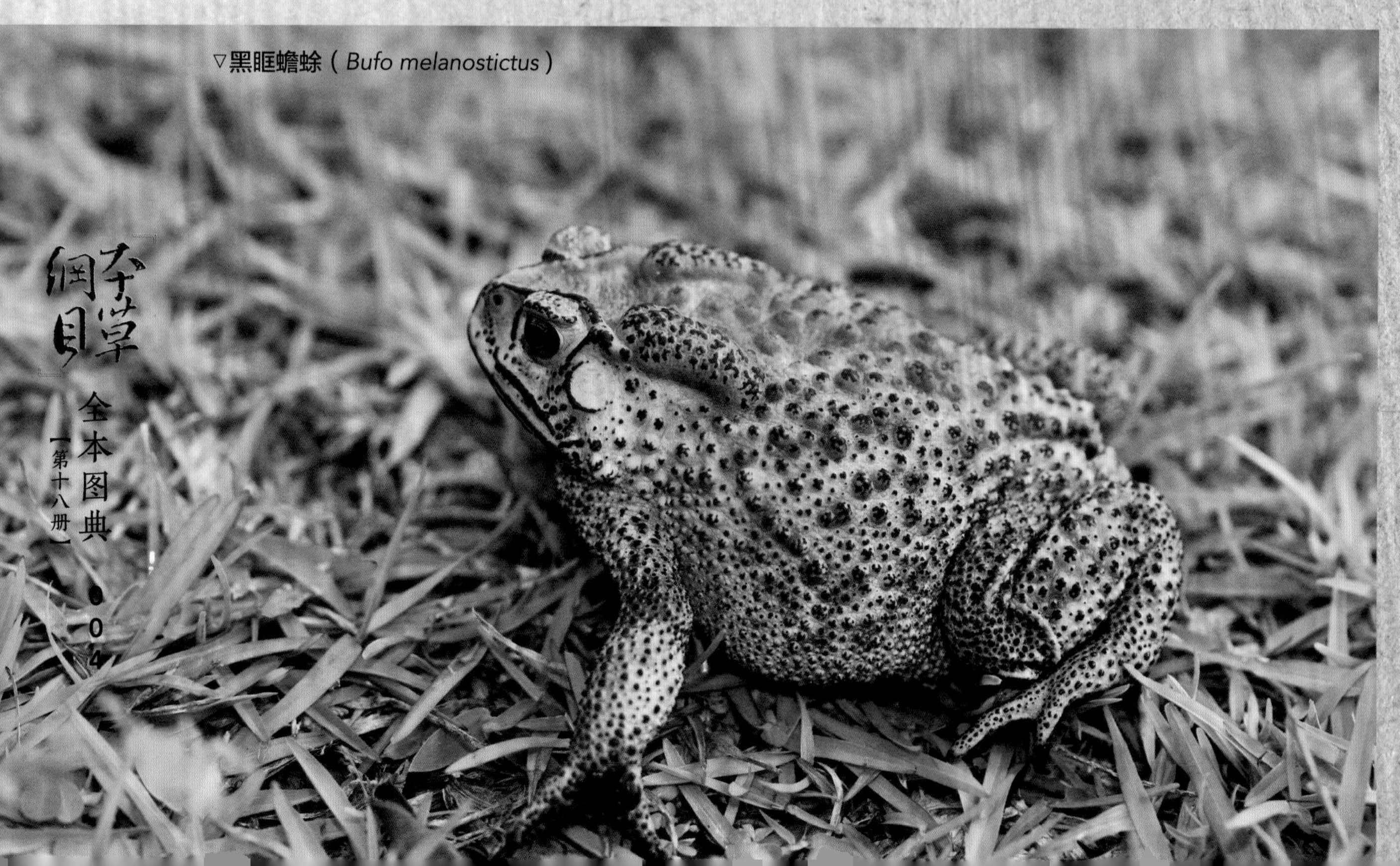

▽黑眶蟾蜍（*Bufo melanostictus*）

‖**附方**‖

旧七，新十七。**腹中冷癖**水谷癎结，心下停痰，两胁痞满，按之鸣转，逆害饮食。大蟾蜍一枚，去皮、肠，支解之，芒消强人一升，中人七合，弱人五合，水七升，煮四升，顿服，得下为度。肘后方。**小儿疳积**治小儿疳积腹大，黄瘦骨立，头生疮结如麦穗。用立秋后大蛤蟆，去首、足、肠，以清油涂之，阴阳瓦炙熟食之，积秽自下。连服五六枚，一月之后，形容改变，妙不可言。**五疳八痢**面黄肌瘦，好食泥土，不思乳食。用大干蟾蜍一枚，烧存性，皂角去皮弦一钱，烧存性，蛤粉水飞三钱，麝香一钱，为末，糊丸粟米大。每空心米饮下三四十丸，日二服。名五疳保童丸。全婴方。**小儿疳泄**下痢。用蛤蟆烧存性研，饮服方寸匕。子母秘录。**走马牙疳**侵蚀口鼻。干蚵蚾黄泥裹固煅过、黄连各二钱半，青黛一钱，为末，入麝香少许和研，傅之。郑氏小儿方。**疳蚀腮穿**金鞭散：治疳疮，腮穿牙落。以抱退鸡子软白皮，包活土狗一个，放入大蛤蟆口内，草缚固煅过，取出研末，贴之。以愈为度。普济方。**小儿口疮**五月五日蛤蟆炙研末，傅之即瘥。秘录。**一切疳䘌**无问去处，皆能治之。蛤蟆烧灰，醋和傅，一日三五度。梅师方。**阴蚀欲尽**蛤蟆灰、兔屎等分为末，傅之。肘后。**月蚀耳疮**五月五日蛤蟆烧末，猪膏和傅。外台方。**小儿蓐疮**五月五日取蟾蜍炙研末，傅之即瘥。秘录。**小儿脐疮**出汁，久不瘥。蛤蟆烧末傅之，日三，甚验。一加牡蛎等分。外台。**一切湿疮**蟾蜍烧灰，猪脂和傅。千金方。**小儿癣疮**蟾蜍烧灰，猪脂和傅。外台方。**癞风虫疮**干蛤蟆一两炙，长肥皂一条，炙，去皮子，蘸酒再炙，为末。以竹管引入羊肠内，系定，以麸铺甑内，置药麸上蒸熟，入麝香半钱，去麸同捣，为丸如梧子大。每温酒服二十一丸。直指。**附骨坏疮**久不瘥，脓汁不已，或骨从疮孔中出。用大蛤蟆一个，乱头发一鸡子大，猪油四两，煎枯去滓，待凝如膏。先以桑根皮、乌头煎汤洗，拭干，煅龙骨末糁四边，以前膏贴之。锦囊秘览。**发背肿毒**未成者。用活蟾一个，系放疮上，半日蟾必昏愦，置水中救其命。再易一个，如前法，其蟾必踉跄，再易一个，其蟾如旧，则毒散矣。累验极效。若势重者，以活蟾一个或二三个，破开，连肚乘热合疮上，不久必臭不可闻，再易二三次即愈。慎勿以物微见轻也。医林集要。**肿毒初起**大蛤蟆一个剁碎，同炒石灰研如泥，傅之。频易。余居士方。**破伤风病**用蟾二两半，切剁如泥，入花椒一两，同酒炒熟，再入酒二盏半，温热服之。少顷通身汗出，神效。**猘犬咬伤**肘后：治猘犬伤，每七日一发。生食蛤蟆脍，绝良。亦可烧炙食之。勿令本人知之。自后再不发也。袖珍治风犬伤。即用蛤蟆后足捣烂，水调服之。先于顶心拔去血发三两根，则小便内见沫也。**肠头挺出**蟾蜍皮一片，瓶内烧烟熏之，并傅之。孙真人。**佩禳疟疾**五月五日收大蛤蟆晒干，纸封，绛囊贮之，男左女右系臂上，勿令知之。杨氏家藏方。**折伤接骨**大蛤蟆生研如泥，劈竹裹缚其骨，自痊。奚囊备急方。**大肠痔疾**蟾蜍一个，以砖砌四方，安于内，泥住，火煅存性为末。以猪广肠一截，扎定两头，煮熟切碎，蘸蟾末食之。如此三四次，其痔自落。

头

‖主治‖

功同蟾蜍。

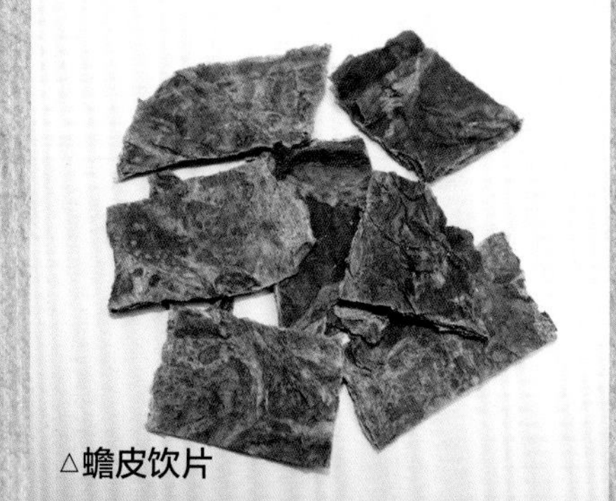

△蟾皮饮片

蟾酥

‖采治‖

[宗奭曰] 眉间白汁，谓之蟾酥。以油单纸裹眉裂之，酥出纸上，阴干用。[时珍曰] 取蟾酥不一，或以手捏眉棱，取白汁于油纸上及桑叶上，插背阴处，一宿即自干白，安置竹筒内盛之，真者轻浮，入口味甜也。或以蒜及胡椒等辣物纳口中，则蟾身白汁出，以竹篦刮下，面和成块，干之。其汁不可入人目，令人赤、肿、盲，或以紫草汁洗点即消。

‖气味‖

甘、辛，温，有毒。

‖主治‖

小儿疳疾、脑疳。[甄权曰] 端午日取眉脂，以朱砂、麝香为丸，如麻子大。治小孩子疳瘦，空心服一丸。如脑疳，以奶汁调，滴鼻中，甚妙。**酥同牛酥，或吴茱萸苗汁调，摩腰眼、阴囊，治腰肾冷，并助阳气。又疗虫牙。**日华。**治齿缝出血及牙疼，以纸纴少许按之，立止。**宗奭。**发背、疔疮，一切恶肿。**时珍。

‖附方‖

新九。**拔取疔黄**蟾酥，以面丸梧子大。每用一丸安舌下，即黄出也。青囊杂纂。**拔取疔毒**蟾酥，以白面、黄丹搜作剂，每丸麦粒大。以指爬动疮上插入。重者挑破纳之。仍以水澄膏贴之。危氏方。**疔疮恶肿**蟾酥一钱，巴豆四个，捣烂，饭丸锭子如绿豆大。每服一丸，姜汤下。良久，以萹蓄根、黄荆子研酒半碗服，取行四五次，以粥补之。乾坤秘韫。**诸疮肿硬**针头散：用蟾酥、麝香各一钱，研匀，乳汁调和，入罐中待干。每用少许，津调傅之。外以膏护住，毒气自出，不能为害也。保命集。**一切疮毒**蟾酥一钱，白面二钱，朱砂少许，井华水调成小锭子如麦大。每用一锭，井华水服。如疮势紧急，五七锭。葱汤亦可，汗出即愈。**喉痹乳蛾**等证。用癞蛤蟆眉酥，和草乌尖末、猪牙皂角末等分，丸小豆大。每研一丸，点患处，神效。活人心统。**一切齿痛**疳蚀、龋齿、瘀肿。用蚵蚾一枚，鞭其头背，以竹篦刮眉间，即有汁出。取少许点之，即止也。类编。**风虫牙痛**不可忍。圣惠用蟾酥一片，水浸软，入麝香少许研匀。以粟米大，绵裹咬定，吐涎愈。一方用胡椒代麝香。一方用蟾酥染丝绵上，剪一分，纴入齿缝根里。忌热物，半日效。干者，以热汤化开。**破伤风病**蟾酥二钱，汤化为糊，干蝎酒炒、天麻各半两，为末，合捣，丸绿豆大。每服一丸至二丸，豆淋酒下。圣惠方。

中华大蟾蜍 *Bufo bufo gargarizans* CO1 条形码主导单倍型序列：

```
1   TACTCTATAT CTTATTTTTG GGGCCTGAGC AGGGATAGTA GGAACTGCCC TTAGCCTCCT TATCCGAGCT GAGCTGAGTC
81  AACCAGGCTC CCTCTTGGGC GATGATCAGA TCTATAATGT CATTGTTACC GCCCACGCCT TCGTCATAAT TTTCTTTATG
161 GTCATGCCCA TCCTAATCGG AGGCTTCGGT AACTGACTTG TCCCCCTGAT AATTGGGGCC CCTGACATAG CCTTCCCCCG
241 AATGAATAAC ATAAGCTTTT GATTACTCCC CCCGTCATTT CTACTCCTCT TGGCATCCGC CGGAGTCGAA GCAGGGGCAG
321 GAACCGGCTG AACTGTATAC CCCCCTCTGG CTGGGAACCT TGCACACGCA GGCCCGTCAG TCGACTTAAC CATTTTTTCC
401 CTCCACCTTG CGGGTGTGTC ATCTATCCTA GGCGCAATTA ATTTTATTAC AACAACCCTT AACATGAAGC CACCATCAAT
481 GACTCAATAC CAAACACCCT TATTTGTATG ATCCGTCTTG ATTACTGCTG TTTTACTCCT ACTCTCCCTG CCAGTCCTCG
561 CTGCAGGAAT CACTATACTC CTCACTGACC GAAACCTAAA CACAACATTC TTTGACCCTG CTGGCGGAGG CGACCCCATC
641 CTCTATCAAC ACCTCTTT
```

黑眶蟾蜍 *Bufo melanostictus* CO1 条形码主导单倍型序列：

```
1   TACCCTGTAC CTAATTTTTG GGGCCTGGGC CGGCATGGTC GGAACTGCTC TTAGCCTTCT TATTCGAGCT GAGCTAAGCC
81  AGCCGGGCTC ACTTCTTGGC GATGATCAGA TCTACAACGT CATTGTCACT GCCCACGCTT TTGTGATAAT CTTCTTCATA
161 GTTATGCCTA TTCTTATTGG TGGGTTCGGC AACTGACTTG TGCCTTTAAT AATTGGAGCC CCAGATATGG CTTTTCCTCG
241 AATAAATAAC ATAAGCTTTT GACTTCTACC CCCATCATTC CTGCTTCTCC TTGCCTCTGC TGGAGTAGAG GCTGGAGCTG
321 GGACCGGTTG GACTGTTTAT CCACCCTTGG CTGGAAATCT TGCGCATCGA GGACCCTCAG TTGATTTAAC TATTTTCTCC
401 CTCCACCTGG CAGGAGTGTC ATCCATCCTT GGGGCAATTA ATTTTATTAC CACAACTCTA AATATAAAAC CCCCATCAAT
481 GACTCAATAC CAAACTCCTC TCTTTGTGTG GTCCGTCCTG ATTACCGCAG TCCTTCTCCT CCTTTCCCTA CCCGTCCTTG
561 CAGCAGGAAT TACGATGCTT CTCACTGATC GAAACTTAAA TACAACATTC TTCGACCCTG CCGGGGGAGG AGACCCCATT
641 TTATATCAAC ATCTCTTC
```

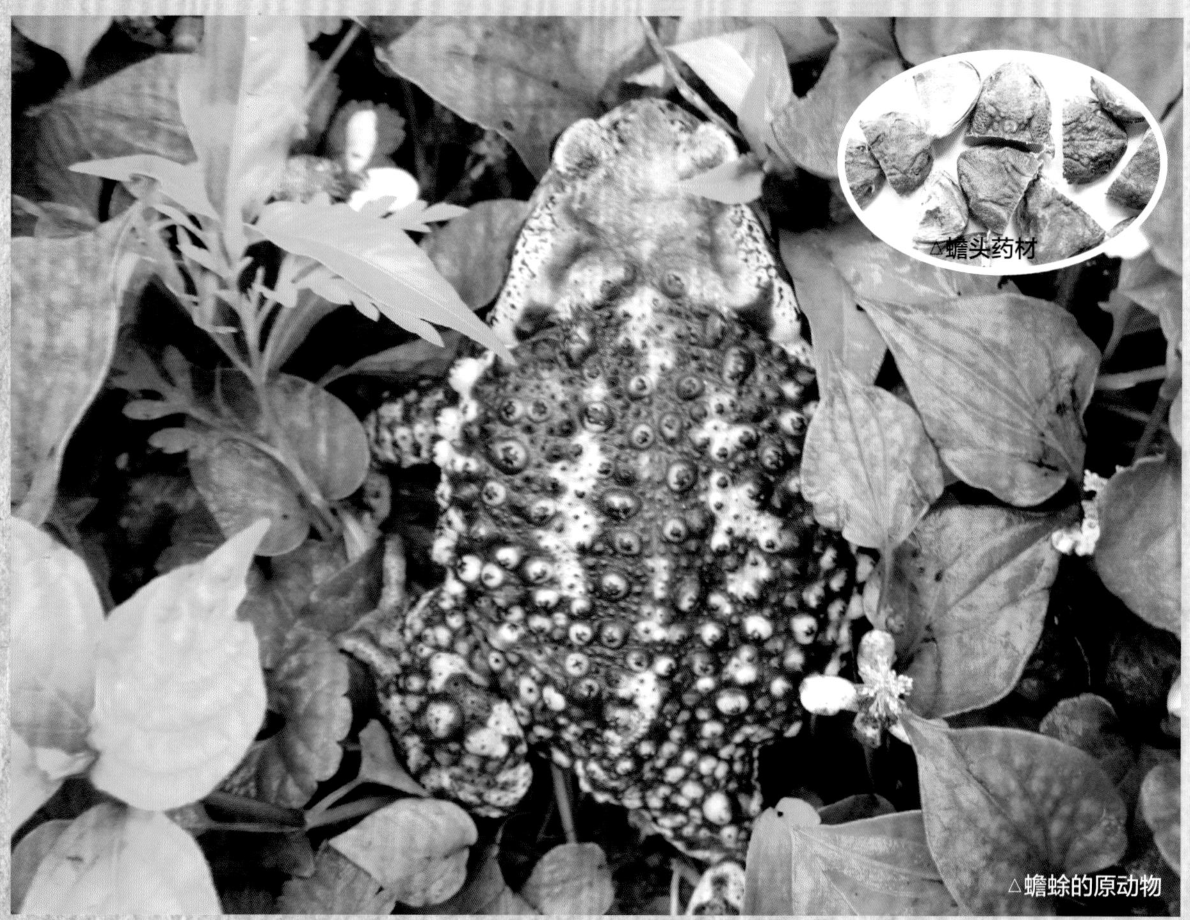
△蟾头药材

△蟾蜍的原动物

‖ **基原** ‖

据《纲目图鉴》《中药志》《纲目彩图》等综合分析考证，本品为蛙科动物泽蛙 *Rana limnocharis* Boie。分布于山东、河南、陕西、甘肃、四川、云南等地。《动物药志》还收载有同属动物沼蛙 *R. guentheri* Boulenger。

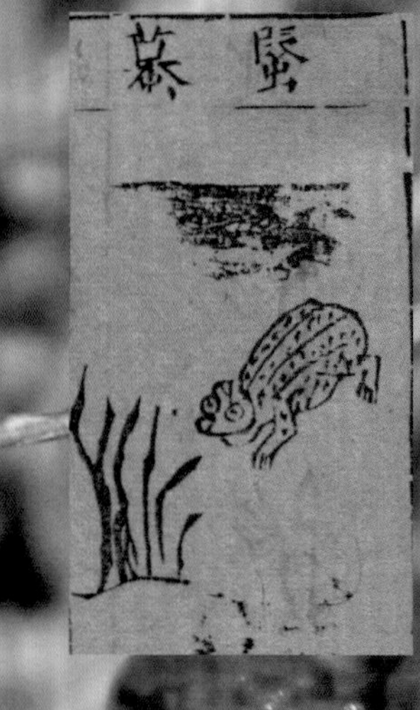

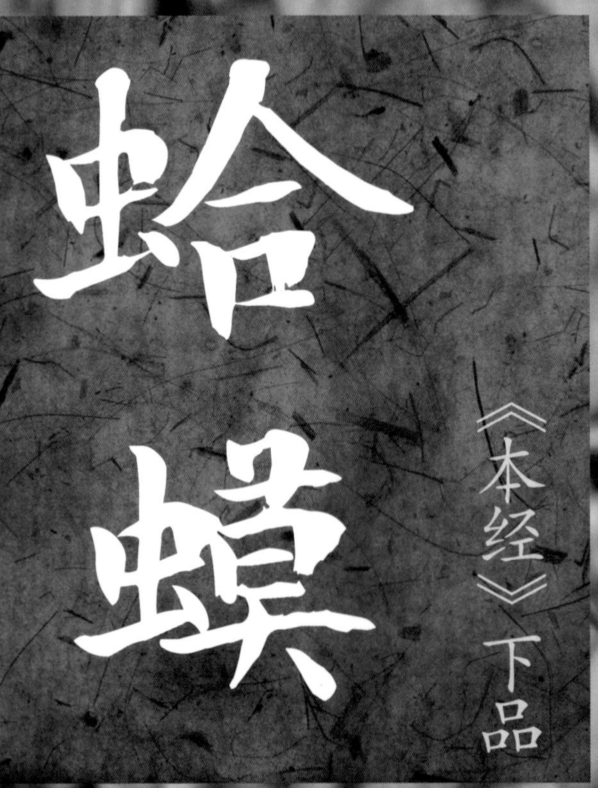

蛤蟆

《本经》下品

▷泽蛙（*Rana limnocharis*）

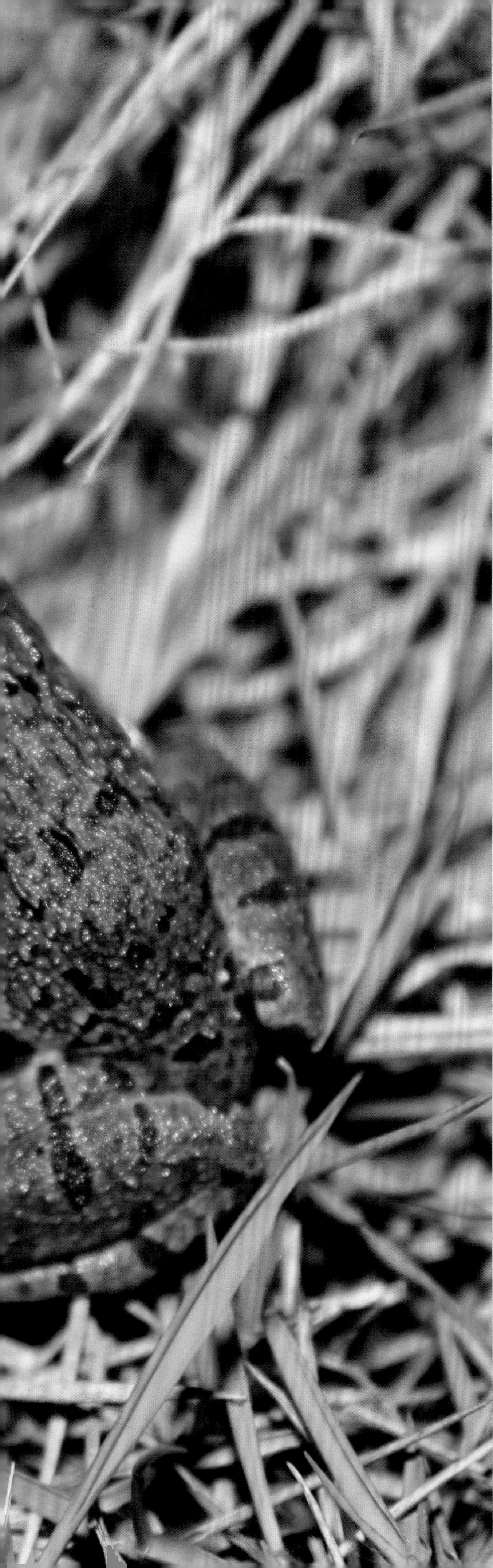

‖ **释名** ‖

螫蟆螫音惊，又音加。[时珍曰] 按王荆公字说云：俗言虾蟆怀土，取置远处，一夕复还其所。虽或遐之，常慕而返，故名虾蟆。或作蛤蟆，蛤言其声，蟆言其斑也。尔雅作螫蟆。

‖ **集解** ‖

[藏器曰] 别录蛤蟆一名蟾蜍，误矣。蛤蟆、蟾蜍，二物各别。陶氏以蟾蜍注蛤蟆，遂致混然无别，今药家亦以蟾蜍当蛤蟆矣。蛤蟆在陂泽中，背有黑点，身小能跳接百虫，解作呷呷声，举动极急。蟾蜍在人家湿处，身大，青黑无点，多痱磊，不能跳，不解作声，行动迟缓。又有蛙蛤、蝼蝈、长肱、石榜、蠼子之类，或在水田中，或在沟渠侧，未见别功。周礼蝈氏掌去蛙黾，焚牡菊，以灰洒之则死。牡菊乃无花菊也。[敩曰] 蛤蟆有多般，勿误用。有黑虎，身小黑，嘴脚小斑。有蚼黄，前脚大，后腿小，斑色，有尾子一条。有黄蚝，遍身黄色，腹下有脐带长五七分，住立处，带下有自然汁出。有蝼蝈，即夜鸣，腰细口大，皮苍黑色者。有蟾，即黄斑，头上有肉角。其蛤蟆，皮上腹下有斑点，脚短，即不鸣叫者是也。[时珍曰] 蛤蟆亦能化鹑，出淮南子。蛤蟆、青蛙畏蛇，而制蜈蚣。三物相值，彼此皆不能动。故关尹子云：蝍蛆食蛇，蛇食蛙，蛙食蝍蛆。或云：月令蝼蝈鸣，反舌无声，皆谓蛤蟆也。[吴瑞曰] 长肱，石鸡也，一名锦袄子，六七月山谷间有之，性味同水鸡。

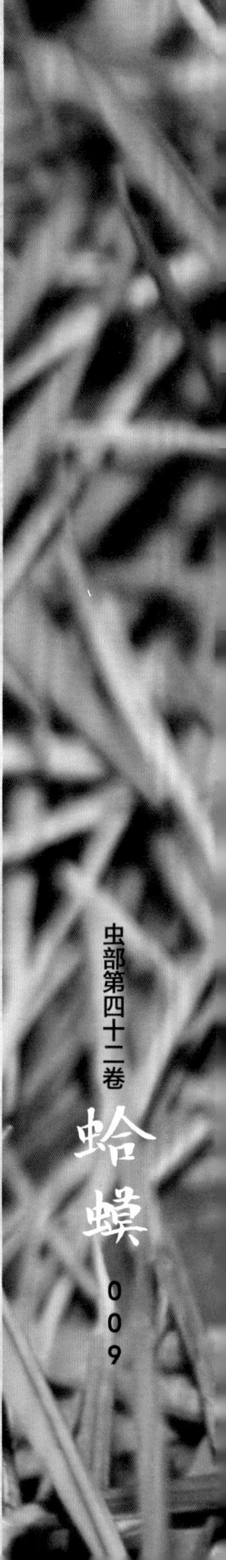

‖修治‖

[敩曰] 凡使蛤蟆，先去皮并肠及爪子，阴干。每个用真牛酥一分涂，炙干。若使黑虎，即连头、尾、皮、爪并阴干，酒浸三日，漉出焙用。

‖气味‖

辛，寒，有毒。[大明曰] 温、无毒。

‖主治‖

邪气，破癥坚血，痈肿阴疮。服之不患热病。本经。**主百邪鬼魅，涂痈肿及热结肿。**药性。**治热狂，贴恶疮，解烦热，治犬咬。**日华。

‖发明‖

[颂曰] 蛤蟆、蟾蜍，二物虽同一类，而功用小别，亦当分而用之。[时珍曰] 古方多用蛤蟆，近方多用蟾蜍，盖古人通称蟾为蛤蟆耳。今考二物功用亦不甚远，则古人所用多是蟾蜍，且今人亦只用蟾蜍有效，而蛤蟆不复入药矣。按张杲医说载摭青杂说云：有人患脚疮，冬月顿然无事，夏月臭烂，痛不可言。遇一道人云：尔因行草上，惹蛇交遗沥，疮中有蛇儿，冬伏夏出故也。以生蛤蟆捣傅之，日三即换。凡三日，一小蛇自疮中出，以铁钳取之。其病遂愈。[朱震亨曰] 蛤蟆属土与水，味甘性寒，南人喜食之。本草言服之不患热病，由是病人亦煮食之。本草之意，或炙、或干、或烧，入药用之，非若世人煮羹入椒盐而啜其汤也。此物本湿化，大能发湿，久则湿化热。此乃土气厚，自然生火也。

‖附方‖

旧三，新三。**风热邪病**蛤蟆烧灰、朱砂等分，为末。每服一钱，酒服，日三，甚有神验。外台秘要。**狂言鬼语**卒死。用蛤蟆烧末，酒服方寸匕，日三。外台秘要。**噎膈吐食**用蛇含蛤蟆，泥包，煅存性，研末。每服一钱，酒下。寿域方。**瘰疬溃烂**用黑色蛤蟆一枚，去肠焙研，油调傅之。忌铁器。**头上软疖**蛤蟆剥皮贴之，收毒即愈。活幼全书。**蝮蛇螫伤**生蛤蟆一枚，捣烂傅之。外台。

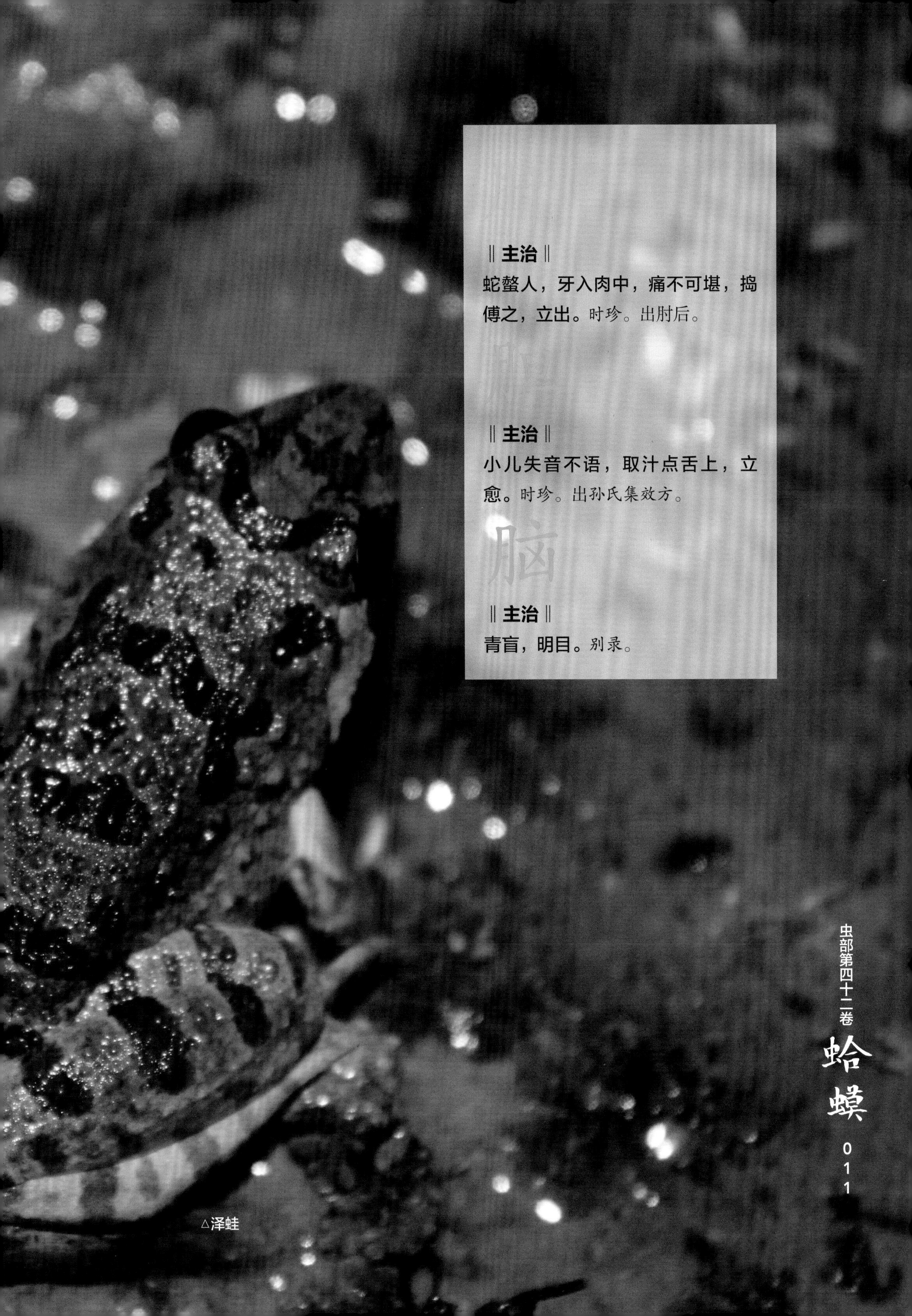

‖ **主治** ‖

蛇螫人，牙入肉中，痛不可堪，捣傅之，立出。时珍。出肘后。

‖ **主治** ‖

小儿失音不语，取汁点舌上，立愈。时珍。出孙氏集效方。

脑

‖ **主治** ‖

青盲，明目。别录。

△泽蛙

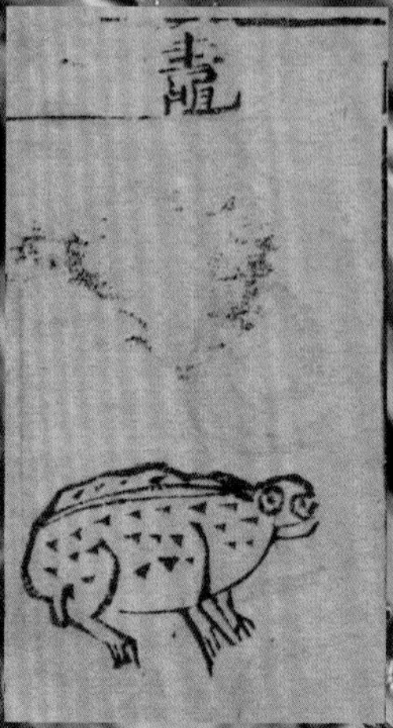

‖ **基原** ‖

据《中华本草》《纲目彩图》《中药志》《纲目图鉴》等综合分析考证，本品为蛙科动物黑斑蛙 *Rana nigromaculata* Hallowell 或金线蛙 *R. plancyi* Lataste 除去内脏的全体。前者全国大部分地区均有分布，后者分布于河北、山东、江苏、安徽、浙江等地。《动物药志》还收载有同属动物花臭蛙 *R. schmackeri* Boettger（在浙江作青蛙药用）。

蛙

《别录》下品

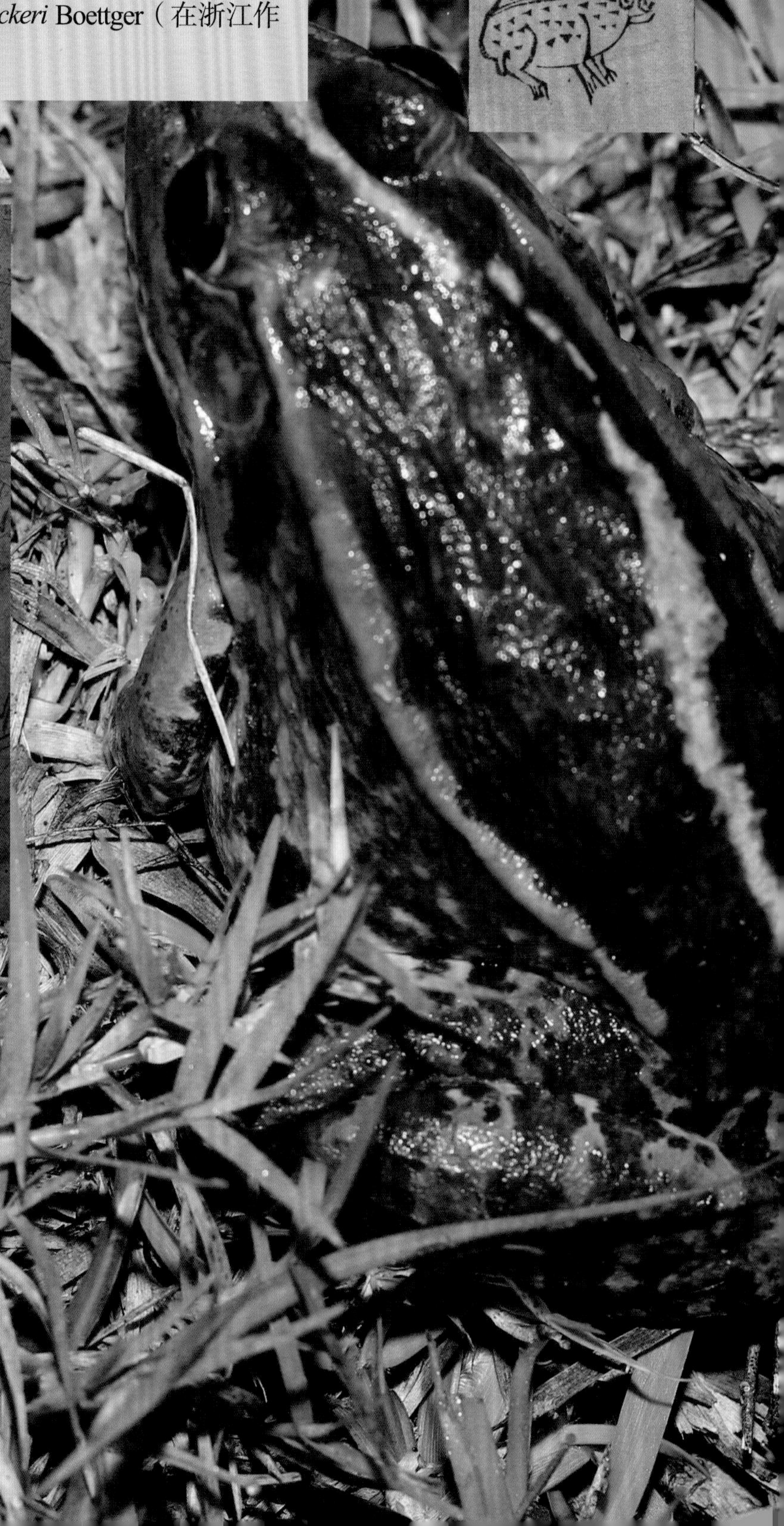

▷黑斑蛙（*Rana nigromaculata*）

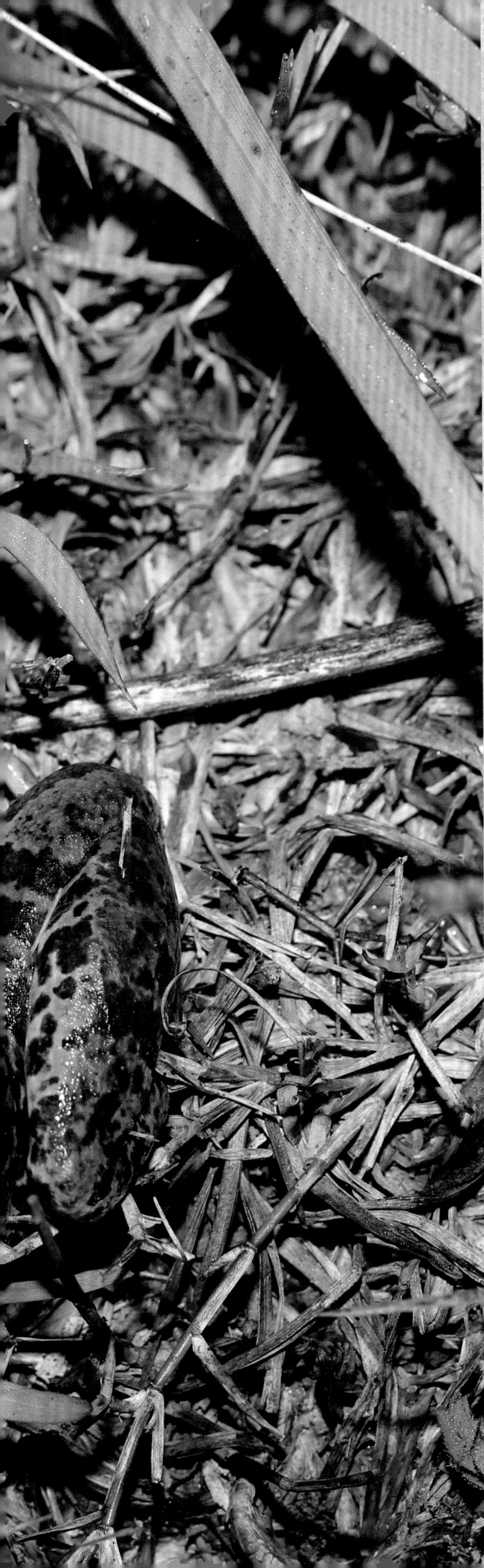

‖ **释名** ‖

长股别录**田鸡**纲目**青鸡**同上**坐鱼**同上**蛤鱼**。[宗奭曰] 蛙后脚长，故善跃。大其声则曰蛙，小其声则曰蛤。[时珍曰] 蛙好鸣，其声自呼。南人食之，呼为田鸡，云肉味如鸡也。又曰坐鱼，其性好坐也。按尔雅蟾、蛙俱列鱼类，而东方朔传云：长安水多蛙鱼，得以家给人足。则古昔关中已常食之如鱼，不独南人也。鼃亦作蛙字。

‖ **集解** ‖

[别录曰] 蛙生水中，取无时。[弘景曰] 凡蜂、蚁、蛙、蝉，其类最多。大而青脊者，俗名土鸭，其鸣甚壮。一种黑色者，南人名蛤子，食之至美。一种小形善鸣者，名蛙子，即此也。[保升曰] 蛙，蛤蟆之属，居陆地，青脊善鸣，声作蛙者，是也。[颂曰] 今处处有之。似蛤蟆而背青绿色，尖嘴细腹，俗谓之青蛙。亦有背作黄路者，谓之金线蛙。陶氏所谓土鸭，即尔雅所谓在水曰黾者是也，俗名石鸭。所谓蛤子，即今水鸡是也，闽、蜀、浙东人以为佳馔。[时珍曰] 田鸡、水鸡、土鸭，形称虽异，功用则一也。四月食之最美，五月渐老，可采入药。考工记云：以脰鸣者，蛙黾之属。农人占其声之早晚大小，以卜丰歉。故唐人章孝标诗云：田家无五行，水旱卜蛙声。蛙亦能化为鴽。见列子。

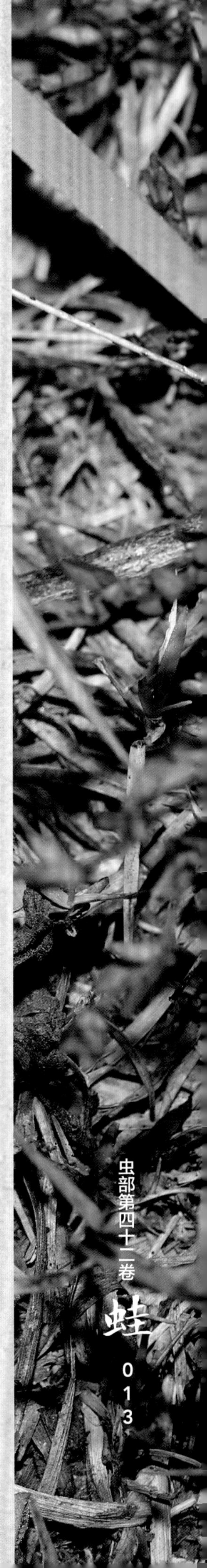

‖ **气味** ‖

甘，寒，无毒。[宗奭曰] 平。[时珍曰] 按延寿书云：蛙骨热，食之小便苦淋。妊娠食蛙，令子寿夭。小蛙食多，令人尿闭，脐下酸痛，有至死者。擂车前水饮可解。[吴瑞曰] 正月出者名黄蛤，不可食。

‖ **主治** ‖

小儿赤气，肌疮脐伤，止痛，气不足。别录。**小儿热疮，杀尸疰病虫，去劳劣，解热毒。**日华。**食之解劳热。**宗奭。**利水消肿。烧灰，涂月蚀疮。**时珍。**馔食，调疳瘦，补虚损，尤宜产妇。捣汁服，治蛤蟆瘟病。**嘉谟。

‖ **发明** ‖

[颂曰] 南人食蛙蛤，云补虚损，尤宜产妇。[时珍曰] 蛙产于水，与螺、蚌同性，故能解热毒，利水气。但系湿化之物，其骨性复热，而今人食者，每同辛辣及脂油煎炸，是抱薪救火矣，安能求其益哉？按戴原礼证治要诀云：凡浑身水肿，或单腹胀者，以青蛙一二枚，去皮炙食之，则自消也。[嘉谟曰] 时行面赤项肿，名蛤蟆瘟。以金线蛙捣汁，水调，空腹顿饮，极效。曾活数人。

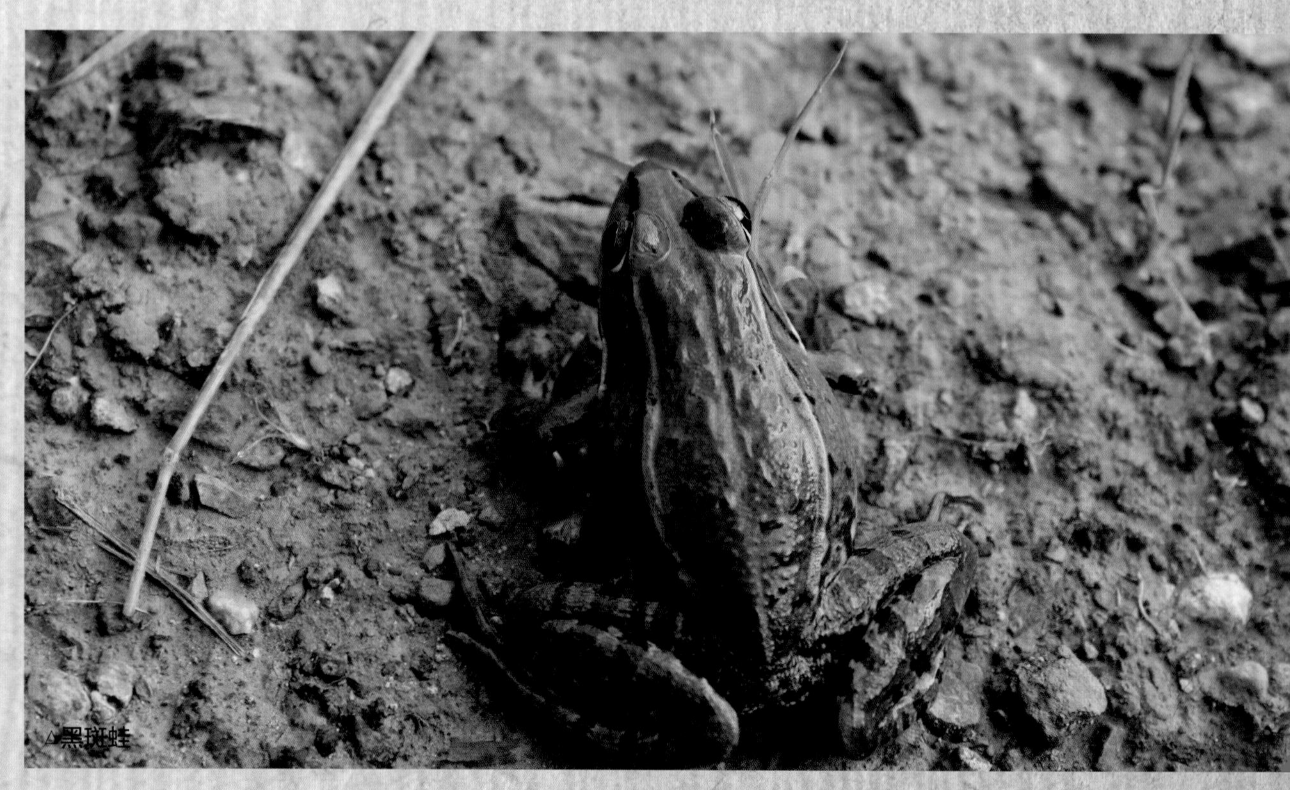

△黑斑蛙

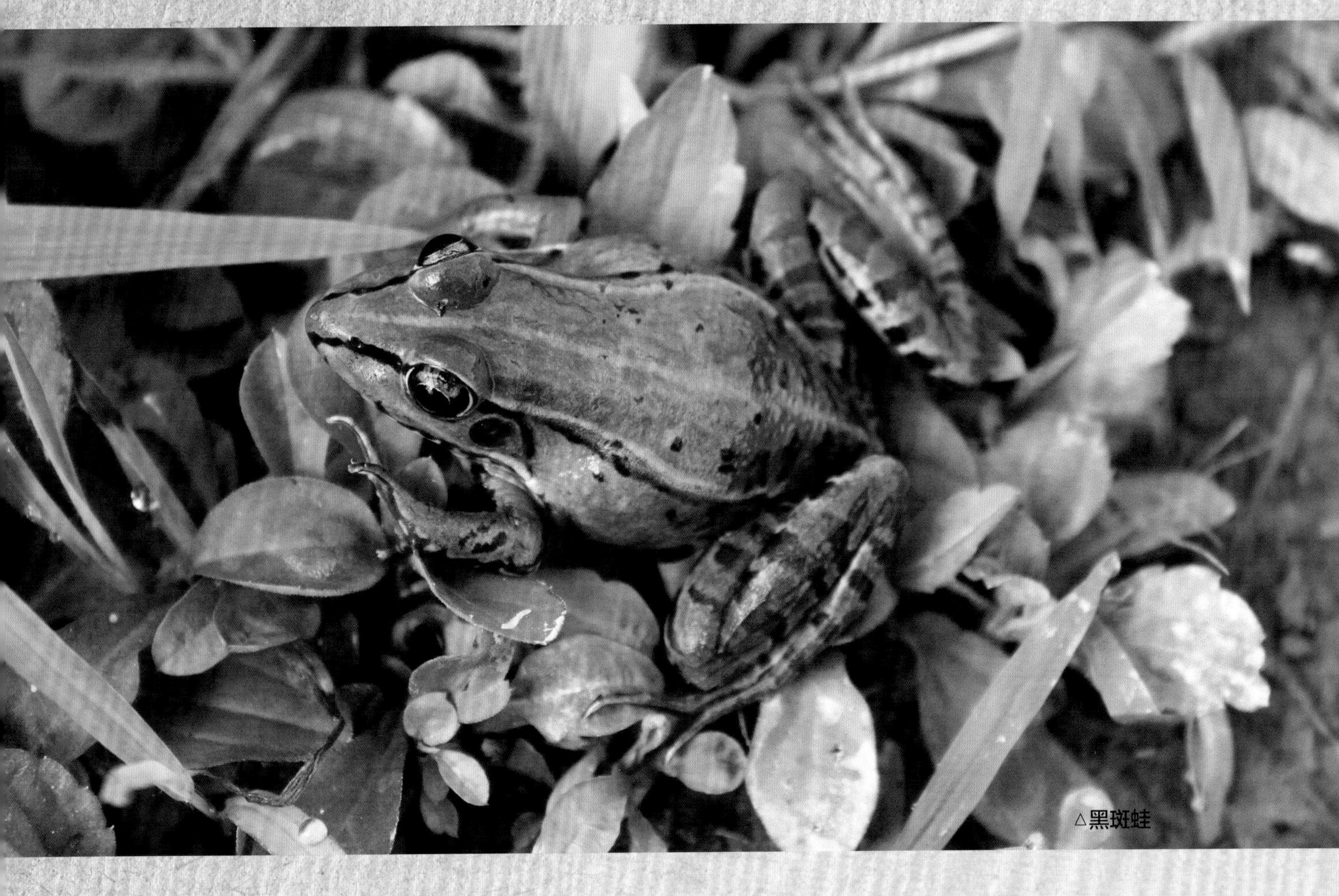
△黑斑蛙

‖ **附方** ‖

新六。**蛤馔**治水肿。用活蛙三个，每个口内安铜钱一个，上着胡黄连末少许。以雄猪肚一个，茶油洗净，包蛙扎定，煮一宿。取出，去皮、肠，食肉并猪肚，以酒送下。忌酸、咸、鱼、面、鸡、鹅、羊肉，宜食猪、鸭。寿域神方。**水蛊腹大**动摇有水声，皮肤黑色。用干青蛙二枚，以酥炒，干蝼蛄七枚炒，苦壶芦半两炒，上为末。每空心温酒服二钱，不过三服。圣惠方。**毒痢禁口**水蛙一个，并肠肚捣碎，瓦烘热，入麝香五分，作饼，贴脐上，气通即能进食也。**诸痔疼痛**青蛙丸：用青色蛙长脚者一个，烧存性，为末，雪糕和丸如梧子大。每空心先吃饭二匙，次以枳壳汤下十五丸。直指方。**虫蚀肛门**虫蚀肾府，肛尽肠穿。用青蛙一枚，鸡骨一分，烧灰吹入，数用大效。外台。**癌疮如眼**上高下深，颗颗累垂，裂如瞽眼，其中带青，头上各露一舌，毒孔透里者，是也。用生井蛙皮，烧存性为末，蜜水调傅之。直指方。

‖ **基原** ‖

据《纲目彩图》《中药志》《中华本草》等综合分析考证，本品为蛙科动物黑斑蛙 *Rana nigromaculata* Hallowell、金线蛙 *R. plancyi* Lataste 的新鲜或干燥的蝌蚪。分布参见本卷“蛙”项。

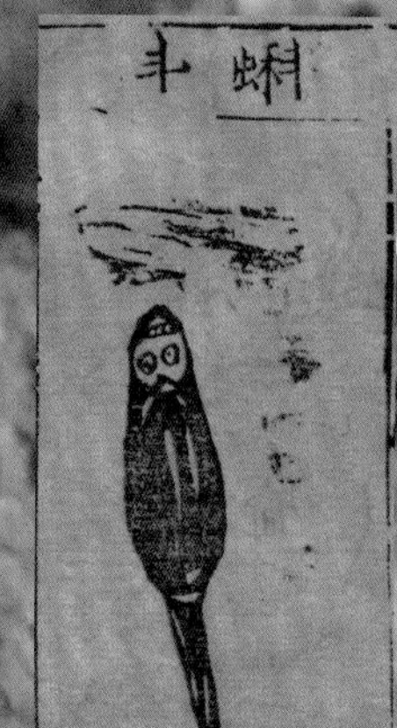

蝌斗《拾遗》

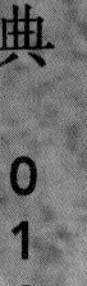

▷蝌蚪

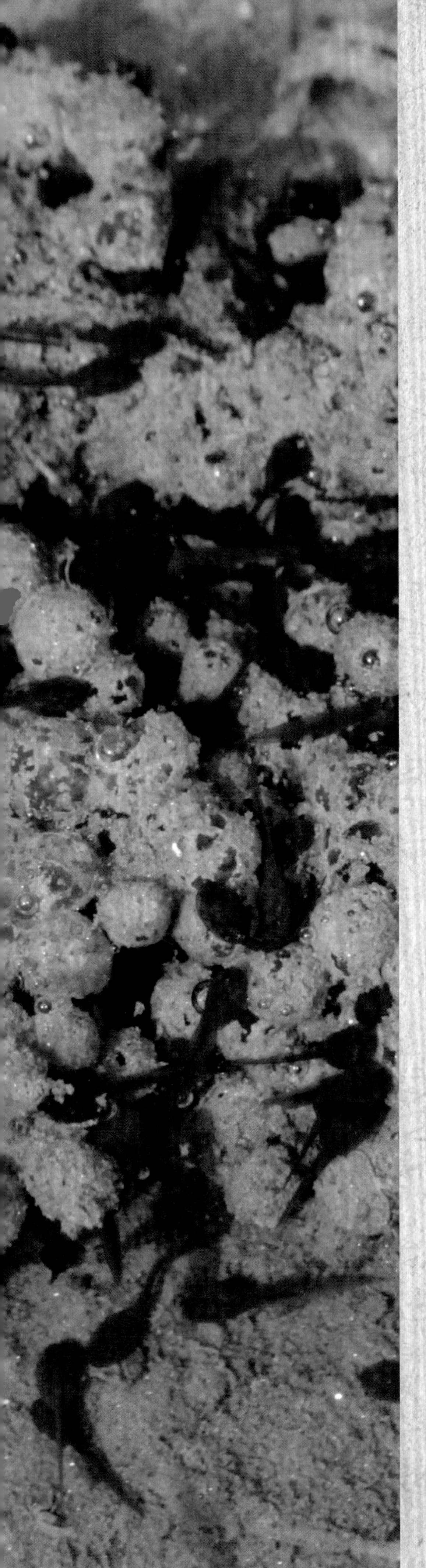

‖ **释名** ‖

活师山海经**活东**尔雅**玄鱼**古今注**悬针**同上**水仙子**俗名**蛤蟆台**。[时珍曰] 蝌斗，一作蛞斗，音阔。按罗愿尔雅翼云：其状如鱼，其尾如针，又并其头、尾观之，有似斗形。故有诸名。玄鱼言其色，悬针状其尾也。

‖ **集解** ‖

[藏器曰] 活师即蛤蟆儿，生水中，有尾如鲦鱼，渐大则脚生尾脱。[时珍曰] 蝌斗生水中，蛤蟆、青蛙之子也。二三月蛙、蟆曳肠于水际草上，缠缴如索，日见黑点渐深，至春水时，鸣以聒之，则蝌斗皆出，谓之聒子，所谓蛤蟆声抱是矣。蝌斗状如河豚，头圆，身上青黑色，始出有尾无足，稍大则足生尾脱。崔豹云闻雷尾脱，亦未必然。陆农师云：月大尽则先生前两足，小尽则先生后两足。

‖ **主治** ‖

火飙热疮及疥疮，并捣碎傅之。又染髭发，取青胡桃子上皮，和捣为泥染之，一染不变也。藏器。

‖ **发明** ‖

[时珍曰] 俚俗三月三日，皆取小蝌斗以水吞之，云不生疮，亦解毒治疮之意也。按危氏得效方：染髭发，用蝌斗、黑桑椹各半斤，瓶密封，悬屋东百日化泥，取涂须发，永黑如漆也。又岣嵝神书云：三月三日，取蝌斗一合阴干，候椹熟时取汁一升浸，埋东壁下，百日取出，其色如漆。以涂髭发，永不白也。

卵

‖ **主治** ‖

明目。藏器。

‖ **基原** ‖

据《纲目彩图》《纲目图鉴》等综合分析考证，本品为小鲵科动物山溪鲵 *Batrachuperus pinchonii* (David)。分布于甘肃、四川、西藏等地。《动物药志》《中华本草》收载羌活鱼药材为山溪鲵的全体。

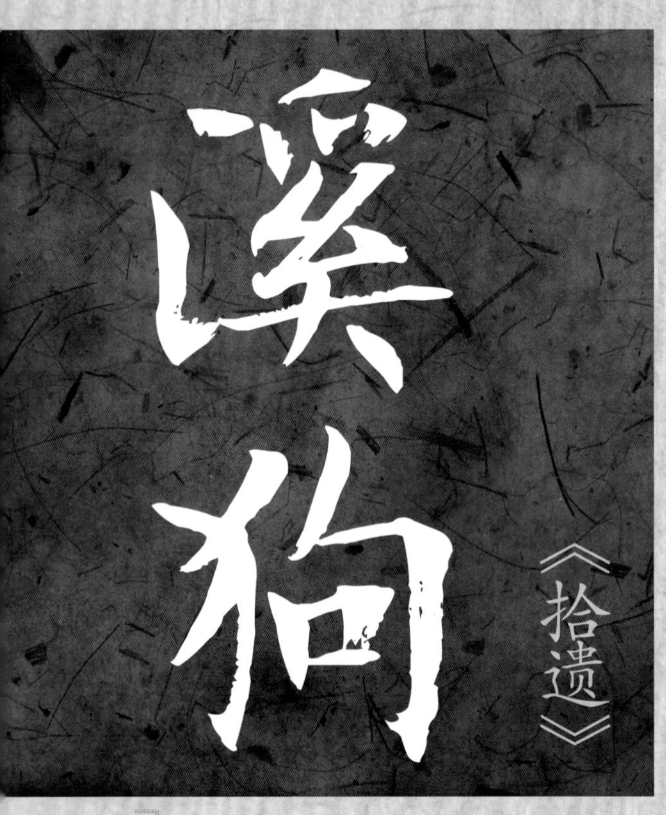

‖ **集解** ‖

[藏器曰] 溪狗生南方溪涧中。状似蛤蟆，尾长三四寸。

‖ **气味** ‖

有小毒。

‖ **主治** ‖

溪毒及游蛊，烧末，水服一二钱匕。藏器。

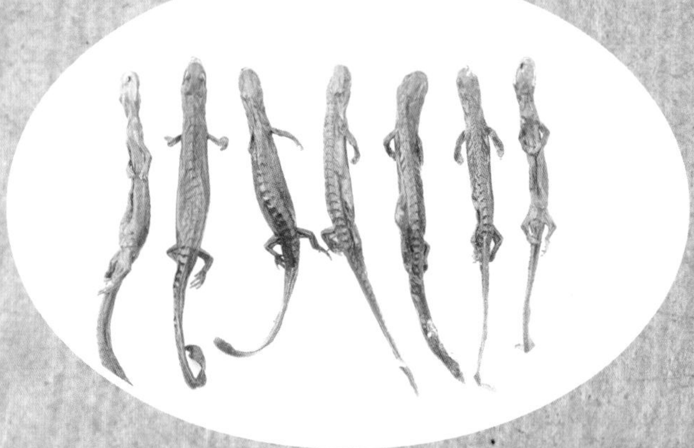

▷羌活鱼药材

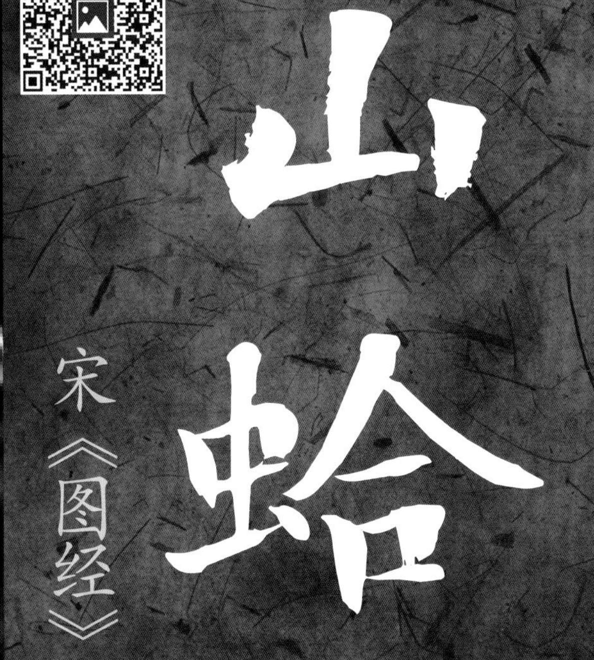

山蛤

宋《图经》

校正：原附蛤蟆下。今分出。

‖ 集解 ‖

［颂曰］山蛤在山石中藏蛰，似蛤蟆而大，黄色。能吞气，饮风露，不食杂虫。山人亦食之。

‖ 主治 ‖

小儿劳瘦，及疳疾，最良。苏颂。

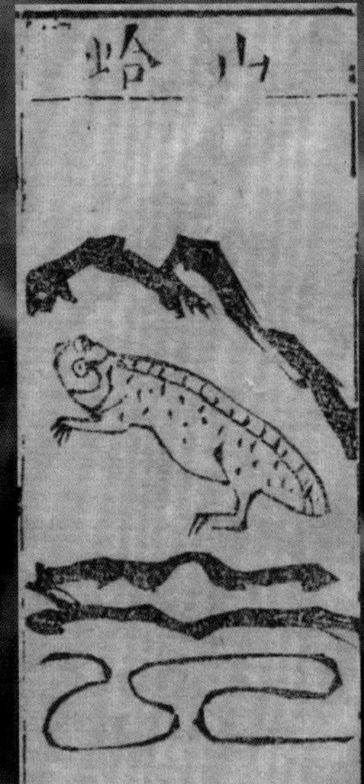

‖ 基原 ‖

据《纲目图鉴》等综合分析考证，本品为蛙科动物中国林蛙 *Rana temporaria chensinensis* David。分布于黑龙江、吉林、辽宁、内蒙古、河北、山西等地。《中华本草》《大辞典》《动物药志》认为还包括同属动物黑龙江林蛙 *R. amurensis* Boulenger，分布于黑龙江、吉林、辽宁。《药典》收载哈蟆油药材为蛙科动物中国林蛙雌蛙的输卵管，经采制干燥而得。

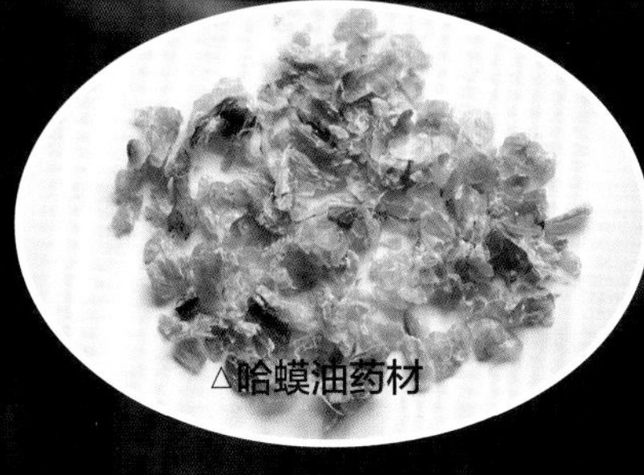

△哈蟆油药材

中国林蛙 *Rana temporaria chensinensis* COI 条形码主导单倍型序列：

1 AACCCTCTAT TTTATCTTCG GGGCCTGAGC CGGCATAATC GGAACAGCTC TAAGCCTCCT CATTCGAGCG GAACTAAGTC
81 AGCCAGGAAC CCTCCTGGGA GACGATCAAA TTTATAATGT CATCGTCACT GCCCACGCAT TTGTAATAAT TTTTTTTATA
161 GTTATACCAA TCCTAATTGG AGGCTTTGGC AATTGACTTA TCCCCCTAAT GATTGGAGCC CCTGATATAG CTTTCCCGCG
241 AATAAACAAC ATAAGCTTCT GACTACTCCC ACCCTCTTTT TTCCTTCTCT TAGCCTCCTC CATAGTTGAA GCCGGAGCAG
321 GCACAGGCTG AACAGTTTAC CCCCCACTAG CCAGCAATCT CGCCCACGCA GGCCCATCAG TAGACATGGC CATTTTTTCA
401 TTACATTTAG CTGGGGTATC CTCCATTCTA GGGGCCATTA ATTTCATTAC AACAATTATT AATATAAAAC CCTCATCCAC
481 AACCCAATAC CAAACCCCCC TCTTTGTTTG ATCAGTCTTA ATTACTGCTG TTCTCCTACT TCTTTCCCTC CCTGTCCTAG
561 CCGCCGGGAT CACTATACTT CTTACAGACC GGAATCTGAA CACTACCTTC TTTGATCCTG CTGGAGGCGG AGACCCAGTT
641 CTCTACCAAC ACCTATTC

△中国林蛙（*Rana temporaria chensinensis*）

‖ **基原** ‖

《纲目图鉴》认为本品为蟾蜍科动物中华大蟾蜍 *Bufo bufo gargarizans* Cantor。分布参见本卷“蟾蜍”项下。

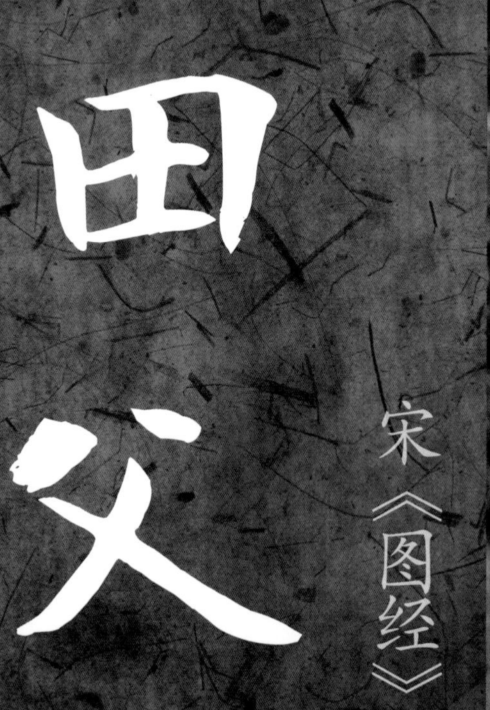

田父

宋《图经》

▷中华大蟾蜍（*Bufo bufo gargarizans*）

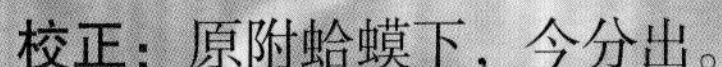
校正：原附蛤蟆下，今分出。

‖**释名**‖

蚮音论。

‖**集解**‖

[颂曰] 按治闻记云：蛤蟆大者名田父，能食蛇。蛇行被逐，殆不能去。因衔其尾，久之蛇死，尾后数寸皮不损，肉已尽矣。世传蛇啾蛙，今此乃食蛇。其说颇怪，当别是一种也。[时珍曰] 按文字集略云：蚮，蛤蟆也，大如屦，能食蛇。此即田父也。窃谓蛇吞鼠，而有食蛇之鼠；蛇制豹，而有啖蛇之貘。则田父伏蛇，亦此类耳，非怪也。

‖**主治**‖

蚕咬，取脊背上白汁，和蚁子灰，涂之。 苏颂。出韦宙独行方。

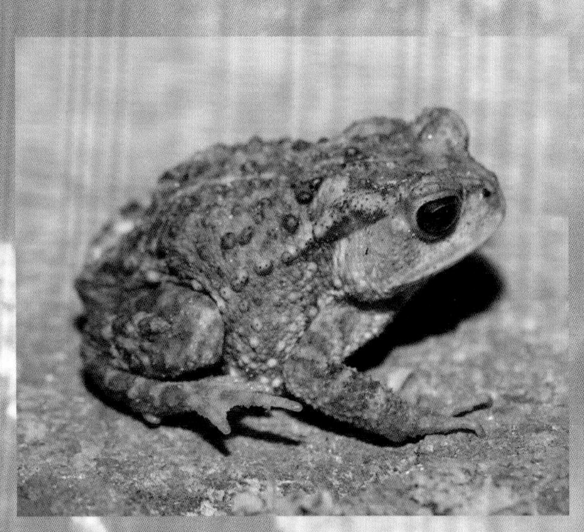

蜈蚣

《本经》下品

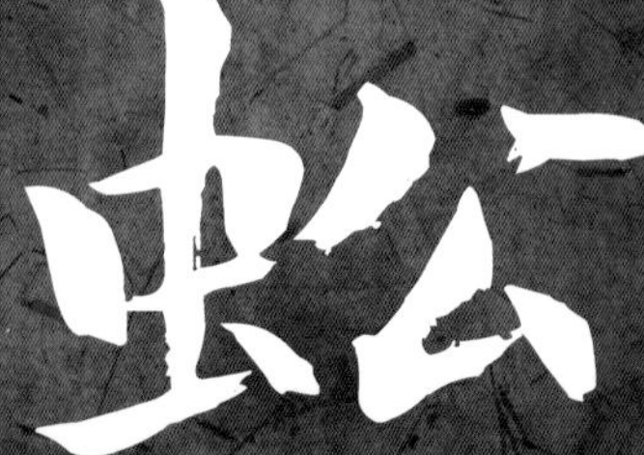

‖ **基原** ‖

据《纲目图鉴》《中药志》《中华本草》《动物药志》等综合分析考证，本品为蜈蚣科动物少棘巨蜈蚣 *Scolopendra subspinipes mutilans* L. Koch、多棘蜈蚣 *S. multidens* Newport、墨江蜈蚣 *S. mojiangica* Zhang et Chi 等的干燥体。少棘巨蜈蚣分布于湖北、江苏、浙江、湖南、四川等地；多棘蜈蚣分布于广西等地，墨江蜈蚣分布于云南墨江等地。《药典》收载蜈蚣药材为少棘巨蜈蚣的干燥体；春、夏二季捕捉，用竹片插入头尾，绷直，干燥。

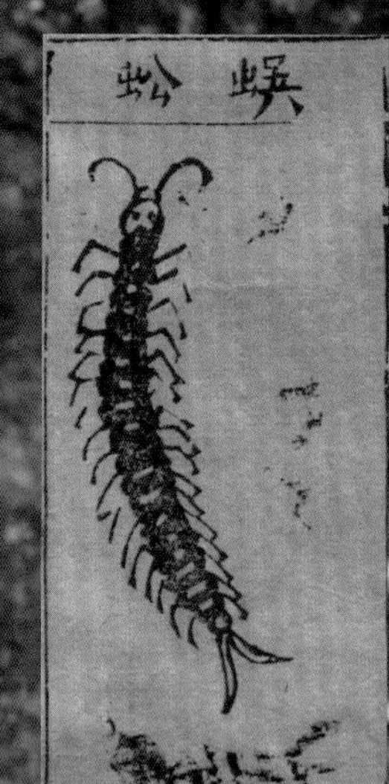

少棘巨蜈蚣 *Scolopendra subspinipes mutilans* COI 条形码主导单倍型序列：

1 AACTATATAT TTTATTTTTG GCGCTTGAGC TTCAATAATC GGAACAGCAT TAAGACTAAT TATTCGCCTA GAATTAAGTC
81 AACCAGGAAG TTTAATCGGA GATGATCAAA CTTATAATGT TATAGTAACT GCGCATGCAT TTATTATAAT TTTTTTTATA
161 GTAATACCAA TTATAATTGG AGGATTTGGA AATTGATTAG TACCTTTAAT ATTAGGAGCA CCAGATATGG CATTTCCTCG
241 AATAAATAAT TTAAGTTTTT GACTATTACC ACCATCAATT ATACTTTTAT TAACATCAGC ATTAATTGAA AATGGAGCAG
321 GAACAGGATG AACTGTTTAT CCACCTTTAG CTTCAAATAT TACTCATGCT GGACCGTCAG TTGATATAAC AATTTTTTCA
401 TTACATTTAG CTGGAGCTTC CTCTATTTTA GGGTCTATTA ATTTTATTAC TACTATCATA AATATACGAT CTAGAGGAAT
481 ATTAATAGAA CGAACTCCTT TATTTGTATG ATCAGTATTA ATTACAACAA TTTTATTATT ATTATCACTA CCCGTATTAG
561 CTGGAGCAAT TACTATATTA CTTACAGACC GAAATTTTAA TACTAGATTT TTTGATCCAG CTGGAGGTGG AGACCCTATT
641 TTGTATCAAC ATTTATTC

△少棘巨蜈蚣（*Scolopendra subspinipes mutilans*）

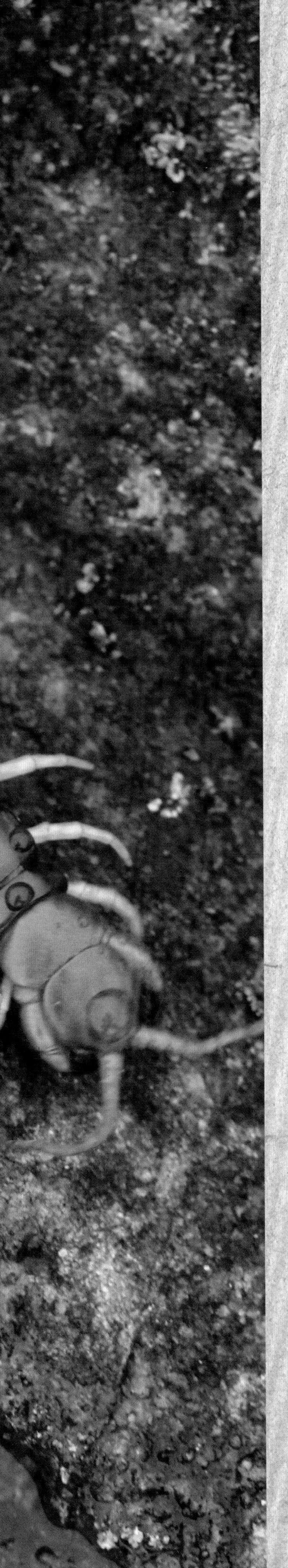

‖释名‖

蒺藜尔雅**蝍蛆**尔雅**天龙。**[弘景曰] 庄子：蝍蛆甘带。淮南子云：螣蛇游雾而殆于蝍蛆。蝍蛆，蜈蚣也，性能制蛇。见大蛇，便缘上啖其脑。[恭曰] 山东人呼蜘蛛一名蝍蛆，亦能制蛇，而蜘蛛条无制蛇之说。庄子、淮南并谓蜈蚣也。[颂曰] 按尔雅：蒺藜，蝍蛆也。郭注云：似蝗而大腹长角，能食蛇脑。乃别似一物。[时珍曰] 按张揖广雅及淮南子注皆谓蝍蛆为蜈蚣，与郭说异。许慎以蝍蛆为蟋蟀，能制蛇；又以蝍蛆为马蚿，因马蚿有蛆蝶之名，并误矣。

‖集解‖

[别录曰] 蜈蚣生大吴川谷及江南。头足赤者良。[弘景曰] 今赤足者，多出京口、长山、高丽山、茅山，于腐烂积草处得之，勿令伤，暴干。黄足者甚多而不堪用，人以火炙令赤当之，非真也。蜈蚣啮人，以桑汁、白盐涂之即愈。[蜀图曰] 生山南川谷，及出襄、邓、随、唐等州土石间，人家屋壁中亦有。形似马陆，身扁而长。黑头赤足者良。七八月采之。[宗奭曰] 蜈蚣背光，黑绿色，足赤腹黄。有被毒者，以乌鸡屎，或大蒜涂之，效。性畏蛞蝓，不敢过所行之路，触其身即死，故蛞蝓能治蜈蚣毒。[时珍曰] 蜈蚣西南处处有之。春出冬蛰，节节有足，双须歧尾。性畏蜘蛛，以溺射之，即断烂也。南方有极大者，而本草失载。按段成式酉阳杂俎云：绥定县蜈蚣，大者能以气吸蛇及蜴蜥，相去三四尺，骨肉自消。沈怀远南越志云：南方晋安有山出蜈蚣。大者长丈余，能啖牛。俚人然炬遂得，以皮鞔鼓，肉曝为脯，美于牛肉。葛洪遐观赋云：南方蜈蚣大者长百步，头如车箱，肉白如瓠，越人争买为羹炙。张耒明道杂志云：黄州岐亭有拘罗山，出大蜈蚣，袤丈尺。土人捕得熏干，商人贩入北方货之，有致富者。蔡绦丛谈云：峤南蜈蚣大者二三尺，螫人至死。惟见托胎虫，则局缩不敢行。虫乃登首，陷其脑而食之。故被蜈蚣伤者，捣虫涂之，痛立止也。珍按：托胎虫即蛞蝓也。蜈蚣能制龙、蛇、蜴蜥，而畏蛤蟆、蛞蝓、蜘蛛，亦庄子所谓物畏其天，阴符经所谓禽之制在气也。

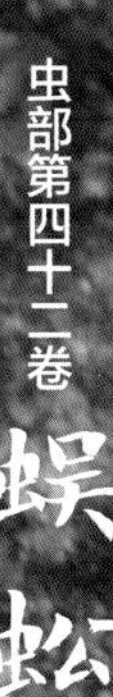

‖ **修治** ‖

[敩曰] 凡使勿用千足虫，真相似，只是头上有白肉，面并嘴尖。若误用，并把着，腥臭气入顶，能致死也。凡治蜈蚣，先以蜈蚣木末或柳蛀末，于土器中炒，令木末焦黑，去木末，以竹刀刮去足甲用。[时珍曰] 蜈蚣木不知是何木也。今人惟以火炙去头足用，或去尾、足，以薄荷叶火煨用之。

‖ **气味** ‖

辛，温，有毒。[时珍曰] 畏蛞蝓、蜘蛛、鸡屎、桑皮、白盐。

‖ **主治** ‖

鬼疰蛊毒，啖诸蛇、虫、鱼毒，杀鬼物老精温疟，去三虫。本经。**疗心腹寒热积聚，堕胎，去恶血。**别录。**治癥癖。**日华。**小儿惊痫风搐，脐风口噤，丹毒秃疮瘰疬，便毒痔漏，蛇瘕蛇瘴蛇伤。**时珍。

‖ **发明** ‖

[颂曰] 本经云：疗鬼疰，故胡洽方治尸疰、恶气、痰嗽诸方多用之。今医家治小儿口噤不开、不能乳者，以赤足蜈蚣去足炙研，用猪乳二合调半钱，分三四服，温灌之，有效。[时珍曰] 盖行而疾者，惟风与蛇。蜈蚣能制蛇，故亦能截风，盖厥阴经药也。故所主诸证，多属厥阴。按杨士瀛直指方云：蜈蚣有毒，惟风气暴烈者可以当之。风气暴烈，非蜈蚣能截能擒，亦不易止，但贵药病相当耳。设或过剂，以蚯蚓、桑皮解之。又云：瘭疮一名蛇瘴，蛮烟瘴雨之乡，多毒蛇气。人有不伏水土风气而感触之者，数月以还，必发蛇瘴。惟赤足蜈蚣最能伏蛇为上药，白芷次之。又圣济总录云：岭南朴蛇瘴，一名锁喉瘴，项大肿痛连喉。用赤足蜈蚣一二节研细，水下即愈。据此，则蜈蚣之治蛇蛊、蛇毒、蛇瘕、蛇伤诸病，皆此意也。然蜈蚣又治痔漏、便毒、丹毒等病，并陆羽茶经载枕中方治瘰疬一法，则蜈蚣自能除风攻毒，不独治蛇毒而已也。

‖ **附方** ‖

旧五，新十三。**小儿撮口**但看舌上有疮如粟米大是也。以蜈蚣汁刮破指甲研，傅两头肉即愈。如无生者，干者亦可。子母秘录。**小儿急惊**万金散：蜈蚣一条全者，去足，炙为末，丹砂、轻粉等分研匀，阴阳乳汁和丸绿豆大。每岁一丸，乳汁下。圣惠方。**天吊惊风**目久不下，眼见白睛，及角弓反张，声不出者，双金散主之。用大蜈蚣一条去头足，酥炙，用竹刀批开，记定左右；又以麝香一钱，亦分左右各记明，研末包定。每用左边者吹左鼻，右边者吹右鼻，各少许，不可过多。若眼未下，再吹些须，眼下乃止。直指。**破**

伤中风欲死。圣惠用蜈蚣研末擦牙，追去涎沫，立瘥。儒门事亲用蜈蚣头、乌头尖、附子底、蝎梢等分，为末。每用一字或半字，热酒灌之，仍贴疮上，取汗愈。**口眼㖞斜**口内麻木者。用蜈蚣三条，一蜜炙，一酒浸，一纸裹煨，并去头足；天南星一个，切作四片，一蜜炙，一酒浸，一纸裹煨，一生用；半夏、白芷各五钱，通为末，入麝少许。每服一钱，热酒调下，日一服。通变要法。**腹内蛇癥**误食菜中蛇精，成蛇瘕，或食蛇肉成瘕，腹内常饥，食物即吐。以赤足蜈蚣一条炙，研末，酒服。卫生易简方。**蝮蛇螫伤**蜈蚣研末傅之。抱朴子。**射工毒疮**大蜈蚣一枚，炙研，和酥傅之。千金方。**天蛇头疮**生手指头上。用蜈蚣一条，烧烟熏一二次即愈。或为末，猪胆汁调，涂之。奇效。**丹毒瘤肿**用蜈蚣一条，白矾一皂子大，雷丸一个，百部二钱，研末，醋调傅之。本草衍义。**瘰疬溃疮**茶、蜈蚣二味，炙至香熟，捣筛为末。先以甘草汤洗净，傅之。枕中方。**聤耳出脓**蜈蚣末，吹之。鲍氏。**小儿秃疮**大蜈蚣一条，盐一分，入油内浸七日。取油搽之，极效。海上方。**便毒初起**黄脚蜈蚣一条，瓦焙存性，为末。酒调服，取汗即散。济生秘览。**痔疮疼痛**直指用赤足蜈蚣焙为末，入片脑少许，唾调傅之。孙氏集效用蜈蚣三四条，香油煮一二沸，浸之，再入五倍子末二三钱，瓶收密封。如遇痛不可忍，点上油，即时痛止，大效。**腹大如箕**用蜈蚣三五条，酒炙研末。每服一钱，以鸡子二个，打开入末在内，搅匀纸糊，沸汤煮熟食之。日一服，连进三服瘳。活人心统。**脚肚转筋**蜈蚣烧，猪脂和傅。肘后。**女人趾疮**甲内恶肉突出不愈。蜈蚣一条，焙研傅之。外以南星末，醋和傅四围。医方摘要。

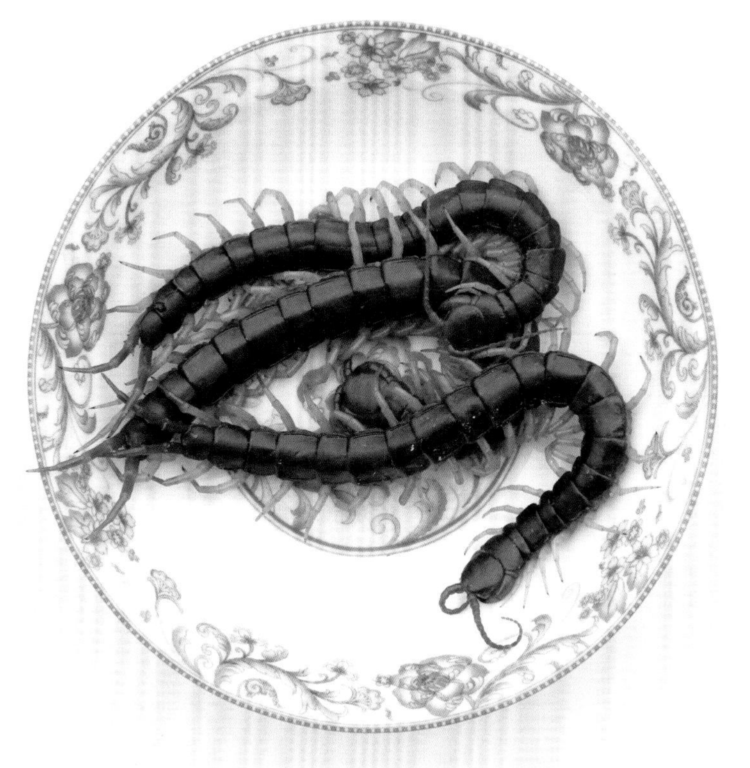

△少棘巨蜈蚣

‖ 基原 ‖

据《纲目彩图》《动物药志》《大辞典》等综合分析考证，本品为圆马陆科动物宽跗陇马陆 *Kronopolites svenhedini* (Verhoeff)。分布于甘肃、四川等地。《动物药志》《中华本草》还收载有同属动物窄跗陇马陆 *K. swinhoei* (Pocock) 和尖跗陇马陆 *K. acuminatus biagrilectus* Hoffman；前者主要分布于浙江，后者主要分布于广西。

马陆

《本经》下品

▷宽跗陇马陆（*Kronopolites svenhedini*）

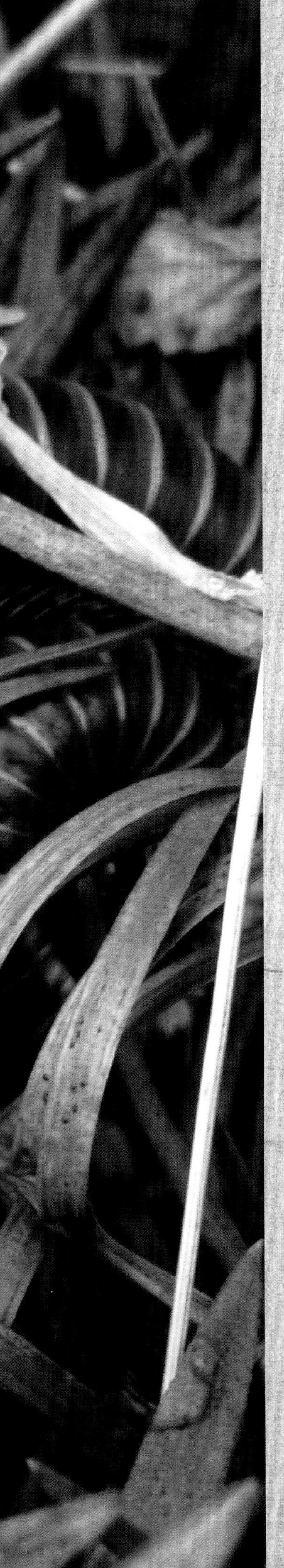

‖**释名**‖

百足本经**百节**衍义**千足**炮炙论**马蚿**音弦。**马蠸**音拳。**马蠲**郭璞**马轴**别录**马蚿**尔雅**飞蚿虫**李当之**刀环虫**苏恭**蛩**。

[弘景曰] 此虫足甚多，寸寸断之，亦便寸行。故鲁连子云百足之虫，死而不僵，庄子蚿怜蛇是矣。

‖**集解**‖

[别录曰] 马陆生玄菟川谷。[弘景曰] 李当之云：此虫长五六寸，状如大蛩，夏月登树鸣，冬则入蛰，今人呼为飞蚿虫。今有一种细黄虫，状如蜈蚣而甚长，俗名土虫。鸡食之，醉闷至死。方家既不复用，市人亦无取者，未详何者的是。[恭曰] 此虫大如细笔管，长三四寸，斑色，亦如蚰蜒。襄阳人名为马蚿，亦呼马轴，又名刀环虫，以其死侧卧，状如刀环也。有人自毒，服一枚便死也。[斅曰] 千足虫头上有白肉，面并嘴尖。把着，腥臭气入人顶，能致死也。[宗奭曰] 百节，身如槎，节节有细蹙文起，紫黑色，光润，百足，死则侧卧如环，长二三寸，大者如小指。古墙壁中甚多，入药至鲜。[时珍曰] 马蚿处处有之。形大如蚯蚓，紫黑色，其足比比至百，而皮极硬，节节有横文如金线，首尾一般大。触之即侧卧局缩如环，不必死也。能毒鸡犬。陶氏所谓土虫，乃蚰蜒也，死亦侧踡如环，鸡喜食之。当以李当之之说为准。

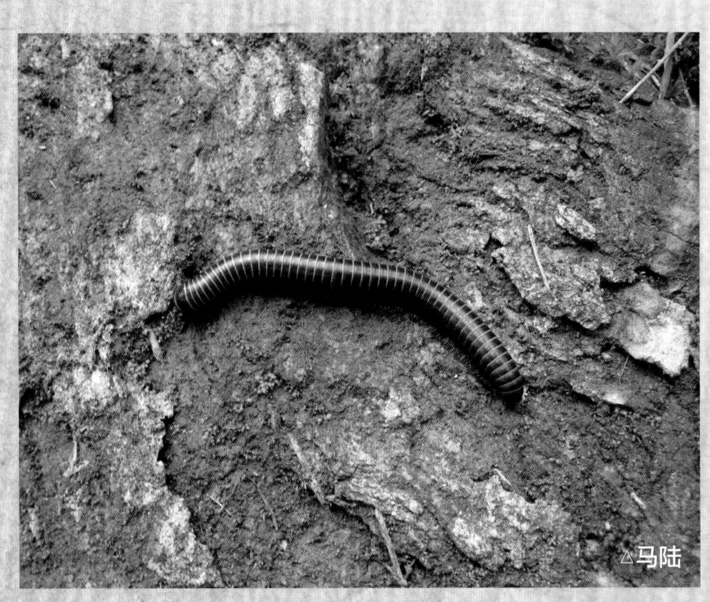

△马陆

‖ **正误** ‖

[藏器曰] 按土虫无足，如一条衣带，长四五寸，身扁似韭叶，背上有黄黑襇，头如铲子，行处有白涎，生湿地，鸡吃即死。陶云土虫似蜈蚣者，乃蚰蜒，非土虫，亦非马陆也。苏云马陆如蚰蜒，亦误矣。按蚰蜒色黄不斑，其足无数。[时珍曰] 按段成式酉阳杂俎云：度古俗呼土蛊，身形似衣带，色类蚯蚓，长一尺余，首如铲，背上有黄黑襇，稍触即断。常趁蚓掩之，则蚓化为水。有毒，鸡食之辄死。据此，则陈藏器所谓土虫者，盖土蛊也。陶氏误以蚰蜒为马陆，陈氏亦误以土蛊为土虫矣。

‖ **修治** ‖

[雷曰] 凡收得马陆，以糠头炒，至糠焦黑，取出去糠，竹刀刮去头、足，研末用。

‖ **气味** ‖

辛，温，有毒。

‖ **主治** ‖

腹中大坚癥，破积聚息肉，恶疮白秃。本经。**疗寒热痞结，胁下满。**别录。**辟邪疟。**时珍。

‖ **发明** ‖

[时珍曰] 马陆系神农药，雷氏备载炮炙之法，而古方鲜见用者，惟圣惠逐邪丸用之。其方治久疟发歇无时。用百节虫四十九枚，湿生虫四十九枚，砒霜三钱，粽子角七枚。五月五日日未出时，于东南上寻取两般虫，至午时向南研匀，丸小豆大。每发日早，男左女右，手把一丸，嗅之七遍，立效。修时忌孝子、妇人、师尼、鸡犬见之。亦合别录疗寒热之说。大抵毒物止可外用，不敢轻入丸、散中。

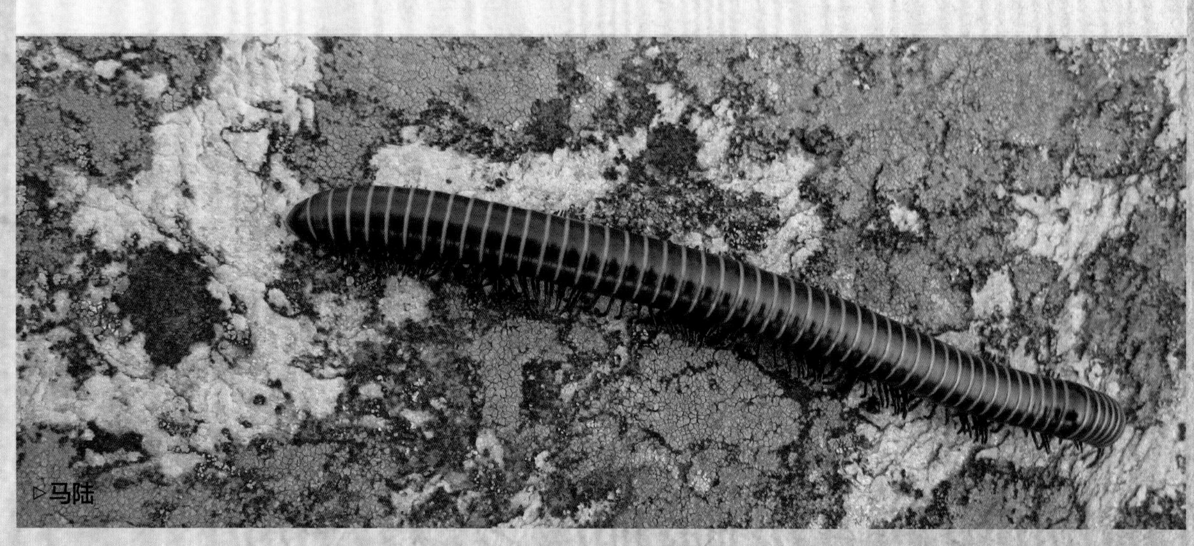

▷马陆

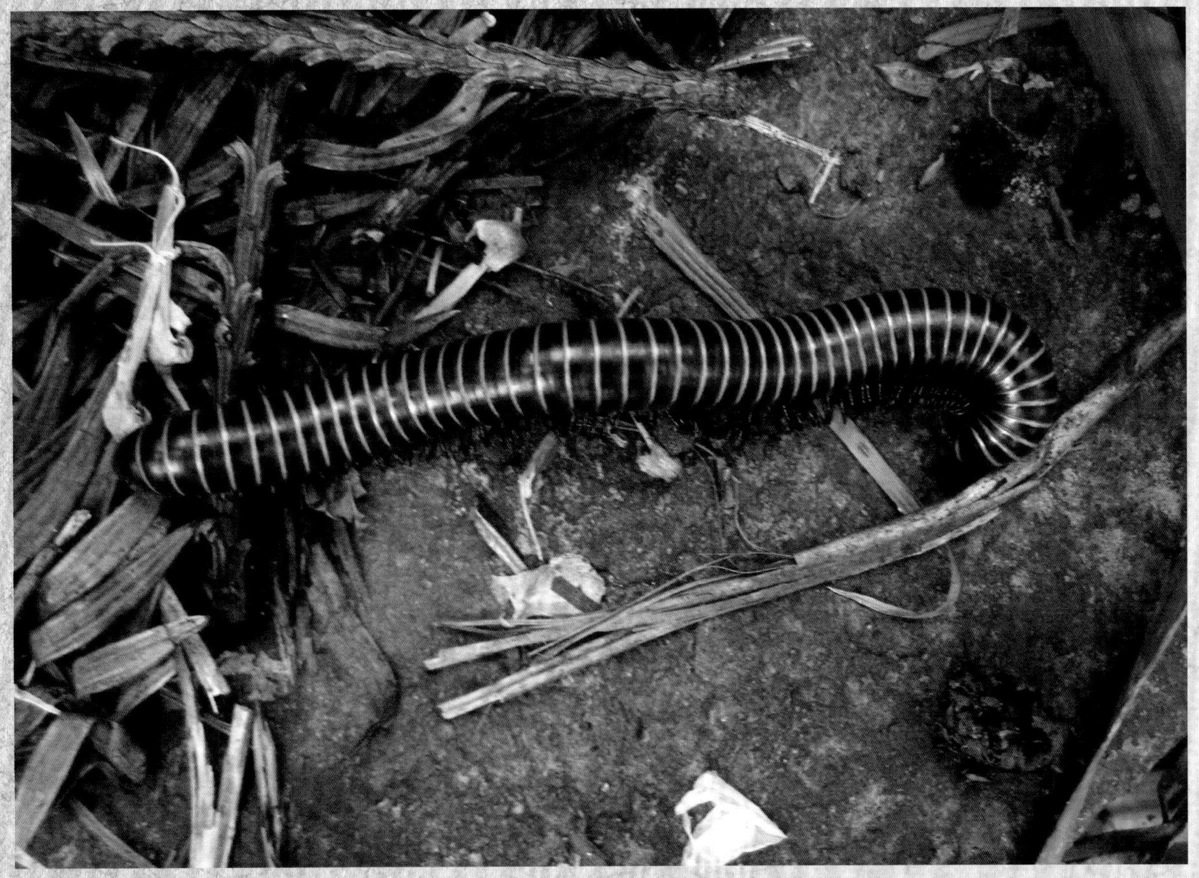

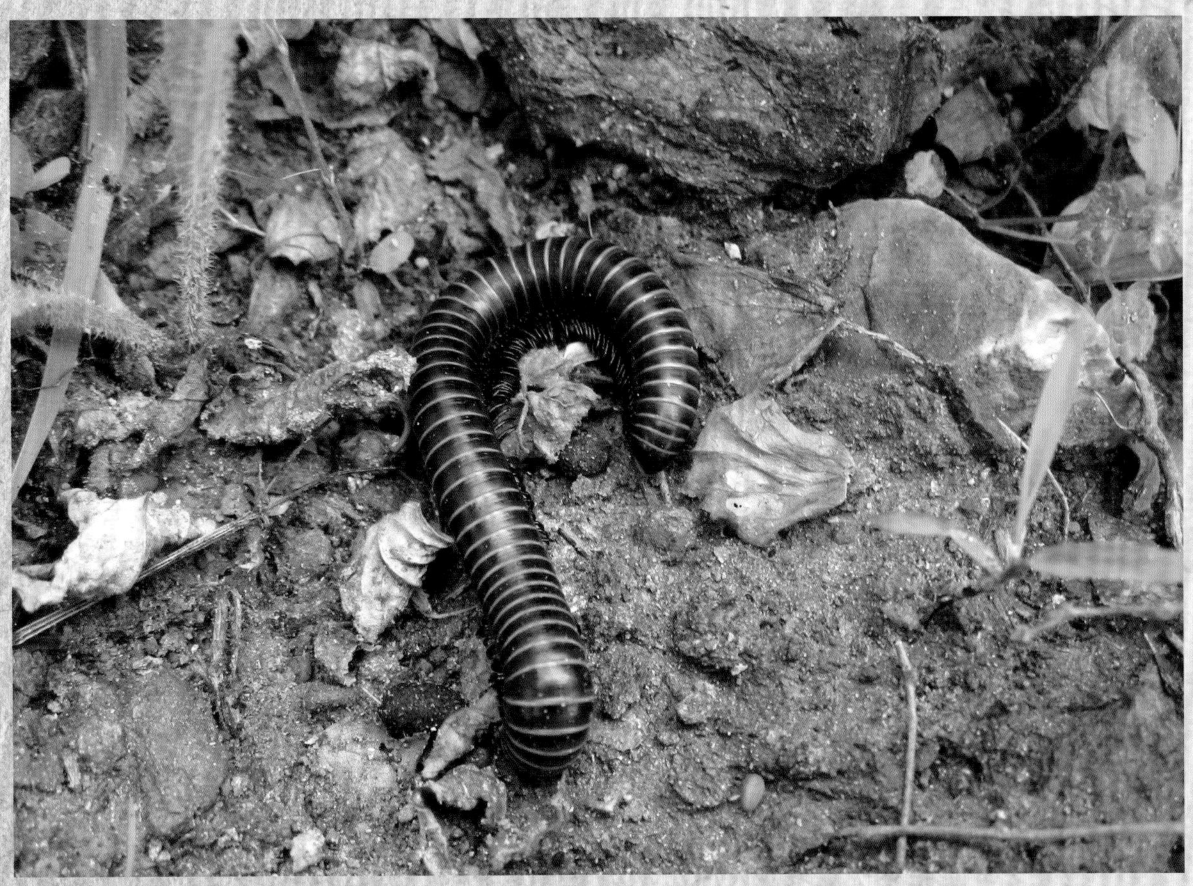

‖ **基原** ‖

据《纲目图鉴》《中华本草》《动物药志》等综合分析考证，本品为山蛩科动物燕山蛩（约安巨马陆）*Spirobolus bungii* Brandt。分布于全国大部分地区。《动物药志》还收载有同属动物浙山蛩 *S. walkeri* Pocok 和缘山蛩 *S. marginatus*。

山蛩虫

《拾遗》

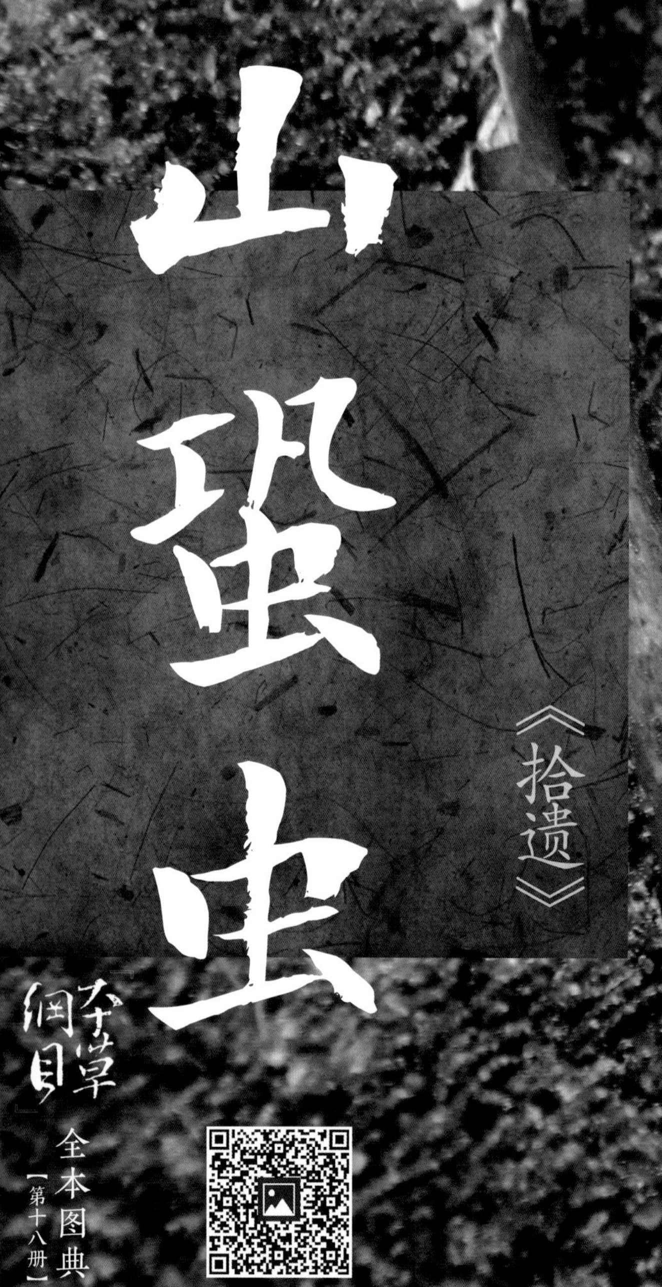

△燕山蛩（约安巨马陆）（*Spirobolus bungii*）

‖ **集解** ‖

[藏器曰] 生山林间。状如百足而大，乌斑色，长二三寸。更有大如指者，名马陆，能登木群吟，已见本经。[时珍曰] 按本经马陆一名百足，状如大蛩，而此云状如百足而大，更大者为马陆，则似又指百足为一物矣。盖此即马陆之在山而大者耳，故曰山蛩。鸡、犬皆不敢食之。

‖ **气味** ‖

有大毒。

‖ **主治** ‖

人嗜酒不已，取一节烧灰，水服，便不喜闻酒气。过一节则毒人至死。又烧黑傅恶疮，亦治蚕病白僵，烧灰粉之。藏器。

‖ **附录** ‖

蚰蜒拾遗 [藏器曰] 状如蜈蚣而甚长，色正黄不斑，大者如钗股，其足无数，好脂油香，故入人耳及诸窍中。以驴乳灌之，即化为水。[时珍曰] 处处有之，墙屋烂草中尤多。状如小蜈蚣，而身圆不扁，尾后秃而无歧，多足，大者长寸余，死亦踡屈如环，故陶弘景误以为马陆也。其入人耳，用龙脑、地龙、硇砂，单吹之皆效。或以香物引之。淮南子云菖蒲去蚤虱而来蛉蛩，即此虫也。扬雄方言云：一名入耳，一名蚨虷，一名蚰蜷，一名蛸蚭。又一种草鞋虫，形亦相似而身扁，亦能入人耳中。

蠼螋拾遗 音瞿搜。[藏器曰] 状如小蜈蚣，色青黑，长足。能溺人影，令人发疮，如热痱而大，若绕腰匝不可疗，山中者溺毒更猛。惟扁豆叶傅之即瘥，诸方大有治法。[时珍曰] 蠼螋喜伏氍毹下，故得此名。或作蛷螋。按周礼赤茇氏，凡隙屋，除其貍虫蛷螋之属，乃求而搜之也。其虫隐居墙壁及器物下，长不及寸，状如小蜈蚣，青黑色，二须六足，足在腹前，尾有叉歧，能夹人物，俗名搜夹子。其溺射人影，令人生疮，身作寒热。古方用犀角汁、鸡肠草汁、马鞭草汁、梨叶汁、茶叶末、紫草末、羊髭灰、鹿角末、燕窠土，但得一品涂之皆效。孙真人千金方云：予曾六月中得此疮，经五六日治不愈。有人教画地作蠼螋形，以刀细取腹中土，以唾和涂之，再涂即愈。方知万物相感，莫晓其由。

‖ **基原** ‖

据《纲目图鉴》《动物药志》等综合分析考证，本品为钜蚓科动物参环毛蚓 *Pheretima aspergillum* (E. Perrier)。分布于福建、广东、广西等地。《中华本草》《纲目彩图》《中药志》认为还包括同属动物栉盲环毛蚓 *P. pectinifera* Michaelsen、通俗环毛蚓 *P. vulgaris* Chen、威廉环毛蚓 *P. guillelmi* (Michaelsen) 等的动物体；通俗环毛蚓和威廉环毛蚓分布于江苏、浙江、湖北及上海、天津等地，栉盲环毛蚓分布于江苏南部、浙江及上海、南昌等地。另外，《纲目图鉴》认为"白颈蚯蚓"即为现今的"广地龙"，但《动物药志》认为其为"土地龙"，即正蚓科动物缟蚯蚓（背暗异唇蚓）*Allolobophora caliginosa* trapezoides (Duges)。《动物药志》还收载有湖北环毛蚓 *P. hupeiensis* (Michaelsen)、赤子爱胜蚓 *Eisenia foetida* (Savigny) 等。《药典》收载地龙药材为钜蚓科动物参环毛蚓、通俗环毛蚓、威廉环毛蚓或栉盲环毛蚓的干燥体。前一种习称"广地龙"，后三种习称"沪地龙"；广地龙春季至秋季捕捉，沪地龙夏季捕捉，及时剖开腹部，除去内脏和泥沙，洗净，晒干或低温干燥。

蚯蚓

《本经》下品

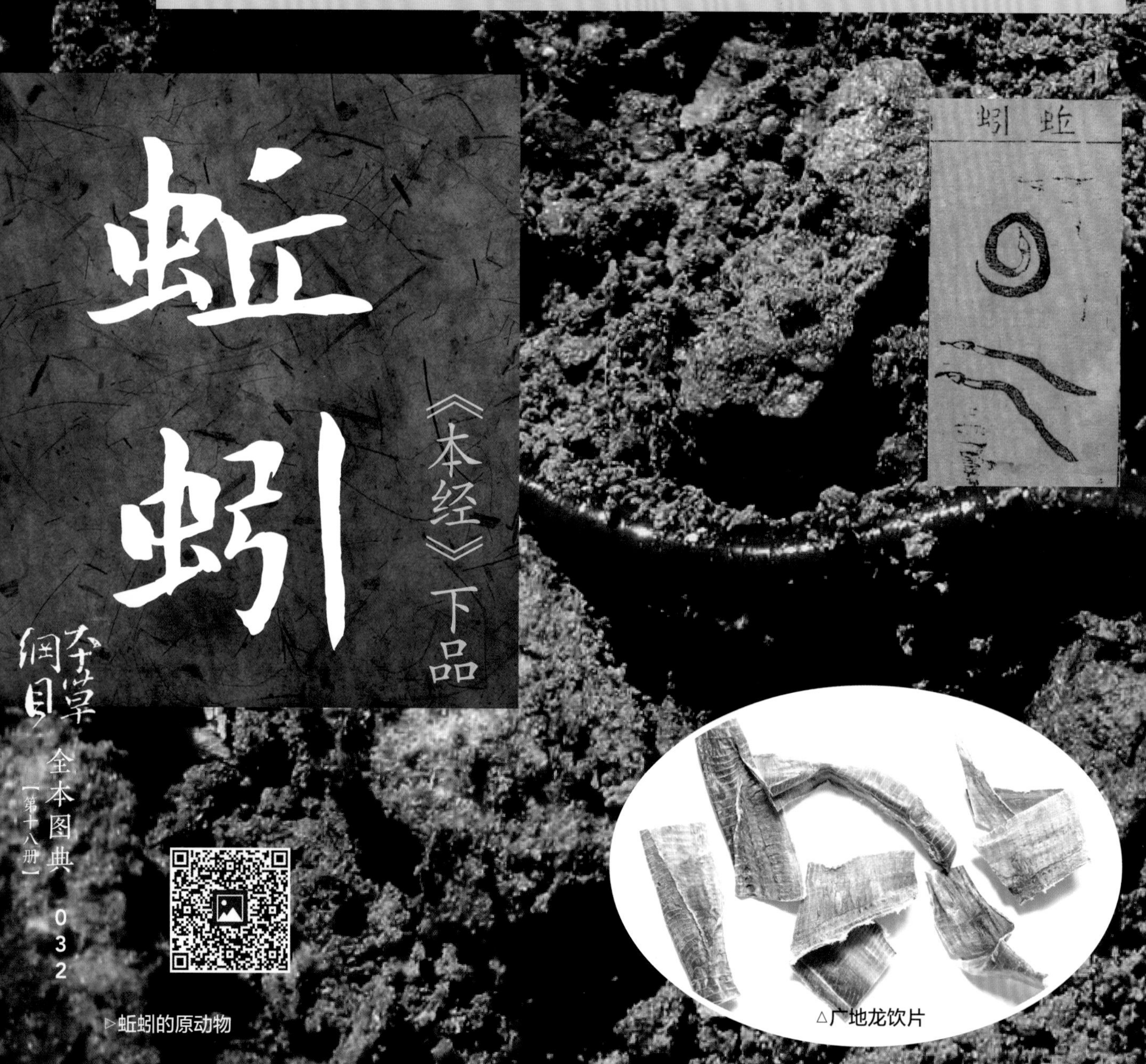

▷蚯蚓的原动物

△广地龙饮片

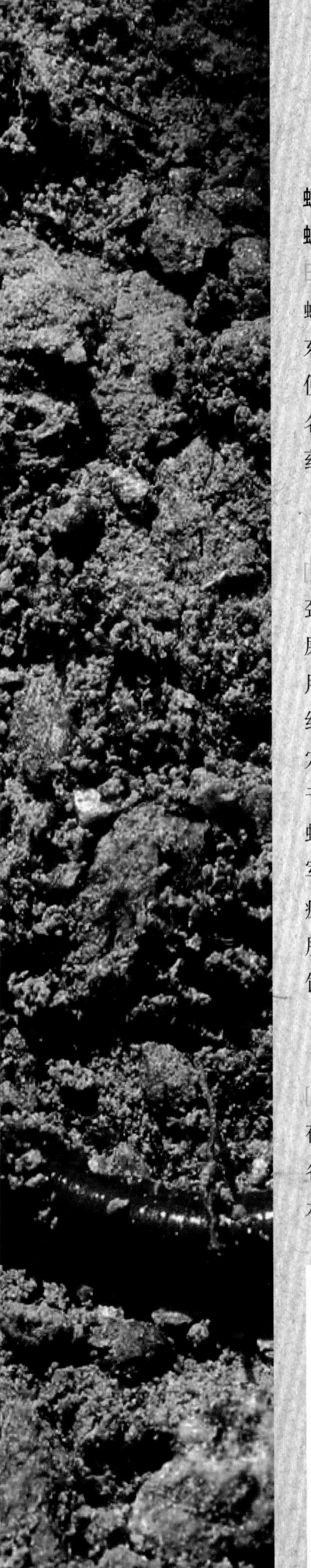

‖ **释名** ‖

螼螾音顷引。**朐䏰**音蠢闰。**坚蚕**音遣忝。**䖤蟺**音阮善**曲蟺、土蟺**纲目**土龙**别录**地龙子**药性**寒蚓　寒蚓　附蚓**吴普**歌女。**[时珍曰] 蚓之行也，引而后申，其𧈪如丘，故名蚯蚓。尔雅谓之螼螾，巴人谓之朐䏰，皆方音之转也。䖤蟺、曲蟺，象其状也。东方虬赋云：乍逶迤而鳝曲，或宛转而蛇行。任性行止，击物便曲。是矣。术家言蚓可兴云，又知阴晴，故有土龙、龙子之名。其鸣长吟，故曰歌女。[大明曰] 路上踏杀者，名千人踏，入药更良。

‖ **集解** ‖

[别录曰] 白颈蚯蚓，生平土。三月取，暴干。[弘景曰] 入药用白颈，是其老者。取得去土盐之，日暴须臾成水，道术多用。其屎呼为蚓塿，亦曰六一泥，以其食细泥，无沙石，入合丹泥釜用。[时珍曰] 今处处平泽膏壤地中有之。孟夏始出，仲冬蛰结。雨则先出，晴则夜鸣。或云结时能化为百合也。与𧒂螽同穴为雌雄。故郭璞赞云：蚯蚓土精，无心之虫。交不以分，淫于𧒂螽。是矣。今小儿阴肿，多以为此物所吹。经验方云：蚯蚓咬人，形如大风，眉须皆落，惟以石灰水浸之良。昔浙江将军张韶病此，每夕蚯蚓鸣于体中。有僧教以盐汤浸之，数遍遂瘥。[宗奭曰] 此物有毒。崇宁末年，陇州兵士暑月跣足，为蚯蚓所中，遂不救。后数日，又有人被其毒。或教以盐汤浸之，并饮一杯，乃愈也。

‖ **修治** ‖

[弘景曰] 若服干蚓，须熬作屑。[敩曰] 凡收得，用糯米泔浸一夜，漉出，以无灰酒浸一日，焙干切。每一两，以蜀椒、糯米各二钱半同熬，至米熟，拣出用。[时珍曰] 入药有为末，或化水，或烧灰者，各随方法。

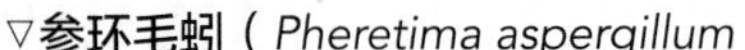

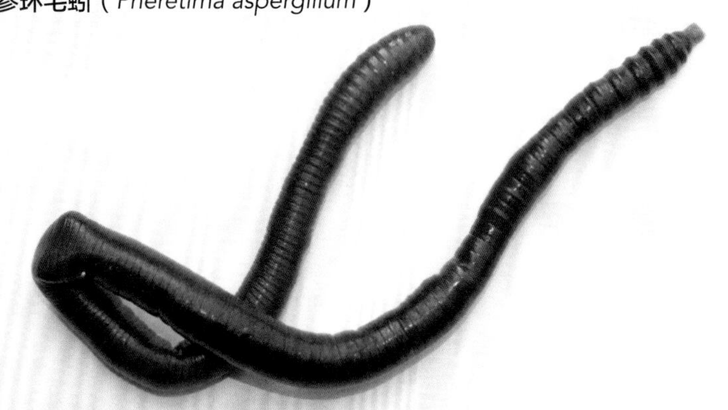

▽参环毛蚓（*Pheretima aspergillum*）

参环毛蚓 *Pheretima aspergillum* COI 条形码主导单倍型序列：

1 AACCCTATAC TTCATTCTAG GAATTTGAGC CGGAATAATT GGAGCCGGAA TAAGACTTCT TATTCGTATT GAATTAAGAC
81 AACCTGGATC CTTCCTTGGA AGAGATCAGC TATACAACAC AATTGTAACA GCACACGCAT TTCTAATAAT TTTCTTTCTA
161 GTAATGCCAG TATTTATTGG TGGGTTTGGA AACTGACTGC TCCCACTTAT ACTAGGAACC CCCGACATAG CATTCCCACG
241 TCTAAATAAC ATAAGATTTT GACTTTTGCC ACCATCCTTA ATTCTATTAG TAAGGTCTGC GGCTGTTGAA AAGGGAGCCG
321 GTACCGGATG GACAGTTTAC CCCCCTTTAG CAAGAAACAT AGCACATGCG GGCCCCTCTG TAGACCTTGC AATTTTCTCA
401 CTACATTTAG CGGGTGCCTC ATCAATTTTA GGTGCCATTA ACTTTATCAC TACAGTAATT AACATGCGAT GATCGGGGCT
481 ACGCTTAGAA CGAATTCCAC TATTTGTTTG AGCCGTAGTA ATTACTGTAG TACTTCTACT ATTGTCGCTT CCCGTATTAG
561 CCGGTGCTAT TACTATATTA CTAACAGACC GAAATCTAAA TACATCCTTC TTTGACCCCG CTGGAGGTGG CGACCCAATT
641 CTATATCAAC ATCTATTC

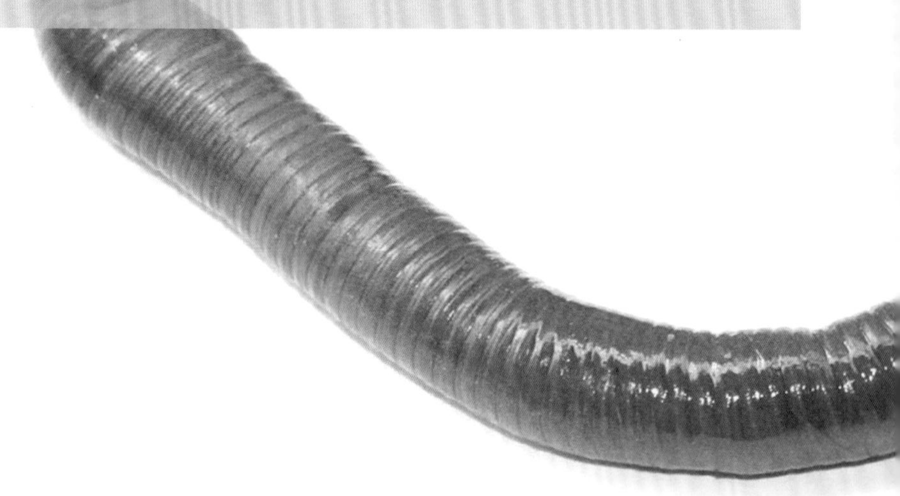

▷参环毛蚓

白颈蚯蚓

‖ 气味 ‖

咸，寒，无毒。[权曰] 有小毒。[之才曰] 畏葱、盐。

‖ 主治 ‖

蛇瘕，去三虫伏尸，鬼疰蛊毒，杀长虫。本经。化为水，疗伤寒，伏热狂谬，大腹黄疸。别录。温病，大热狂言，饮汁皆瘥。炒作屑。去蛔虫。去泥，盐化为水，主天行诸热，小儿热病癫痫，涂丹毒，傅漆疮。藏器。葱化为汁，疗耳聋。苏恭。治中风、痫疾、喉痹。日华。解射罔毒。蜀本。炒为末，主蛇伤毒。药性。治脚风。苏颂。主伤寒疟疾，大热狂烦，及大人、小儿小便不通，急慢惊风、历节风痛，肾脏风注，头风齿痛，风热赤眼，木舌喉痹，鼻息聤耳，秃疮瘰疬，卵肿脱肛，解蜘蛛毒，疗蚰蜒入耳。时珍。

‖ 发明 ‖

[弘景曰] 干蚓熬作屑，去蛔虫甚有效。[宗奭曰] 肾脏风下注病，不可阙也。[颂曰] 脚风药必须

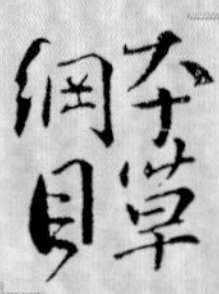

通俗环毛蚓 *Pheretima vulgaris* COI 条形码主导单倍型序列：

```
1   AACACTGTAT TTTATTTTGG GTATTTGAGC CGGAATAATT GGAGCCGGTA TAAGACTACT TATTCGAATT GAGCTAAGAC
81  AGCCCGGGTC ATTTCTAGGA AGAGATCAAC TATATAATAC GATTGTAACT GCTCACGCAT TCGTAATAAT TTTCTTCCTG
161 GTAATGCCAG TATTTATCGG GGGTTTCGGA AACTGATTAC TCCCCCTAAT ACTTGGGACA CCAGACATAG CTTTCCCACG
241 CCTAAATAAT ATAAGATTCT GACTTTTACC ACCATCACTT ATTCTATTAG TGTCGTCCGC CGCAGTTGAA AAGGGTGCAG
321 GAACAGGGTG AACAGTATAT CCCCCACTAG CAAGAAATAT TGCCCATGCT GGGCCTTCAG TAGATCTAGC AATCTTTTCA
401 CTCCATCTTG CTGGGGCGTC ATCAATTTTG GGAGCTATTA ATTTCATCAC TACAGTAATT AATATGCGGT GATCGGGACT
481 ACGGTTAGAA CGAATCCCAC TATTTGTGTG GGCAGTAGTA ATTACCGTAG TATTACTGCT ACTATCCCTG CCAGTGCTAG
561 CGGGAGCTAT TACAATATTG CTAACAGATC GGAACCTGAA TACATCATTC TTTGATCCGG CTGGAGGGGG AGACCCAATT
641 CTATATCAAC ATCTATTT
```

此物为使，然亦有毒。有人因脚病药中用此，果得奇效。病愈，服之不辍，至二十余日，觉躁愦，但欲饮水不已，遂致委顿。大抵攻病用毒药，中病即当止也。[震亨曰] 蚯蚓属土，有水与木，性寒，大解热毒，行湿病。[时珍曰] 蚓在物应土德，在星禽为轸水。上食槁壤，下饮黄泉，故其性寒而下行。性寒故能解诸热疾，下行故能利小便、治足疾而通经络也。术家云蚓血能柔弓弩，恐亦诳言尔。诸家言服之多毒，而郭义恭广志云闽越山蛮啖蚯蚓为馐，岂地与人有不同欤？

‖ **附方** ‖

旧九，新三十四。**伤寒热结**六七日狂乱，见鬼欲走。以大蚓半斤去泥，用人溺煮汁饮。或生绞汁亦可。肘后方。**阳毒结胸**按之极痛，或通而复结，喘促，大躁狂乱。取生地龙四条洗净，研如泥，入生姜汁少许，蜜一匙，薄荷汁少许，新汲水调服。若热炽者，加片脑少许。即与揉心下，片时自然汗出而解。不应，再服一次，神效。伤寒蕴要。**诸疟烦热**太躁。用上方服之甚效。亦治瘴疟。直指。**小便不通**蚯蚓捣烂浸水，滤取浓汁半碗服，立通。斗门。**老人尿闭**白颈蚯蚓、茴香等分杵汁，饮之即愈。朱氏集验方。**小儿尿闭**乃热结也。用大地龙数条去泥，入蜜少许，研傅茎卵。仍烧蚕蜕纸、朱砂、龙脑、麝香同研少许，以麦门冬、灯心煎汤调服。全幼。**小儿急惊**五福丸：用生蚯蚓一条研烂，入五福化毒丹一丸同研，以薄荷汤少许化下。普济方。云：梁国材言扬州进士李彦直家，专货此药，一服千金，以糊十口。梁传其方，亲试屡验，不可不笔于册，以救婴儿。**惊风闷乱**乳香丸：治小儿慢惊风，心神闷乱，烦懊，筋脉拘急，胃虚虫动，反折啼叫。用乳香半钱，胡粉一钱，研匀，以白颈蚯蚓生捏去土，捣烂和丸麻子大。每服七丸至十五丸，葱白煎汤下。普济方。**慢惊虚风**用平正附子去皮脐，生研为末，以白颈蚯蚓于末内滚之，候定，刮蚓上附末，丸黄米大。每服十丸，米饮下。百一方。**急慢惊风**五月五日取蚯蚓，竹刀截作两段，急跳者作一处，慢跳者作一处，各研烂。入朱砂末和作丸，记明急惊用急跳者，慢惊用慢跳者。每服五七丸，薄荷汤下。应验方。**小儿卵肿**用地龙连土为末，津调傅之。钱氏方。**劳复卵肿**或缩入腹，腹中绞痛，身体重，头不能举，小腹急热，拘急欲死。用蚯蚓二十四枚，水一斗，煮取三升，顿服取汗。或以蚯蚓数升，绞汁服之，并良。肘后方。**手足肿痛**欲断。取蚓三升，以水五升，绞汁二升半，服之。肘后。**代指疼痛**蚯蚓杵，傅之。圣惠。**风热头痛**地龙炒研、姜汁半夏饼、赤茯苓等分为末。每服一字至半钱，生姜、荆芥汤下。普济。**头风疼痛**龙珠丸：用五月五日取蚯蚓，和脑、麝杵，丸梧子大。每以一丸纳鼻中，随左右。先涂姜汁在鼻，立愈。总录。**偏正头痛**不可忍者。圣惠龙香散用地龙去土焙、乳香等分为末。每以一字作纸捻，灯上烧烟，以鼻嗅之。澹寮方：加人指甲等分，云徐介翁方也。每服一捻，香炉上慢火烧之，以纸筒引烟入鼻熏之。口噙冷水，有涎吐去。仍以好茶一盏点呷，即愈。**风赤眼痛**地龙十条，炙为末，茶服三钱。圣惠。**风虫牙痛**盐化地龙水，和面纳齿上，又以皂荚去皮，研末涂上，虫即出。又同玄胡索、荜茇末塞耳。普济。**牙齿裂痛**死曲蟺为末，傅之即止。千金翼。**齿缝出血**不止。用地龙末、枯矾各一钱，麝香少许，研匀，擦之。圣惠方。**牙齿动摇**及外物伤动欲落，诸药不效者。干地龙炒、五倍子炒等分为末。先以生姜揩牙，后傅擦之。御药院方。**木舌肿满**不治杀人。蚯蚓一条，以盐化水涂之。良久渐消。圣惠方。**咽喉卒肿**不下食。地龙十四条，捣涂喉外。又以一条，着盐化水，入蜜少许，服之。圣惠方。**喉痹塞口**普济用韭地红小蚯蚓数条，醋擂取食之，即吐出痰血二三碗，神效。圣惠用地龙

威廉环毛蚓 *Pheretima guillelmi* COI 条形码主导单倍型序列：

1 AACACTATAT TTCATTCTAG GTATTTGAGC CGGAATAATT GGAGCTGGAA TAAGATTACT AATCCGAATT GAATTAAGGC
81 AGCCGGGCTC ATTTCTTGGC AGAGATCAAC TATATAATAC AATCGTTACA GCTCATGCTT TTTTAATAAT TTTTTTTCTA
161 GTAATACCAG TATTTATTGG GGGATTTGGA AACTGGCTTC TCCCATTAAT GCTTGGAACA CCAGACATAG CTTTTCCACG
241 ACTCAATAAC ATAAGATTTT GACTTCTACC TCCATCTCTC ATTCTATTAG TGTCTTCTGC TGCTGTAGAG AAGGGGGCCG
321 GAACAGGGTG AACAGTTTAC CCCCCACTTG CTAGAAATAT TGCACATGCG GGACCATCAG TAGACCTGGC GATTTTCTCT
401 TTACACCTTG CTGGTGCATC CTCAATTCTA GGGGCTATTA ACTTTATTAC CACAGTAATT AATATGCGAT GATCCGGGCT
481 ACGACTAGAA CGAATTCCAT TATTCGTATG AGCAGTGGTA ATCACCGTAG TACTTCTCCT ACTATCCCTT CCAGTACTTG
561 CTGGGGCCAT TACAATACTA TTAACAGACC GTAATCTCAA TACCTCCTTC TTTGACCCCG CTGGCGGGGG AGACCCTATT
641 TTATATCAAC ACCTATTC

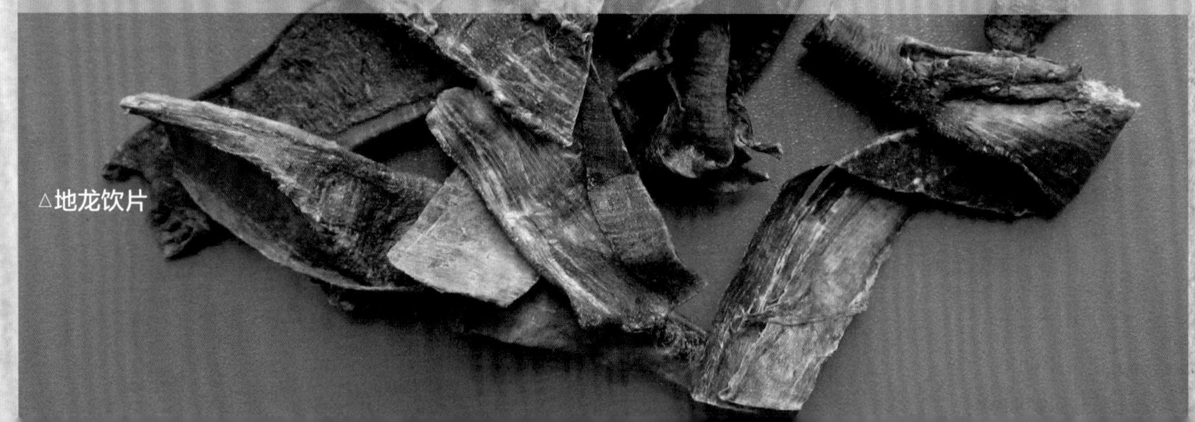
△地龙饮片

栉盲环毛蚓 *Pheretima pectinifera* COI 条形码主导单倍型序列：

```
1   AACACTATAC TTCATTTTAG GAATTTGAGC TGGAATAATT GGAGCAGGTA TAAGACTCCT TATTCGAATT GAACTAAGAC
81  AACCGGGCTC ATTCCTGGGC AGAGATCAAC TATATAACAC AATTGTCACT GCTCATGCAT TCTTAATAAT TTTCTTTCTA
161 GTTATACCAG TATTCATTGG AGGATTTGGA AATTGACTTC TTCCTCTAAT ACTCGGAACG CCAGATATAG CATTCCCACG
241 ACTTAATAAT ATAAGATTTT GACTTTTACC ACCCTCTCTA ATTCTATTAG TATCTTCTGC CGCTGTGGAG AAAGGAGCAG
321 GAACCGGATG AACAGTATAT CCACCCCTAG CAAGAAATAT TGCGCATGCT GGACCATCTG TGGACCTCGC AATTTTTTCC
401 CTTCACTTAG CGGGGGCATC ATCTATCCTT GGAGCTATCA ACTTTATTAC CACAGTAATT AATATACGTT GATCAGGTCT
481 ACGACTAGAA CGAATTCCAC TATTTGTATG AGCAGTAGTA ATTACTGTAG TCCTACTACT TCTATCCCTA CCAGTACTCG
561 CGGGGGCTAT TACAATACTT CTAACAGATC GAAACCTAAA TACATCTTTC TTCGACCCAG CCGGTGGAGG AGATCCAATT
641 CTATATCAAC ATCTATTC
```

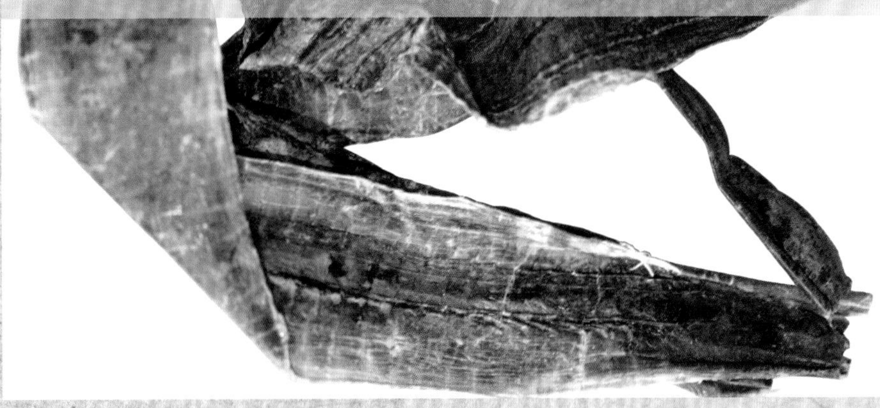

△地龙药材

一条研烂，以鸡子白搅和，灌入即通。**鼻中息肉**地龙炒一分，牙皂一挺，为末。蜜调涂之，清水滴尽即除。圣惠。**耳卒聋闭**蚯蚓入盐，安葱内，化水点之，立效。胜金。**聤耳出脓**生地龙、釜上墨、生猪脂等分，研匀，葱汁和，捻作挺子，绵裹塞之。圣惠方用地龙为末，吹之。**耳中耵聍**干结不出。用白蚯蚓入葱叶中化为水，滴耳令满。不过数度，即易挑出。**蚰蜒入耳**地龙为末，入葱内，化水点入，则蚰蜒亦化为水。圣惠方。**白秃头疮**干地龙为末，入轻粉，麻油调搽。普济方。**瘰疬溃烂**流串者。用荆芥根下段，煎汤温洗，良久着疮破紫黑处，以针刺去血，再洗三四次。用韭菜地上蚯蚓一把，五更时收取，炭火上烧红为末。每一匙，入乳香、没药、轻粉各半钱，穿山甲九片，炙为末，油调傅之，如神。此武进朱守仁所传有验方。保命集。**龙缠疮毒**水缸底蚯蚓一条，连泥捣傅，即愈。**蜘蛛咬疮**遍身皆有。以葱一枚去尖头，将蚯蚓入叶中，紧捏两头，勿令泄气，频摇动，即化为水，以点咬处，甚效。谭氏小儿方。**阳证脱肛**以荆芥、生姜煎汤洗之，用地龙蟠如钱样者去土一两，朴消二钱，为末，油调傅之。全幼心鉴。**中蛊下血**如烂肝者。以蚯蚓十四枚，苦酒三升渍至蚓死，服水。已死者皆可活。肘后方。**疠风痛痒**白颈蚯蚓去土，以枣肉同捣，丸梧子大。每美酒下六十丸。忌姜、蒜。活人心统。**对口毒疮**已溃出脓。取韭地蚯蚓捣细，凉水调傅，日换三四次。扶寿精方。**耳聋气闭**蚯蚓、川芎䓖各两半，为末。每服二钱，麦门冬汤下。服后低头伏睡。一夜一服，三夜立效。圣济总录。**口舌糜疮**地龙、吴茱萸研末，醋调生面和，涂足心，立效。摘玄方。

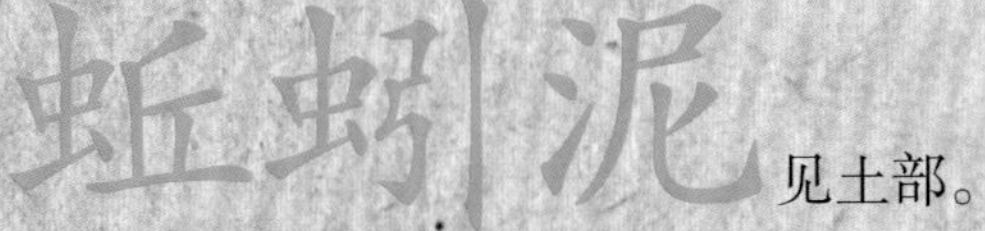

蚯蚓泥 见土部。

‖ 基原 ‖

据《纲目图鉴》等综合分析考证，本品为巴蜗牛科动物同型巴蜗牛 *Bradybaena similaris* (Ferussde)。分布于河北、内蒙古、山西、江苏、浙江、山东等地。《动物药志》《中华本草》《大辞典》认为还包括巴蜗牛科动物灰巴蜗牛 *B. ravida* (Benson)、条华蜗牛 *Cathaica fasciola* (Draparnaud) 等同科近缘种；灰巴蜗牛分布于黑龙江、吉林、河南、四川、湖南等地，条华蜗牛分布于吉林、甘肃、河北、陕西、四川等地。

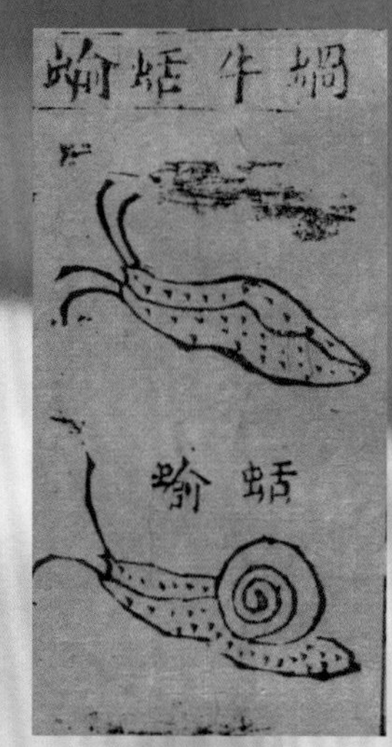

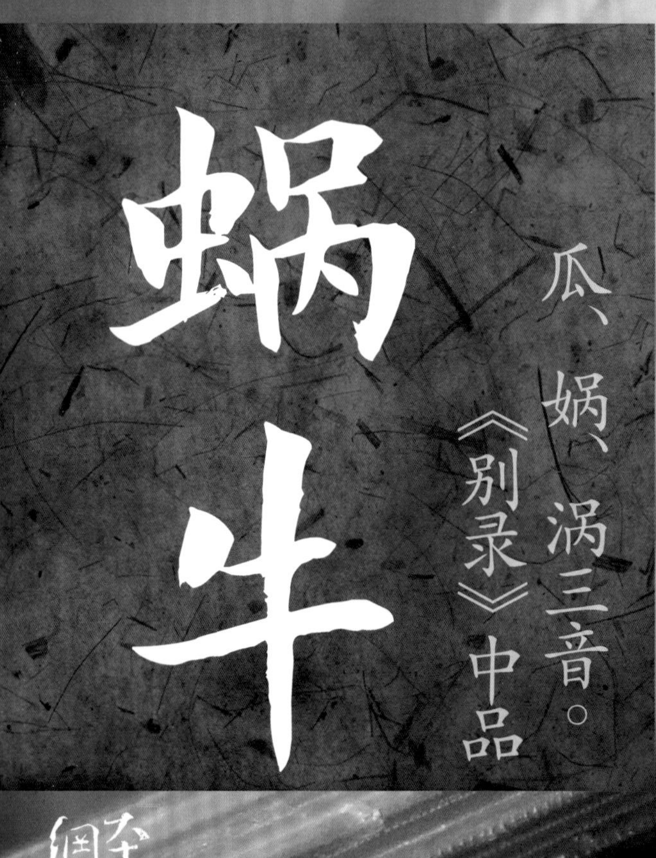

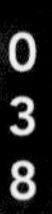

▷同型巴蜗牛（*Bradybaena similaris*）

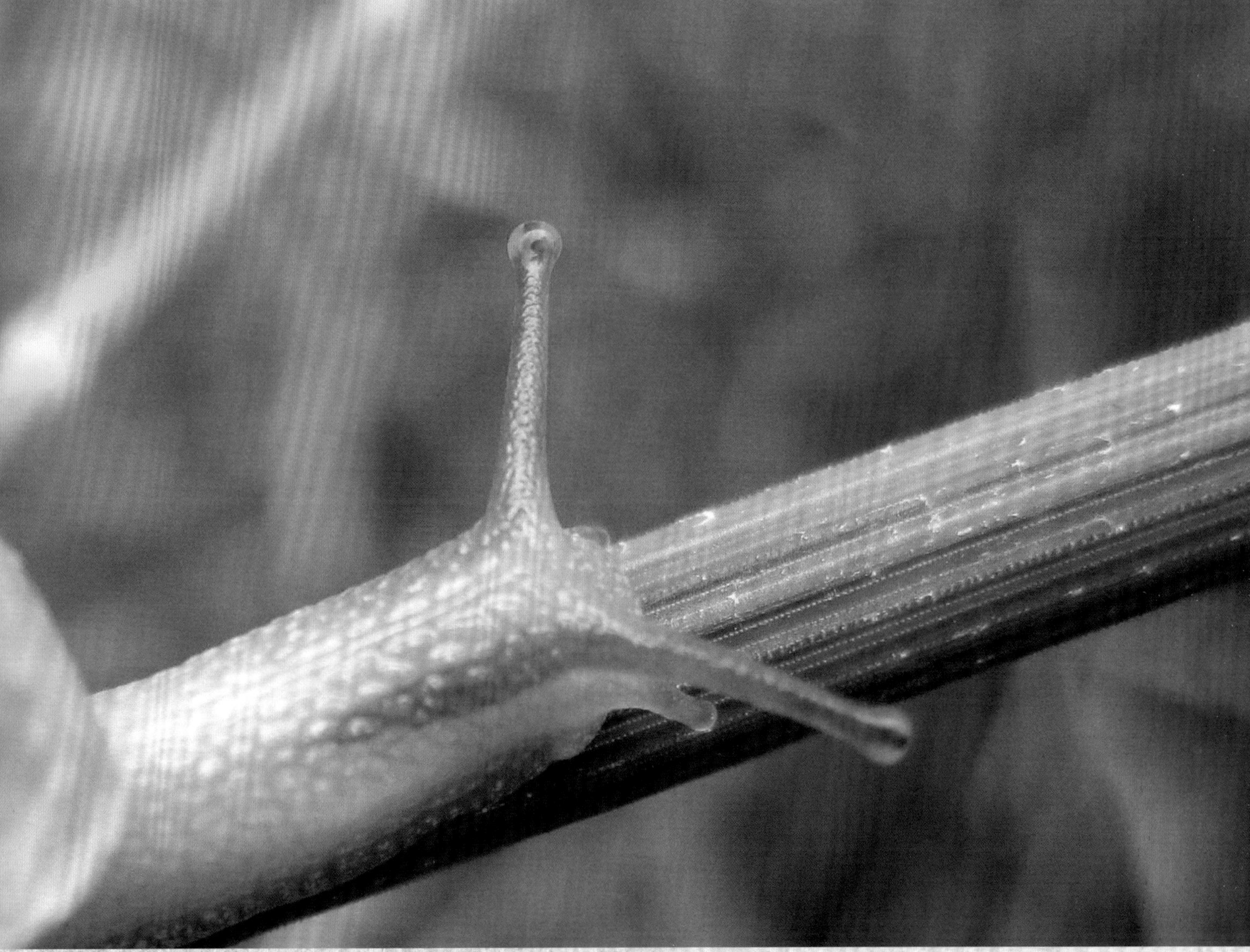

‖ **释名** ‖

蠡牛蠡音螺。药性。**蚹蠃**尔雅。音附螺。**螔蝓**尔雅。音移俞。**山蜗**弘景**蜗螺**山海经作倮累。**蜒蚰蠃**俗名**土牛儿。**[弘景曰] 蜗牛，山蜗也。形似瓜字，有角如牛，故名。庄子所谓战于蜗角是矣。[时珍曰] 其头偏戾如咼，其形盘旋如涡，故有娲、涡三者，不独如瓜字而已。其行延引，故曰蜒蚰。尔雅谓之蚹蠃。孙炎注云：以其负蠃壳而行，故名蚹蠃。

‖ **集解** ‖

[弘景曰] 蜗牛生山中及人家。头形如蛞蝓，但背负壳耳。[大明曰] 此即负壳蜒蚰也。[保升曰] 蜗牛生池泽草树间。形似小螺，白色。头有四黑角，行则头出。惊则首尾俱缩入壳中。[颂曰] 凡用蜗牛，以形圆而大者为胜。久雨乍晴，竹林池沼间多有之。其城墙阴处，一种扁而小者，无力，不堪用。[时珍曰] 蜗身有涎，能制蜈、蝎。夏热则自悬叶下，往往升高，涎枯则自死也。

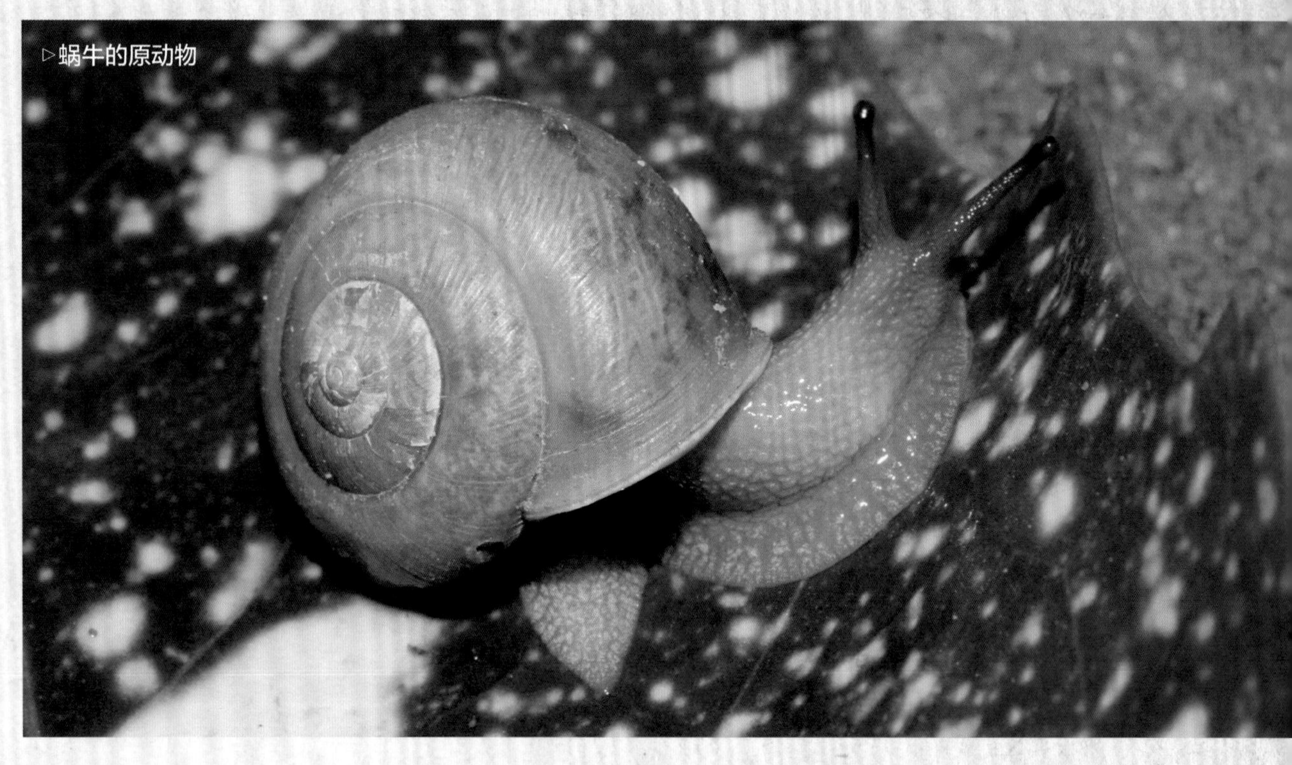
▷蜗牛的原动物

蜗牛

‖**气味**‖

咸，寒，有小毒。畏盐。

‖**主治**‖

贼风㖞僻，踠跌，大肠脱肛，筋急及惊痫。别录。**生研汁饮，止消渴。**甄权。**治小儿脐风撮口，利小便，消喉痹，止鼻衄，通耳聋，治诸肿毒痔漏，制蜈蚣、蝎虿毒，研烂涂之。**时珍。

‖**发明**‖

[颂曰] 入婴孩药最胜。[时珍曰] 蜗牛所主诸病，大抵取其解热消毒之功耳。

‖**附方**‖

旧三，新十九。**小便不通**蜗牛捣贴脐下，以手摩之。加麝香少许更妙。简易。**大肠脱肛**圣惠：治大肠久积虚冷，每因大便脱肛。用蜗牛一两烧灰，猪脂和傅，立缩。又治上证及痢后脱肛。用干蜗牛一百枚，炒研。每用一钱，以飞过赤汁磁石末五钱，水一盏，煎半盏调服。日三。**痔疮肿痛**丹溪：用蜗牛浸油涂之，或烧研傅之。济生用蜗牛一枚，入麝香少许在内，碗盛，次日取水涂之。**发背初起**活蜗牛二百个，以新汲水一盏，汤瓶中封一夜，取涎水，入真蛤粉旋调，扫傅疮上。日十余度，热痛止则疮便愈。集验方。**瘰疬未溃**连壳蜗牛七个，丁香七粒，同烧研，纸花贴之。危氏。**瘰疬已溃**蜗牛烧研，轻粉少许，用猪脊髓调，傅之。危氏方。**喉痹肿塞**用蜗牛绵裹，水浸含咽，须臾立通。又用蜗牛七枚，白梅肉三枚，研烂，绵裹含咽，立效。**喉风肿痛**端午日午时，取蜒蚰十余条，同盐三四个，小瓶内封固，俟化成水，收水点之。唐氏。**喉塞口噤**蜒蚰炙二七枚，白梅肉炒二七枚，白矾半生半烧二钱，研为末。每水调半钱服，得吐立通。圣惠方。**耳腮痄肿**及喉下诸肿。用蜗牛同面研，傅之。**面上毒疮**初起者。急寻水蜒蚰一二条，用酱少许共捣，涂纸上贴之，即退。纸上留一小孔出气。此乃凌汉章秘传极效方也。谈野翁试验方。**赤白翳膜**生蜗牛一枚，捣丹砂末于内。火上炙沸，以绵染汁傅眦中，日二。圣惠方。**鼻血不止**蜗牛焙干一枚，乌贼骨半钱，研末吹之。圣济总录。**撮口脐风**乃胎热也。用蜗牛五枚去壳，研汁涂口，取效乃止。又方：用蜗牛十枚，去壳研烂，入莳萝末半分研匀，涂之，取效甚良。**滴耳聋闭**蜗牛膏用蜗牛一两，石胆、钟乳粉各二钱半，为末，瓷盒盛之，火煅赤，研末，入片脑一字。每以油调一字，滴入耳中。无不愈者。并圣惠方。**蚰蜒入耳**蜗牛椎烂，置于耳边，即出也。瑞竹堂方。**染须方**用蜒蚰四十条，以京墨水养之三日，埋马屎中一月取出，以白丝头试之，如即黑到尾，再入马屎中埋七日，再取试之，性缓乃以撚须。庶不致黑皮肤也。普济方。**消渴引饮**不止。崔元亮海上方用蜗牛十四枚形圆而大者，以水三合，密器浸一宿。取水饮之，不过三剂愈。圣惠用蜗牛焙半两，蛤粉、龙胆草、桑根白皮炒各二钱半，研末。每服一钱，楮叶汤下。

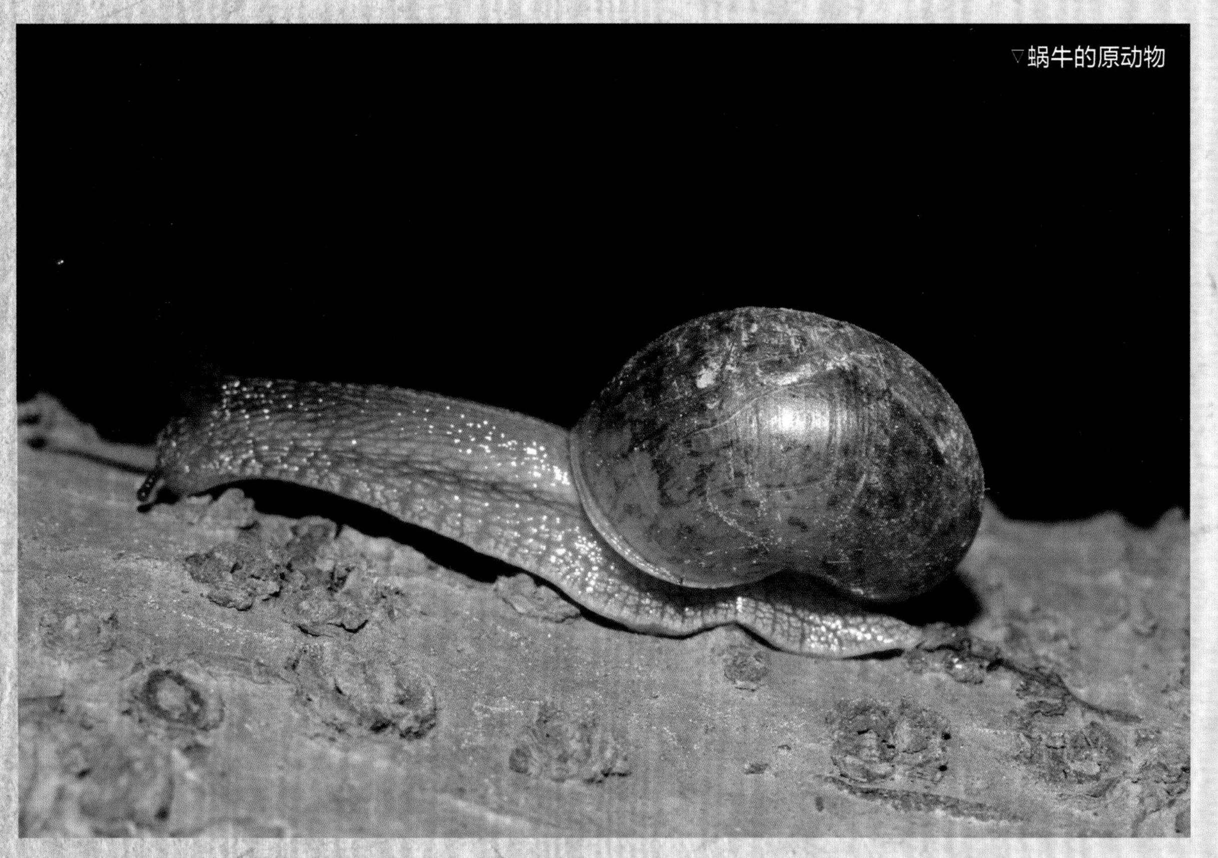
▽蜗牛的原动物

蜗壳

‖ **主治** ‖

一切痔疾。颂。**牙䘌，面上赤疮，鼻上酒皶，久利下脱肛。**时珍。

‖ **附方** ‖

旧二，新一。**一切痔疾**用自死蜗壳七枚，皮薄色黄白者，洗净，不得少有尘滓，日干，内酥蜜于壳中。以瓷盏盛之，纸糊盏面，置炊饭上蒸之。下馈时，即坐甑中，仍装饭又蒸，饭熟取出，研如水淀。渐渐与吃，一日令尽，取效止。韦丹方。**牙䘌作痛**蜗牛壳三十枚，烧研。日日揩之。良。圣惠。**大肠脱肛**蜗牛壳去土研末，羊脂熔化调涂，送入即愈。李延寿方。

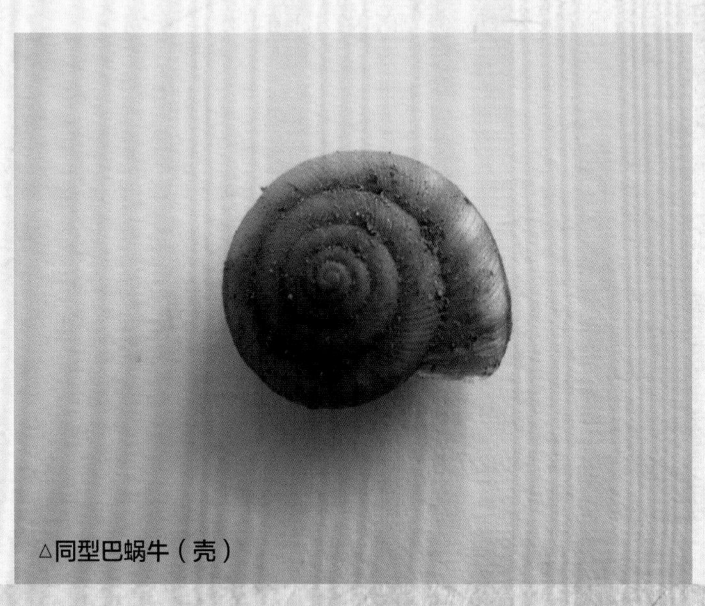

△同型巴蜗牛（壳）

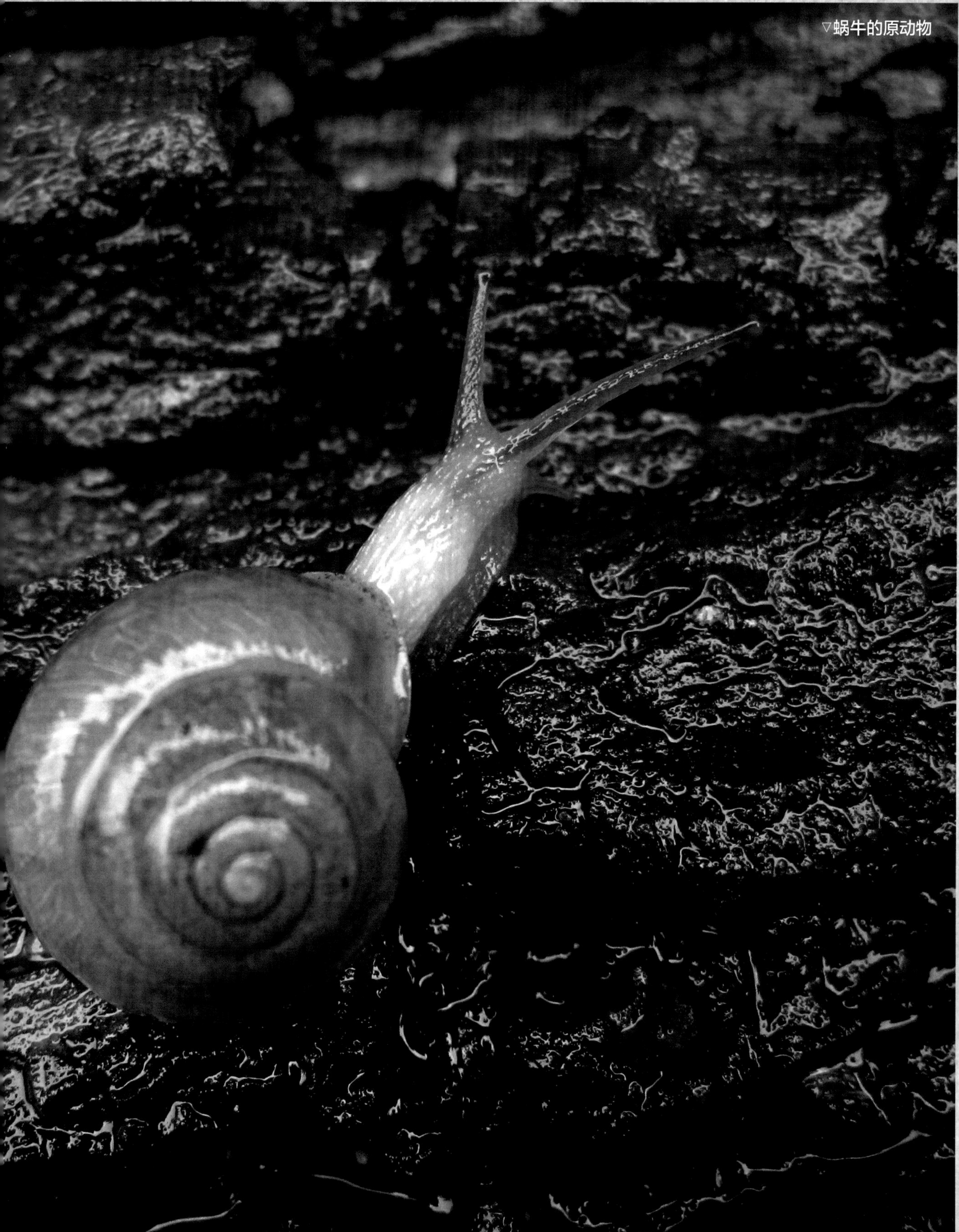

▽蜗牛的原动物

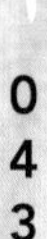

‖ 基原 ‖

据《纲目图鉴》《纲目彩图》等综合分析考证，本品为蛞蝓科动物黄蛞蝓 *Limax flavus* Linnaeus 的全体。分布于黑龙江、吉林、新疆、江苏、浙江等地。《动物药志》认为还包括蛞蝓科动物野蛞蝓 *Agriolimax agrestis* (Linnaeus) 和嗜黏液蛞蝓科动物双线嗜黏液蛞蝓 *Philomycus bilineatus* (Benson) 等，均分布于全国大部分地区；另外皱纹嗜黏液蛞蝓 *P. rugulosus* Chen et Gao 也可药用。

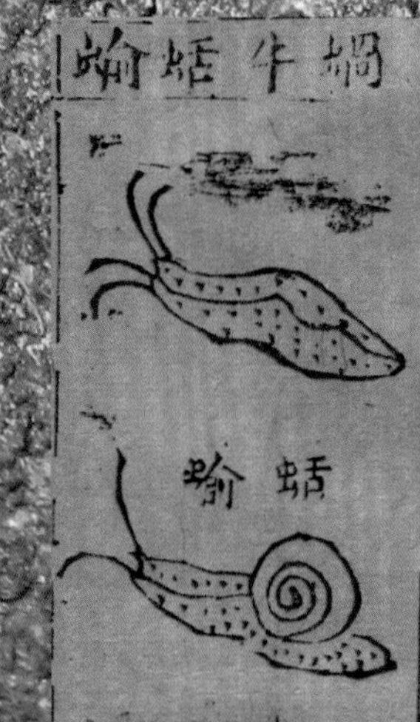

蛞蝓

音阔俞《本经》中品

‖ 释名 ‖

陵蠡音螺。本经。**附蜗**别录**土蜗**同**托胎虫**俗**鼻涕虫**俗**蜒蚰螺**详下文。

‖ 集解 ‖

[别录曰] 蛞蝓生太山池泽及阴地沙石垣下。八月取之。[弘景曰] 蛞蝓无壳，不应有蜗名。附蜗，取蜗牛也。岂以其头形似蜗牛，故亦名蜗欤？[保升曰] 蛞蝓即蜗牛也，而别录复有蜗牛一条。虽数字不同，而主疗无别，是后人误出。正如草部有鸡肠，而复出繁缕也。按尔雅云：蚹蠃，螔蝓。郭注云：蜗牛也。玉篇亦云：螔蝓，蜗牛也。此则一物明矣。形似小螺，白色，生池泽草树间。头有四角，行则角出，惊之则缩，首尾俱能藏入壳中。苏恭以蛞蝓为无壳蜗牛，非矣。今本经一名陵蠡，别录又有土蜗之名。蜗蠡皆螺壳之属，不应无壳也。今下湿处有一种虫，大于蜗牛，无壳而有角者，云是蜗牛之老者也。[宗奭曰] 蛞蝓、蜗牛，二物也。蛞蝓

▷黄蛞蝓（*Limax flavus*）

二角，身肉止一段。蜗牛四角，背上别有肉，以负壳行。若为一物，经中焉得分为二条？蜀本又谓蛞蝓为蜗牛之老者，甚无谓也。[时珍曰] 按尔雅无蛞蝓，止云：蚹蠃，螔蝓。郭注云：蜗牛也。别录无螔蝓，止云蛞蝓一名附蜗，据此，则螔蝓是蚹蠃，蛞蝓是附蜗。盖一类二种，如蛤蟆与蛙。故其主治功用相似，而皆制蜈、蝎；名谓称呼相通，而俱曰蜗与蜒蚰螺也。或以为一物，或以为二物者，皆失深考。惟许慎说文云：蚹蠃背负壳者曰蜗牛，无壳者曰蛞蝓。一言决矣。

‖ **正误** ‖

[弘景曰] 蛞蝓入三十六禽限，又是四种角虫之类，营室星之精。方家无复用者。[恭曰] 陶说误矣。三十六禽亥上有壁水貐，乃豪猪，毛如猬簪。山海经云：貐，彘身人面，音如婴儿。尔雅云：猰貐类貙，迅走食人。三者并非蛞蝓。蛞蝓乃无壳蜗蠡也。

‖ **气味** ‖

咸，寒，无毒。

‖ **主治** ‖

贼风㖞僻，轶筋及脱肛，惊痫挛缩。本经。㖞，苦乖切，口戾也。轶音跌，车转也。**蜈蚣、蝎毒。**衍义。**肿毒焮热，热疮肿痛。**时珍。

‖ **发明** ‖

[宗奭曰] 蜈蚣畏蛞蝓，不过所行之路，触其身即死，故人取以治蜈蚣毒。[时珍曰] 按蔡绦铁围山丛话云：峤南地多蜈蚣，大者二三尺，螫人觅死不得，惟见托胎虫则局促不行。虫乃登其首，陷其脑而死。故人以此虫生捣涂蜈蚣伤，立时疼痛止也。又大全良方云：痔热肿痛者，用大蛞蝓一个研泥，入龙脑一字，燕脂坯子半钱，同傅之。先以石薜煮水熏洗尤妙。五羊大帅赵尚书夫人病此，止以蛞蝓京墨研涂亦妙。大抵与蜗牛同功。

‖ **附方** ‖

新一。**脚胫烂疮**臭秽不可近。用蜒蚰十条，瓦焙研末，油调傅之，立效。救急方。

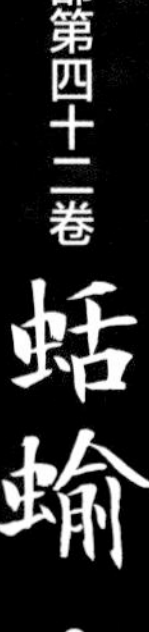

‖ **基原** ‖

据《纲目图鉴》《纲目彩图》《中华本草》等综合分析考证，本品为琥珀螺科琥珀螺属动物赤琥珀螺 *Succinea erythrophana* Ancey 等。分布于陕西、山西、河北、新疆、湖北等地。

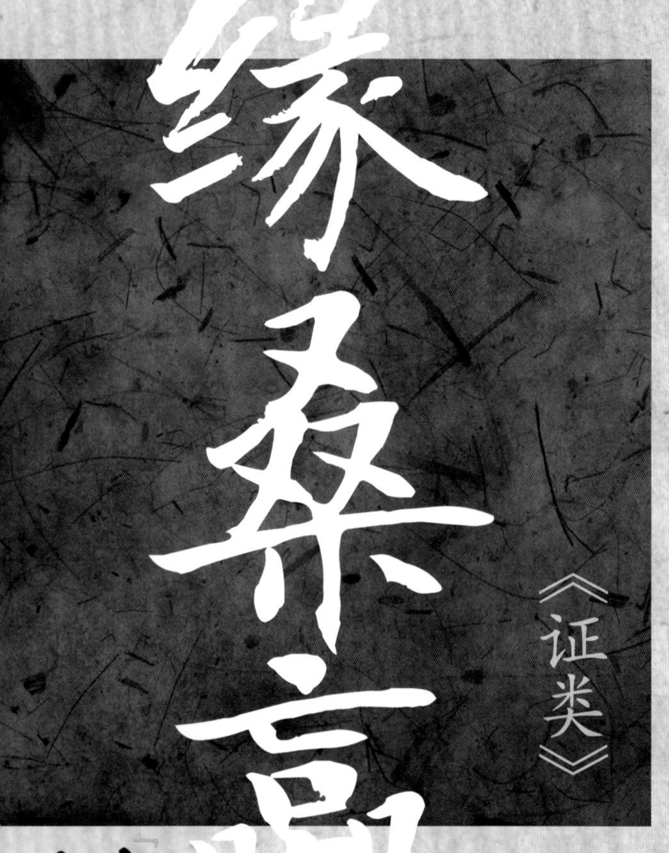

缘桑蠃《证类》

‖ **释名** ‖

桑牛　天螺纲目。

‖ **集解** ‖

[慎微曰] 此蠃全似蜗牛，黄色而小，雨后好援桑叶。[时珍曰] 此蠃诸木上皆有，独取桑上者，正如桑螵蛸之意。

‖ **气味** ‖

缺。

‖ **主治** ‖

大肠脱肛，烧研和猪脂涂之，立缩。慎微。出范汪方。**治小儿惊风，用七枚焙研，米饮服。**时珍。出宫气方。

‖ **发明** ‖

[震亨曰] 小儿惊风，以蜜丸通圣散服之，间以桑树上牛儿阴干，焙研为末服之，以平其风。[时珍曰] 桑牛、蜗牛、蛞蝓三物，皆一类而形略殊，故其性味功用皆相仿佛。而桑牛治惊，又与僵蚕，螵蛸同功。皆食桑者，其气能入肝平风也。

‖ **基原** ‖

《纲目图鉴》认为本品可能为负子蝽科（*Belostomatidae*）的一种。

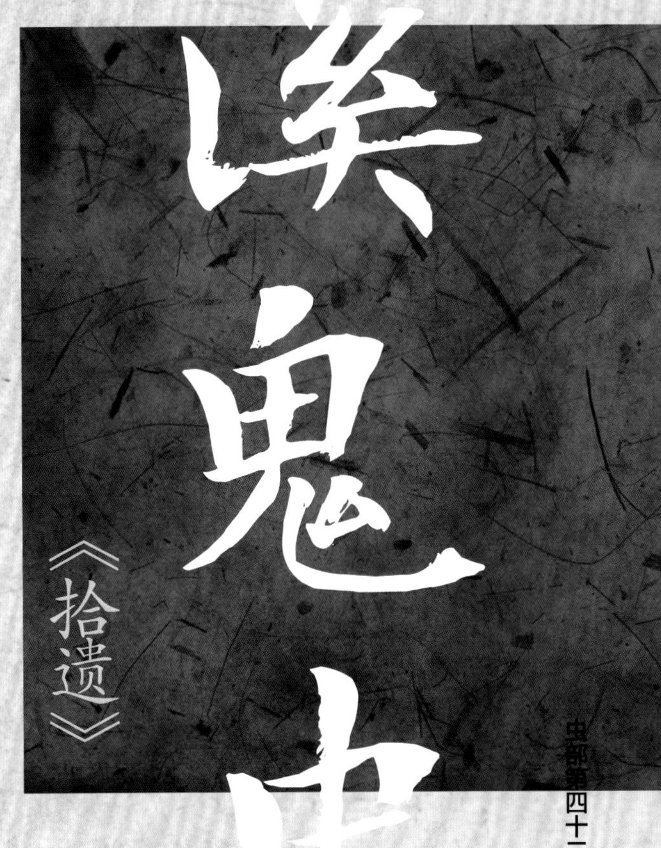

‖ **释名** ‖

射工拾遗**射影**诗疏**水弩**同**抱枪**杂俎**含沙**诗注**短狐**广雅**水狐**玄中记**蜮**音或。[时珍曰] 此虫足角如弩，以气为矢，因水势含沙以射人影或成病，故有射弩诸名。酉阳杂俎谓之抱枪。云：形如蛣蜣，腹下有刺似枪，螫人有毒也。玄中记云：视其形，虫也；见其气，鬼也。其头、喙如狐也。五行传云：南方淫惑之气所生，故谓之蜮。诗云：如鬼如蜮，则不可得。即此物也。

‖ **集解** ‖

[藏器曰] 射工出南方有溪毒处山林间。大如鸡子，形似蛣蜣，头有一角长寸余，角上有四歧，黑甲下有翅能飞。六七月取之。沙气多，短狐则生。鸀鳿、鸂鶒之属治之。[慎微曰] 玄中记云：水狐虫长三四寸，其色黑，广寸许，背上有甲，厚三分。其口有角，向前如弩，以气射人，去二三步即中人，十死六七也。博物志云：射工，江南山溪水中甲虫也。长一二寸，口有弩形，以气射人影，令人发疮，不治杀人。周礼：壶涿氏掌除水虫，以炮土之鼓驱之，以焚石投之。即此物也。[时珍曰] 射工长二三寸，广寸许，形扁，前阔后狭，颇似蝉状，故抱朴子言其状如鸣蜩也。腹软背硬，如鳖负甲，黑色，故陆玑言其形如鳖也。六七月甲下有翅能飞，作铋铋声。阔头尖喙，有二骨眼。其头目丑黑如狐

如鬼，喙头有尖角如爪，长一二分。有六足如蟹足：二足在喙下，大而一爪；四足在腹下，小而歧爪。或时双屈前足，抱拱其喙，正如横弩上矢之状。冬则蛰于谷间，所居之处，大雪不积，气起如蒸。掘下一尺可得，阴干留用。蟾蜍、鸳鸯能食之，鹅、鸭能辟之。故禽经云：鹅飞则蜮沉。又有水虎，亦水狐之类。有鬼弹，乃溪毒之类。葛洪所谓溪毒似射工而无物者，皆此属也。并附之。

角

‖**主治**‖

带之辟溪毒。藏器。**阴干为末佩之，亦辟射工毒。**时珍。出抱朴子。

‖**发明**‖

[时珍曰] 按葛洪肘后方云：溪毒中人，一名中水，一名中溪，一名水病，似射工而无物。春月多病之，头痛恶寒，状如伤寒。二三日则腹中生虫，食人下部，渐蚀五脏，注下不禁，虽良医不能疗也。初得则下部若有疮，正赤如截肉，为阳毒，最急；若疮如虫啮，为阴毒，小缓。皆杀人，不过二十日。方家用药，与伤寒、温病相似，或以小蒜煮汤浴之，及诸药方。又云：江南射工毒虫，在山间水中。人行或浴，则此虫含沙射人形影则病。有四种，初得皆如伤寒，或似中恶，一种遍身有黑黡子，四边悉赤，犯之如刺；一种作疮，久即穿陷；一种突起如石；一种如火灼熛疮也。疗之并有方法。王充论衡云：短狐含太阳毒气而生，故有弓矢射人，中人如火灼也。

‖**附录**‖

水虎 [时珍曰] 襄沔记云：中庐县有涑水，注沔。中有物，如三四岁小儿，甲如鲮鲤，射不能入。秋曝沙上，膝头似虎，掌爪常没水，出膝示人。小儿弄之，便咬人。人生得者，摘其鼻，可小小使之。名曰水虎。**鬼弹**又按南中志云：永昌郡有禁水，惟十一二月可渡，余月则杀人。其气有恶物作声，不见其形，中人则青烂，名曰鬼弹。

‖ **基原** ‖

《纲目图鉴》认为本品为疥螨科动物疥螨 *Sarcoptes scabiei* Latr.。寄生于多种哺乳动物体上，广布于世界各地。

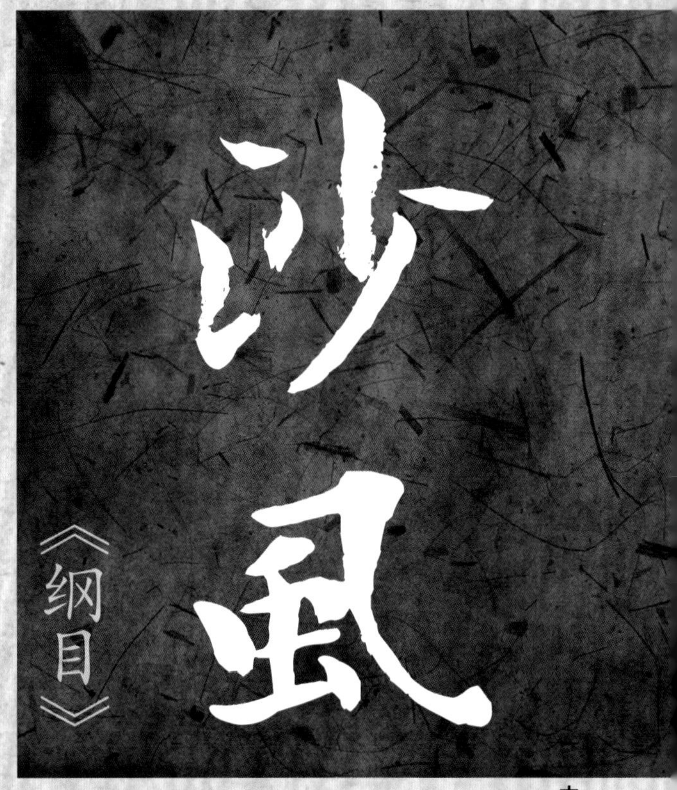

‖ **释名** ‖

蝈螯音梗旋。广雅。**蓬活**万毕术**地脾**同上。

‖ **集解** ‖

[时珍曰] 按郭义恭广志云：沙虱在水中，色赤，大不过虮，入人皮中杀人。葛洪抱朴子云：沙虱，水陆皆有之。雨后及晨暮践沙，必着人，如毛发刺人，便入皮里。可以针挑取之，正赤如丹。不挑，入肉能杀人。凡遇有此虫处，行还，以火炙身，则虫随火去也。又肘后方云：山水间多沙虱，甚细，略不可见。人入水中，及阴雨日行草中，此虫多着人，钻入皮里，令人皮上如芒针刺，赤如黍豆。刺三日之后，寒热发疮。虫渐入骨，则杀人。岭南人初有此，以茅叶或竹叶挑刮去之，仍涂苦苣汁；已深者，针挑取虫子，正如疥虫也。愚按溪毒、射工毒、沙虱毒，三者相近，俱似伤寒，故有挑沙、刮沙之法。今俗病风寒者，皆以麻及桃柳枝刮其遍身，亦曰刮沙，盖始于刮沙病也。沙病亦曰水沙、水伤寒，初起如伤寒，头痛、壮热、呕恶，手足指末微厥，或腹痛闷乱，须臾杀人者，谓之搅肠沙也。

‖ **附录** ‖

沙虫 [时珍曰] 按录异记云：潭、袁、处、吉等州有沙虫，即毒蛇鳞甲中虫。蛇被苦，每入急水中碾出。人中其毒，三日即死。此亦沙虱之类也。

‖ **基原** ‖

据《纲目图鉴》《动物药志》《中华本草》等综合分析考证，本品为水黾科动物水黾 *Rhagadotarsus kraepelini* Breddin。分布于台湾、广东、海南、广西等地。

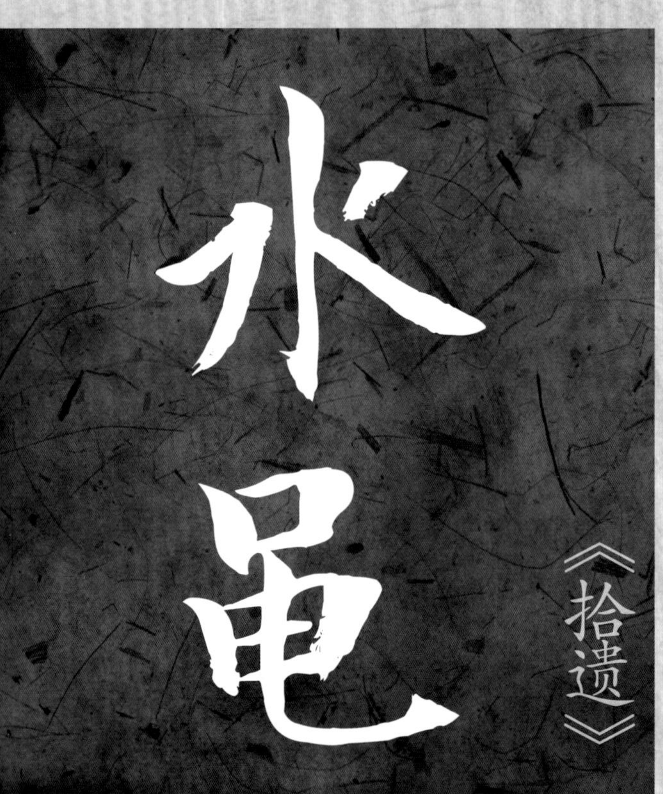

‖ **释名** ‖

水马拾遗。

‖ **集解** ‖

[藏器曰] 水黾群游水上，水涸即飞。长寸许，四脚，非海马之水马也。[时珍曰] 水虫甚多，此类亦有数种。今有一种水爬虫，扁身大腹而背硬者，即此也。水爬，水马之讹耳。一种水虿，长身如蝎，能变蜻蜓。

‖ **气味** ‖

有毒。

‖ **主治** ‖

令人不渴，杀鸡犬。藏器。

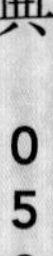

‖ **基原** ‖

据《纲目彩图》《动物药志》《大辞典》《中华本草》等综合分析考证，本品为豉虫科动物豉虫 *Gyrinus curtus* Motsch. 的全虫。分布于我国南方各地。

‖ **释名** ‖

豉母虫。

‖ **集解** ‖

[时珍曰] 陈藏器拾遗有豉虫，而不言出处形状。按葛洪肘后方云：江南有射工虫，在溪涧中射人影成病，或如伤寒，或似中恶，或口不能语，或恶寒热，四肢拘急，身体有疮。取水上浮走豉母虫一枚，口中含之便瘥，已死亦活。此虫正黑，如大豆，浮游水上也。今有水虫，大如豆而光黑，即此矣。名豉母者，亦象豆形也。

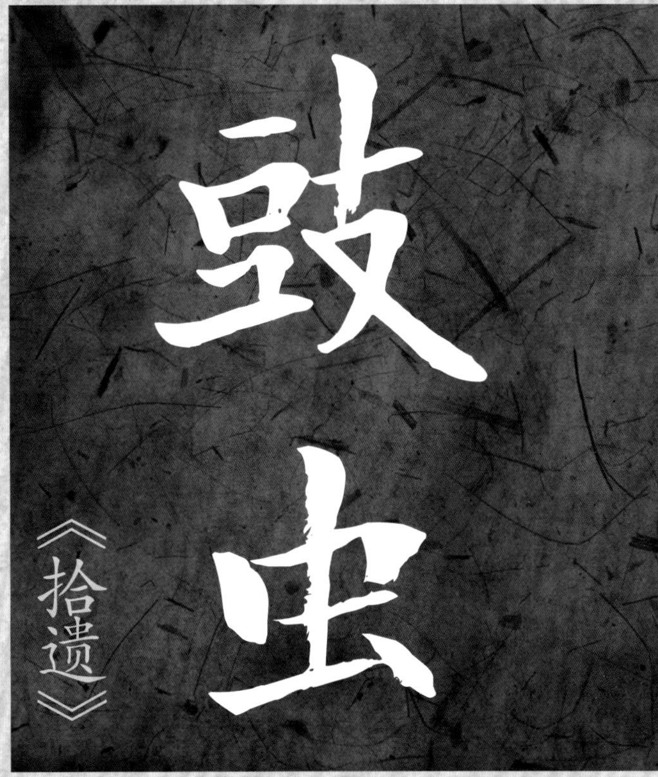

‖ **气味** ‖

有毒。

‖ **主治** ‖

杀禽兽，蚀息肉，傅恶疮。藏器。**白梅裹含之，除射工毒。**时珍。

‖ **基原** ‖

据《中华本草》《汇编》等综合分析考证，本品为蚁蛉科昆虫黄足蚁蛉 *Hagenomyia micans* (Mclachlan) 的幼虫，现称“地牯牛”。分布于广东、广西、福建、台湾等地。《动物药志》《纲目彩图》《纲目图鉴》认为还包括蚁蛉科昆虫蚁狮 *Myrmeleon formicarius* L.、中华动蚁蛉 *Euroleon sinicus* (Navas) 和东方巨齿蛉 *Acanthacorydalis orientalis* (Mclachlan) 等。

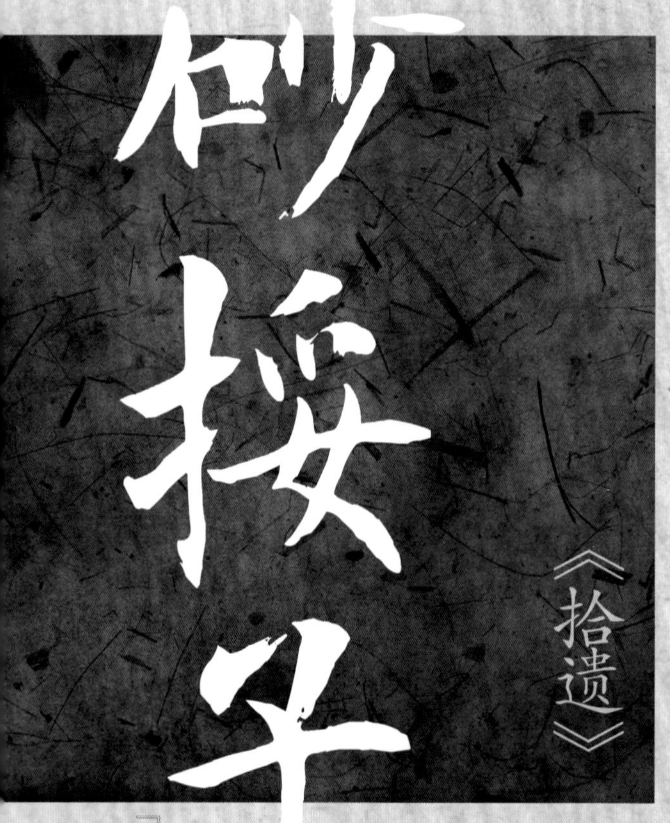

砂挼子《拾遗》

‖ **释名** ‖

倒行狗子拾遗**睡虫**同上。

‖ **集解** ‖

[藏器曰] 是处有之。生砂石中，作旋孔。大如大豆，背有刺，能倒行。性好睡，亦呼为睡虫。

‖ **气味** ‖

有毒。

‖ **主治** ‖

生取置枕中，令夫妇相好。合射罔用，能杀飞禽走兽。藏器。

‖ **基原** ‖

《纲目图鉴》认为本品为蛔虫科动物人蛔虫 *Ascaris lumbricoides* Linnaeus。

‖ **释名** ‖

蛕音回。俗作蛔，并与蚘同。**人龙**纲目。

‖ **集解** ‖

[时珍曰] 蛔，人腹中长虫也。按巢元方病源云：人腹有九虫：伏虫长四分，群虫之主也；蛔虫长五六寸至一尺，发则心腹作痛，去来上下，口喜吐涎及清水，贯伤心则死；白虫长一寸，色白头小，生育转多，令人精气损弱，腰脚疼，长一尺，亦能杀人；肉虫状如烂杏，令人烦闷。肺虫状如蚕，令人咳嗽，成劳杀人；胃虫状如蛤蟆，令人呕逆喜哕；弱虫又名鬲虫，状如瓜瓣，令人多唾；赤虫状如生肉，动作腹鸣；蛲虫至微，形如菜虫，居胴肠中，令人生痈疽、疥癣、㾦疠、痔瘘、疳䘌、龋齿诸病。诸虫皆依肠胃之间，若人脏腑气实，则不为害；虚则侵蚀，变生诸疾也。又有尸虫，与人俱生，为人大害。其状如犬、马尾、或如薄筋，依脾而居，三寸许，有头尾。凡服补药，必须先去此虫，否则不得药力。凡一切癥瘕，久皆成虫。紫庭真人云：九虫之中，六虫传变为劳瘵，而胃、蛔、寸白三虫不传。其虫传变，或如婴儿，如鬼形，如蛤蟆，如守宫，如蜈蚣，如蝼蚁，如蛇如鳖，如猬如鼠，如蝠如虾，如猪肝，如血汁，如乱发、乱丝等状。凡虫在腹，上旬头向上，中旬向中，下旬向下。服药须于月初四五日五更时，则易效也。张子和云：巢氏之衍九虫详矣，然虫之变不可胜

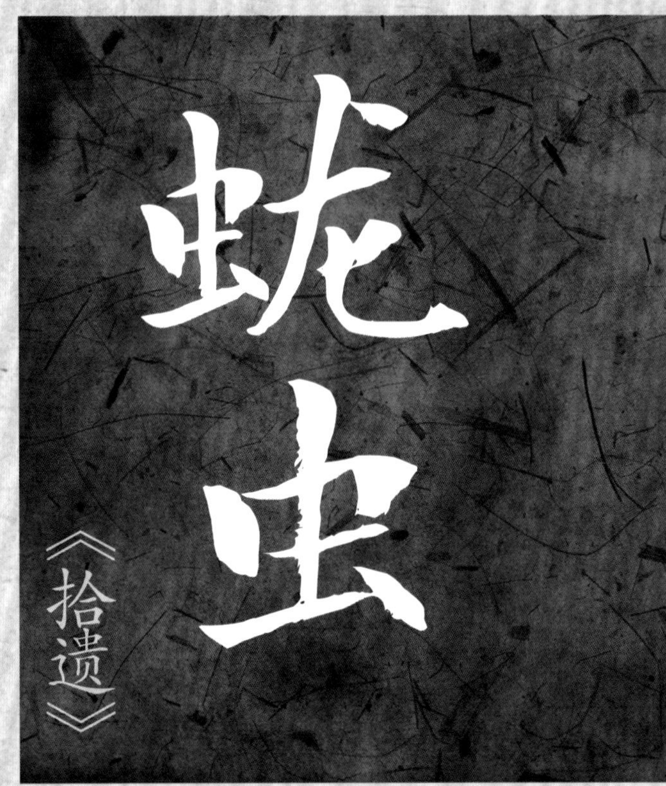

穷，要之皆以湿热为主。虫得木气乃生，得雨气乃化，岂非风木主热，雨泽主湿耶？故五行之中皆有虫。诸木有蠹，诸果有蠹，诸菽有蚄，五谷有螟、螣、蝥、蠈，麦朽蛾飞，栗破虫出，草腐萤化，皆木之虫也。烈火有鼠，烂灰生蝇，皆火之虫也。穴蚁、墙蝎，田蝼、石蜴，皆土之虫也。蝌斗、马蛭，鱼、鳖、蛟、龙，皆水之虫也。昔有冶工破一釜，见其断处臼中，有一虫如米虫，色正赤，此则金中亦有虫也。

‖ **气味** ‖

大寒。

‖ **主治** ‖

目中肤赤热痛，取大者洗净断之，令汁滴目中，三十年肤赤亦瘥。藏器。**治一切眼疾，及生肤翳赤白膜，小儿胎赤、风赤眼，烧末傅之。或以小儿吐出者，阴干为末，入汞粉少许，唾津调涂之。又治一切冷瘘。**时珍。

‖ **附方** ‖

新三。**玉箸煎**治小儿胎赤眼、风赤眼。用小儿吐出蛔虫二条，瓷盒盛之，纸封埋湿地，五日取出，化为水，瓷瓶收。每日以铜箸点之。普济方。**远年风眼**赤暗，用蛔虫五条，日干为末，腻粉一钱，石胆半钱，为末。点之，日二三度。普济方。**一切冷瘘**人吐蛔虫烧灰，先以甘草汤洗净涂之，无不瘥者，慎口味。千金方。

风驴肚内虫

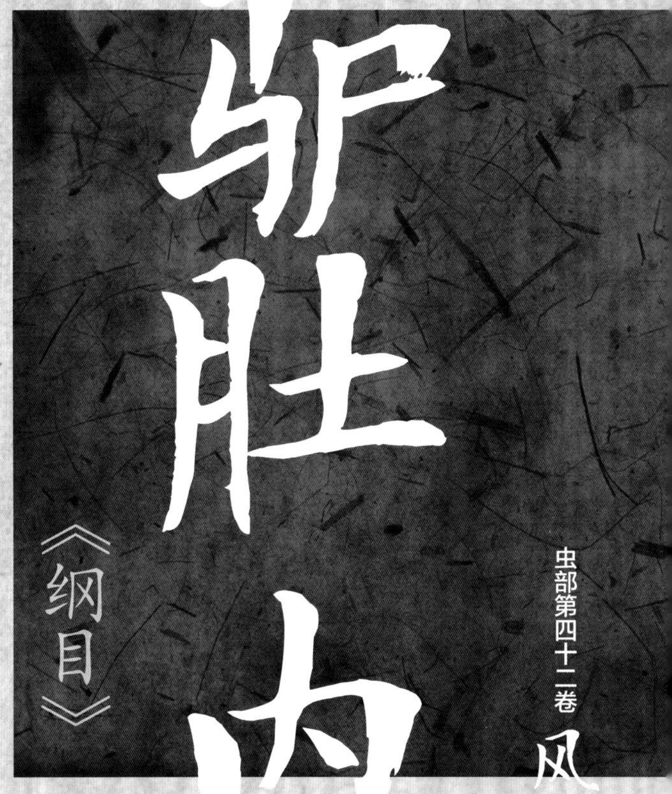

《纲目》

‖ 集解 ‖

[时珍曰] 凡人、畜有风病、疮病，肠肚内必有虫。圣惠方治目翳用此物，云以乌驴者为良也。

‖ 主治 ‖

目中肤翳。取三七枚曝干，入石胆半钱同研，瓷盒收盛，勿令见风。每日点三五次，其翳自消。圣惠。

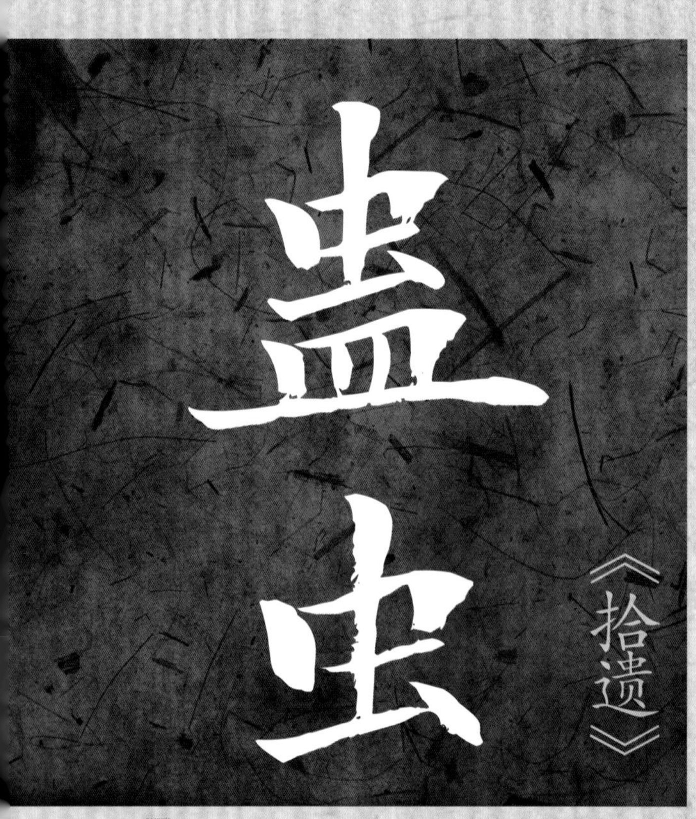

‖**释名**‖

[时珍曰] 造蛊者，以百虫置皿中，俾相啖食，取其存者为蛊，故字从虫从皿。皿，器也。

‖**集解**‖

[藏器曰] 古人愚质，造蛊图富，皆取百虫入瓮中，经年开之，必有一虫尽食诸虫，即此名为蛊，能隐形似鬼神，与人作祸，然终是虫鬼。咬人至死者，或从人诸窍中出，信候取之，曝干。有患蛊人，烧灰服之，亦是其类自相伏耳。又云：凡蛊虫疗蛊，是知蛊名即可治之。如蛇蛊用蜈蚣蛊虫，蜈蚣蛊用蛤蟆蛊虫，蛤蟆蛊用蛇蛊虫之类，是相伏者，乃可治之。[时珍曰] 按蛊毒不一，皆是变乱元气，多因饮食行之。与人为患，则蛊主吉利，所以小人因而造之。南方又有蜥蜴蛊、蜣螂蛊、马蝗蛊、金蚕蛊、草蛊、挑生蛊等毒，诸方大有主治之法，不能悉纪。

‖**主治**‖

蛊毒，烧灰服少许，立愈。藏器。

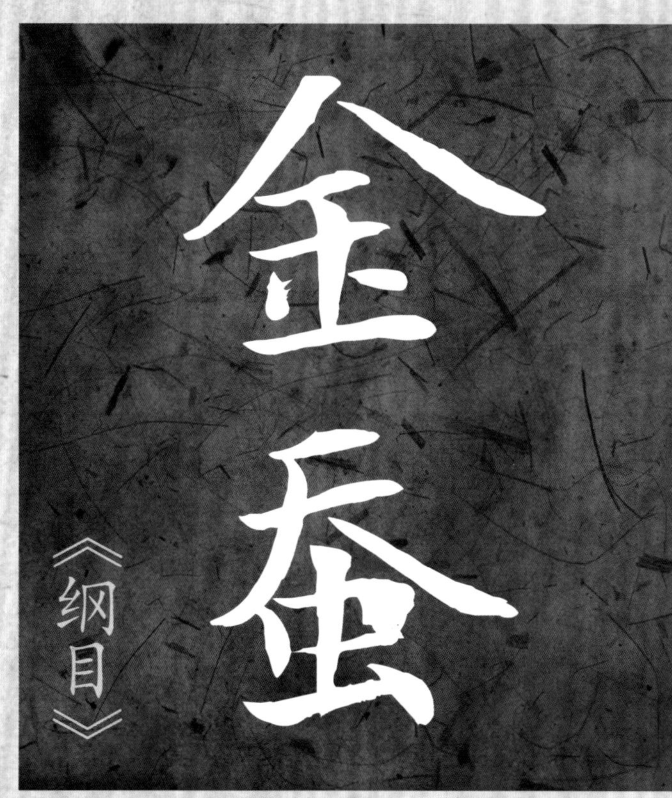

‖**释名**‖

食锦虫。

‖**集解**‖

[时珍曰] 按陈藏器云：故锦灰疗食锦虫蛊毒，注云：虫屈如指环，食故绯帛锦，如蚕之食叶也。今考之，此虫即金蚕也。蔡绦丛谈云：金蚕始于蜀中，近及湖、广、闽、粤浸多。状如蚕，金色，日食蜀锦四寸。南人畜之，取其粪置饮食中以毒人，人即死也。蚕得所欲，日置他财，使人暴富，然遣之极难，水火兵刃所不能害。必倍其所致金银锦物，置蚕于中，投之路傍。人偶收之，蚕随以往，谓之嫁金蚕。不然能入人腹，残啮肠胃，完然而出，如尸虫也。有人守福清，民讼金蚕毒，治求不得。或令取两刺猬，入其家捕之必获，猬果于榻下墙隙擒出。夫金蚕甚毒，若有鬼神，而猬能制之何耶？又幕府燕闲录云：池州进士邹阆家贫，一日启户，获一小笼，内有银器，持归。觉股上有物，蠕蠕如蚕，金色烂然，遂拨去之，仍复在旧处。践之斫之，投之水火，皆即如故。阆以问友人。友人曰：此金蚕也。备告其故。阆归告妻云：吾事之不可，送之家贫，何以生为？遂吞之。家人谓其必死。寂无所苦，竟以寿终。岂至诚之盛，妖不胜正耶？时珍窃谓金蚕之蛊，为害甚大。故备书二事，一见此蛊畏猬，一见至诚胜邪也。夷坚志：中此蛊者，吮白矾味甘，嚼黑豆不腥，以石榴根皮煎汁吐之。医学正传用樟木屑煎汁吐之，亦一法也。愚意不若以猬皮治之，为胜其天。

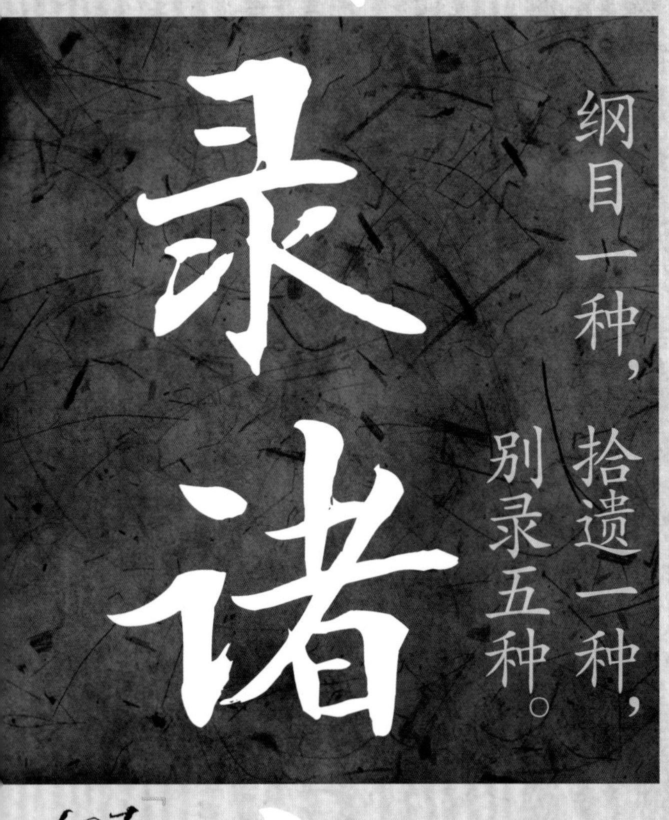

附录诸虫

纲目一种，拾遗一种，别录五种。

唼腊虫 [时珍曰] 按裴渊广州记云：林任县有甲虫，嗜臭肉。人死，食之都尽，纷纷满屋，不可驱沙。张华博物志云：广州西南数郡，人将死，便有飞虫，状如麦，集入舍中，人死便食，不可断遣，惟残骨在乃去。惟以梓板作器，则不来。林邑国记云：广西南界有唼腊虫，食死人。惟豹皮覆尸，则不来。此三说皆一物也。其虫虽不入药，而为人害，不可不知。

灰药拾遗 [藏器云] 出岭南陶家。状如青灰，以竹筒盛之，云是蚘所作。凡以拭物，令人喜好相爱。置家中，损小儿、鸡、犬也。

黄虫 [别录有名未用曰] 味苦。主寒热。生地上。赤头长足有角，群居。七月七日采之。

地防 [又曰] 令人不饥不渴。生黄陵。状如蠕，居土中。

梗鸡 [又曰] 味甘，无毒。主治痹。

益符 [又曰] 主闭。一名无舌。

蜚厉 [又曰] 主妇人寒热。

本草纲目

鳞部第四十三卷

鳞之一龙类九种

鳞之二蛇类十七种

‖ **基原** ‖

《纲目图鉴》认为本品为古生物长鼻目动物东方剑齿象 *Sregodon orientalis* Owen 等。《药典》四部收载龙齿药材为古代哺乳动物如三趾马、犀类、牛类、鹿类、象类等的牙齿化石，收载龙骨药材为这些动物的骨骼化石或象类门齿的化石。

附：龙涎

据《纲目图鉴》《中华本草》《动物药志》等综合分析考证，本品为抹香鲸科动物抹香鲸 *Physeter catodon* Linnaeus 肠内异物的干燥品。抹香鲸分布于我国东海和南海。

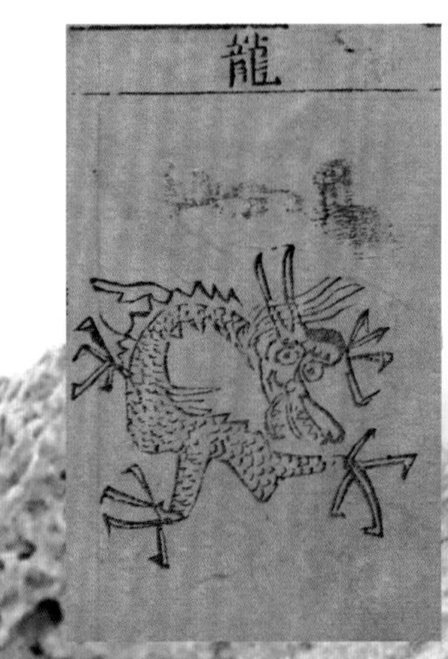

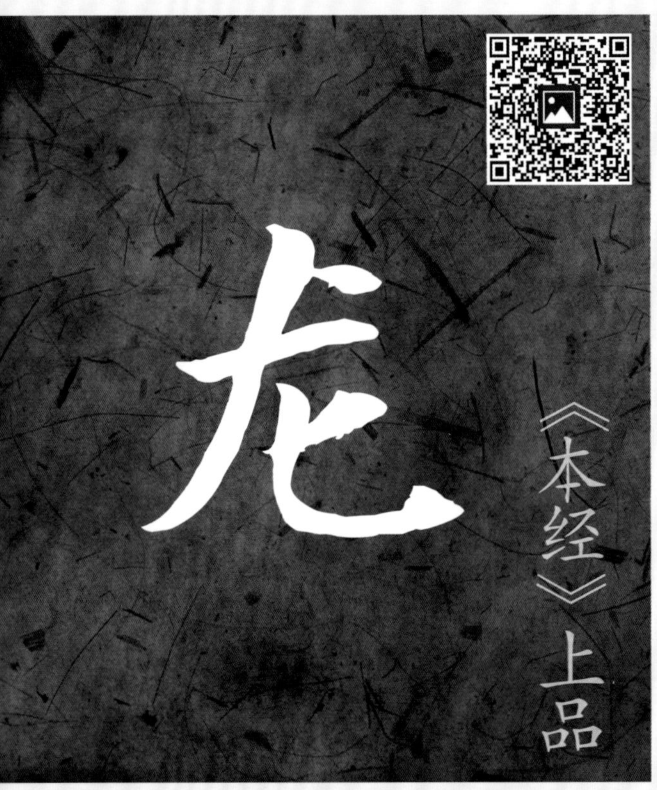

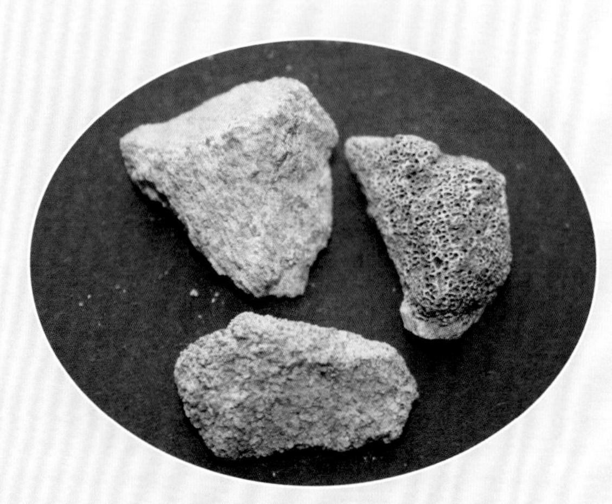

‖**释名**‖

[时珍曰] 按许慎说文，龙字篆文象形。生肖论云：龙耳亏聪，故谓之龙。梵书名那伽。

‖**集解**‖

[时珍曰] 按罗愿尔雅翼云：龙者鳞虫之长。王符言其形有九似：头似驼，角似鹿，眼似兔，耳似牛，项似蛇，腹似蜃，鳞似鲤，爪似鹰，掌似虎，是也。其背有八十一鳞，具九九阳数，其声如戛铜盘。口旁有须髯，颔下有明珠，喉下有逆鳞。头上有博山，又名尺木，龙无尺木不能升天。呵气成云，既能变水，又能变火。陆佃埤雅云：龙火得湿则焰，得水则燔，以人火逐之即息。故人之相火似之。龙，卵生思抱，雄鸣上风，雌鸣下风，因风而化。释典云：龙交则变为二小蛇。又小说载龙性粗猛，而爱美玉、空青，喜嗜燕肉，畏铁及莔草、蜈蚣、楝叶、五色丝。故食燕者

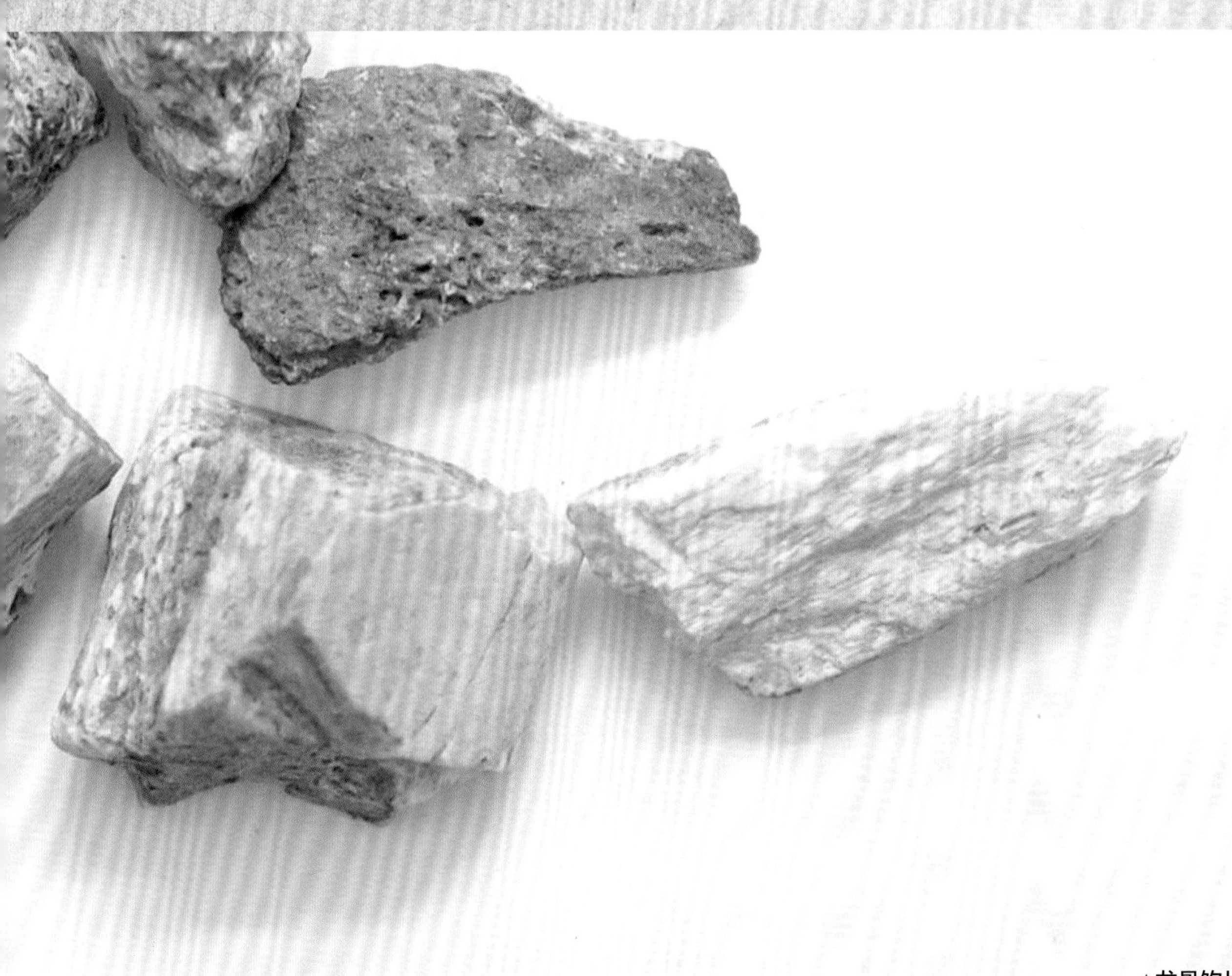

△龙骨饮片

忌渡水，祈雨者用燕，镇水患者用铁，激龙者用茵草，祭屈原者用楝叶、色丝裹粽投江。医家用龙骨者，亦当知其性之爱恶如此。

龙骨

[别录曰] 生晋地川谷，及太山岩水岸土穴中死龙处。采无时。[弘景曰] 今多出梁、益、巴中。骨欲得脊脑，作白地锦文，舐之着舌者良。齿小强，犹有齿形。角强而实。皆是龙蜕，非实死也。[敩曰] 剡州、沧州、太原者为上。其骨细文广者是雌，骨粗文狭者是雄。五色具者上，白色、黄色者中，黑色者下。凡经落不净，及妇人采者，不用。[普曰] 色青白者良。[恭曰] 今并出晋地。生硬者不好，五色具者良。其青、黄、赤、白、黑，亦应随色与脏腑相合，如五芝、五石英、五石脂，而本经不论及。[颂曰] 今河东州郡多有之。李肇国史补云：春水至时，鱼登龙门，蜕骨甚多。人采为药，有五色者。龙门是晋地，与本经合，岂龙骨即此鱼之骨乎？又孙光宪北梦琐言云：五代时镇州斗杀一龙，乡豪曹宽取其双角。角前一物如蓝色，文如乱锦，人莫之识。则龙亦有死者矣。[宗奭曰] 诸说不一，终是臆度。曾有崖中崩出一副，支体头角皆备，不知蜕耶毙耶？谓之蜕毙，则有形之物，不得生见，死方可见；谓之化，则其形独不可化欤。[机曰] 经文言死龙之骨，若以为蜕，终是臆说。[时珍曰] 龙骨，本经以为死龙，陶氏以为蜕骨，苏、寇诸说皆两疑之。窃谓龙，神物也，似无自死之理。然观苏氏所引斗死之龙，及左传云，豢龙氏醢龙以食。述异记云，汉和帝时大雨，龙堕宫中，帝命作羹赐群臣；博物志云，张华得龙肉鲊，言得醋则生五色等说，是龙固有自死者矣，当以本经为正。

▽龙骨药材

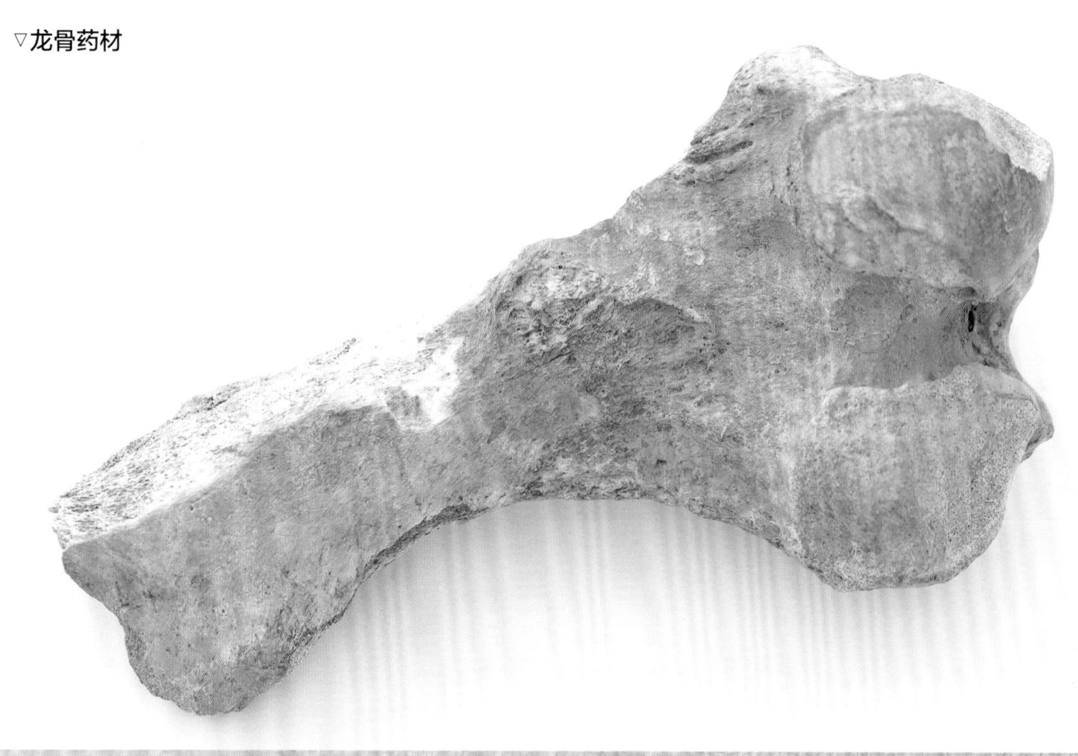

‖ **修治** ‖

[敩曰] 凡用龙骨，先煎香草汤浴两度，捣粉，绢袋盛之。用燕子一只，去肠肚，安袋于内，悬井面上，一宿取出，研粉。入补肾药中，其效如神。[时珍曰] 近世方法，但煅赤为粉。亦有生用者。事林广记云：用酒浸一宿，焙干研粉，水飞三度用。如急用，以酒煮焙干。或云：凡入药，须水飞过晒干。每斤用黑豆一斗，蒸一伏时，晒干用。否则着人肠胃，晚年作热也。

‖ **气味** ‖

甘，平，无毒。[别录曰] 微寒。[权曰] 有小毒。忌鱼及铁器。[之才曰] 得人参、牛黄良，畏石膏，[时珍曰] 许洪云：牛黄恶龙骨，而龙骨得牛黄更良，有以制伏也。其气收阳中之阴，入手足少阴、厥阴经。

‖ **主治** ‖

心腹鬼疰，精物老魅，咳逆，泄痢脓血，女子漏下，癥瘕坚结，小儿热气惊痫。本经。**心腹烦满，恚怒气伏在心下，不得喘息，肠痈内疽阴蚀，四肢痿枯，夜卧自惊，汗出止汗，缩小便溺血，养精神，定魂魄，安五脏。白龙骨：主多寐泄精，小便泄精。**别录。**逐邪气，安心神，止夜梦鬼交，虚而多梦纷纭，止冷痢，下脓血，女子崩中带下。**甄权。**怀孕漏胎，止肠风下血，鼻洪吐血，止泻痢渴疾，健脾，涩肠胃。**日华。**益肾镇惊，止阴疟，收湿气脱肛，生肌敛疮。**时珍。

‖ **发明** ‖

[敩曰] 气入丈夫肾脏中，故益肾药宜用之。[时珍曰] 涩可去脱。故成氏云：龙骨能收敛浮越之正气，固大肠而镇惊。又主带脉为病。

‖ **附方** ‖

旧十一，新七。**健忘**久服聪明，益智慧。用白龙骨、虎骨、远志等分，为末。食后酒服方寸匕。日三。千金。**劳心梦泄**龙骨、远志等分，为末。炼蜜丸如梧子大，朱砂为衣。每服三十丸，莲子汤下。心统。**暖精益阳**前方去朱砂。每冷水空心下三十丸。经验。**睡即泄精**白龙骨四分，韭子五合，为散。空心酒服方寸匕。梅师方。**遗尿淋沥**白龙骨、桑螵蛸等分，为末。每盐汤服二钱。梅师方。**老疟不止**龙骨末方寸匕。先发一时，酒一升半，煮三沸，及热服尽。温覆取汗，即效。肘后。**泄泻不止**白龙骨、白石脂等分为末，水丸梧子大。紫苏、木瓜汤下，量大人、小儿用。心鉴。**伤寒毒痢**伤寒八九日至十余日，大烦渴作热，三焦有疮䘌，下痢，或张口吐舌，目烂，口舌生疮，不识人，用此除热毒止痢。龙骨半斤，水一斗，煮四升，沉之井底。冷服五合，渐渐进之。外台方。**热病下痢**欲死者。龙骨半斤研，水一斗，煮取五升，候极冷，稍饮，得汗即愈，效。肘后方。**久痢休息**不止者。龙骨四两打碎，水五升，煮取二升半，分五服，冷饮。仍以米饮和丸，每服十丸。肘后方。**久痢脱肛**白龙骨粉扑之。姚和众方。**鼻衄眩冒**欲死者。龙骨末吹之。梅师方。**吐血衄血，九窍出血**并用龙骨末，吹入鼻中。昔有人衄血一斛，众方不止，用此即断。三因方。**耳中出血**龙骨末吹之。三因方。**男妇溺血**龙骨末水服方寸匕，日三。千金方。**小儿脐疮**龙骨煅研，傅之。圣惠方。**阴囊汗痒**龙骨、牡蛎粉，扑之。医宗三法。

龙齿

‖修治‖

同龙骨。或云以酥炙。

‖气味‖

涩，凉，无毒。[当之曰] 大寒。[之才曰] 平。得人身、牛黄良。畏石膏、铁器。

‖主治‖

杀精物。大人惊痫诸痉，癫疾狂走，心下结气。不能喘息。小儿五惊、十二痫。本经。**小儿身热不可近，大人骨间寒热，杀蛊毒。**别录。**镇心，安魂魄。**甄权。**治烦闷、热狂、鬼魅。**日华。

‖发明‖

[时珍曰] 龙者东方之神，故其骨与角、齿皆主肝病。许叔微云：肝藏魂，能变化，故魂游不定者，治之以龙齿。即此义也。

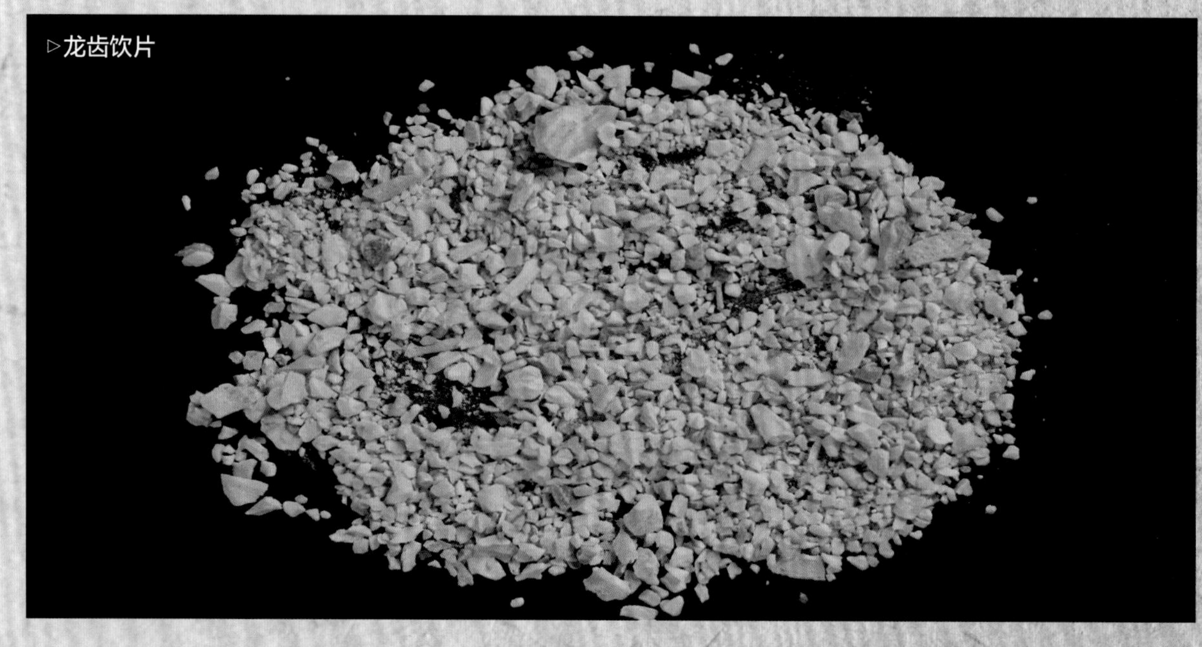

▷龙齿饮片

龙角

‖**修治**‖

同骨。

‖**气味**‖

甘，平，无毒。[之才曰] 畏干漆、蜀椒、理石。

‖**主治**‖

惊痫瘈疭，身热如火，腹中坚及热泄。久服轻身，通神明，延年。别录。**小儿大热。**甄权。**心热风痫，以烂角磨浓汁二合，食上服，日二次。**苏颂。出韦丹方。

‖**发明**‖

[颂曰] 骨、齿医家常用，角则稀使，惟深师五邪丸用之，云无角用齿，而千金治心病有角、齿同用者。

∨龙齿药材

龙脑

‖**主治**‖

其形肥软，能断痫。陶弘景。

龙胎

‖**主治**‖

产后余疾，女人经闭。[弘景曰] 比来巴中数得龙胞，形体具存。云治产后余疾，正当末服。[颂曰] 许孝宗箧中方：龙胎出蜀中山涧，大类干鱼鳞，煎时甚腥臊。治女经积年不通。同瓦松、景天各少许，以水两盏，煎一盏，去滓，分二服。少顷，腹中转动便下。按此物方家罕知，而昔人曾用，世当有识者。[时珍曰] 胞胎俱出巴蜀，皆主血疾，盖一物也。

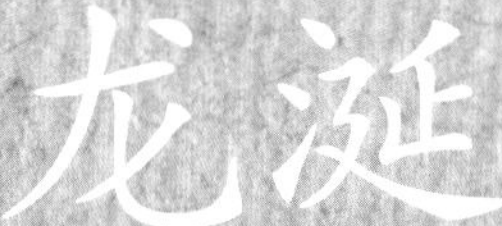

[机曰] 龙吐涎沫，可制香。[时珍曰] 龙涎，方药鲜用，惟入诸香，云能收脑、麝数十年不散。又言焚之则翠烟浮空。出西南海洋中。云是春间群龙所吐涎沫浮出。番人采得货之，每两千钱。亦有大鱼腹中剖得者。其状初若脂胶，黄白色；干则成块，黄黑色，如百药煎而腻理；久则紫黑，如五灵脂而光泽。其体轻飘，似浮石而腥臊。

‖ **基原** ‖

据《纲目图鉴》《中华本草》《大辞典》等综合分析考证，本品为简骨海绵科动物脆针海绵 *Spongilla fragilis* Leidy。分布于江苏、山东、河南等地。另外，《动物药志》还收载有同属动物湖针海绵 *S. lacustris* (Linnaeus)，《汇编》收载有刻盘淡水海绵 *Ephydatia muelleri* var. *japonica* (Hilgendorf)。

▽紫梢花（脆针海绵 *Spongilla fragilis*）药材

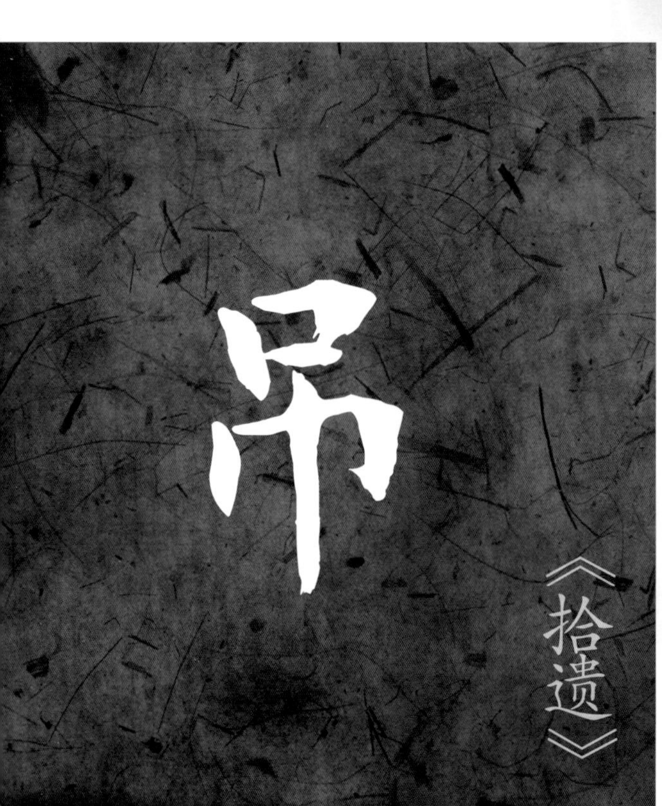

‖ **释名** ‖

吉吊。[时珍曰] 吊，旧无正条。惟苏颂图经载吉吊脂，云龙所生也。陈藏器拾遗有予脂一条，引广州记云：予，蛇头鳖身，膏主蛭刺云云。今考广州记及太平御览止云：吊，蛇头鼍身，膏至轻利等语，并无所谓蛇头鳖身、予膏主蛭刺之说。盖吊字似予，鼍字似鳖，至轻利三字似主蛭刺，传写讹误，陈氏遂承其误耳。吊既龙种，岂有鳖身？病中亦无蛭刺之症，其误可知，今改正之。**精名紫梢花。**

‖ **集解** ‖

[藏器曰] 裴渊广州记云：吊生岭南，蛇头鼍身，水宿，亦木栖。其膏至轻利，以铜及瓦器盛之浸出，惟鸡卵壳盛之不漏，其透物甚于醍醐。摩理毒肿大验。[颂曰] 姚和众延龄至宝方云：吉吊脂出福建州，甚难得。须以琉璃瓶盛之，更以樟木盒重贮之，不尔则透气失去也。孙光宪北梦琐言云：海上人言龙每生二卵，一为吉吊。多与鹿游，或于水边遗沥，值流槎则粘着木枝，如蒲槌状。其色微青黄，复似灰色，号紫梢花，坐汤多用之。[时珍曰] 按裴、姚二说相同，则吊脂即吉吊脂无疑矣。又陈自明妇人良方云：紫梢花生湖泽中，乃鱼虾生卵于竹木之上，状如糖馓，去木用之。此说与孙说不同。近时房中诸术，多用紫梢

花，皆得于湖泽，其色灰白而轻松，恐非真者。当以孙说为正。或云紫梢花与龙涎相类，未知是否。

吊脂

一名吊膏。

‖气味‖

有毒。

‖主治‖

风肿痈毒，瘾疹赤瘙，瘑疥痔瘘，皮肤顽痹，踠跌折伤。内损瘀血。以脂涂上，炙手热摩之，即透。藏器。**治聋耳，不问年月。每日点入半杏仁许，便瘥。**苏颂。出延龄方。

紫梢花

‖气味‖

甘，温，无毒。

‖主治‖

益阳秘精，疗真元虚惫，阴痿遗精，余沥白浊如脂，小便不禁，囊下湿痒，女人阴寒冷带，入丸散及坐汤用。时珍。又和剂玉霜丸注云：如无紫梢花，以木贼代之。

‖附方‖

新二。**阳事痿弱**紫梢花、生龙骨各二钱，麝香少许，为末，蜜丸梧子大。每服二十丸，烧酒下。欲解，饮生姜甘草汤。集简方。**阴痒生疮**紫梢花一两，胡椒半两，煎汤温洗，数次即愈。总微论。

▷紫梢花饮片

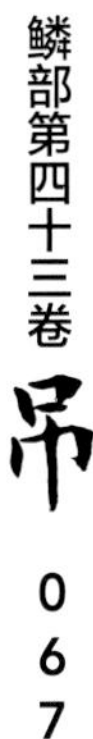

‖ **基原** ‖

《纲目图鉴》认为本品为鳄科动物湾鳄 *Crocodylus porosus* Schneider。宋代以前我国广东有发现，现分布于印度、澳大利亚等国。

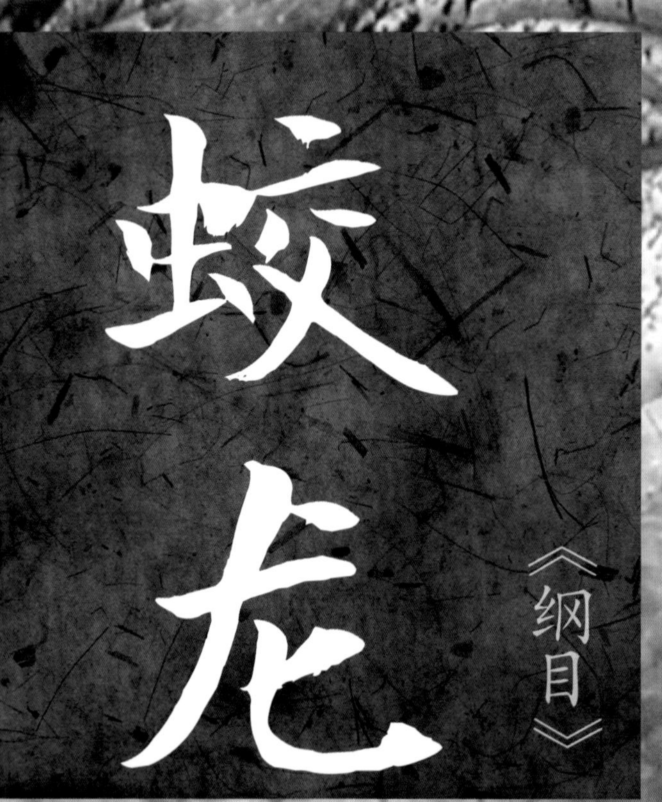

蛟龙《纲目》

‖ **释名** ‖

[时珍曰] 按任昉述异记云：蛟乃龙属，其眉交生，故谓之蛟。有鳞曰蛟龙，有翼曰应龙，有角曰虬龙。无角曰螭龙也。梵书名宫毗罗。

‖ **集解** ‖

[时珍曰] 按裴渊广州记云：蛟长丈余，似蛇而四足，形广如楯。小头细颈，颈有白婴。胸前赭色，背上青斑，胁边若锦，尾有肉环。大者数围，其卵亦大。能率鱼飞，得鳖可免。王子年拾遗录云：汉昭帝钓于渭水，得白蛟若蛇，无鳞甲，头有软角，牙出唇外。命大官作鲊食甚美，骨青而肉紫。据此，则蛟亦可食也。

精

‖ **气味** ‖

缺。**有毒**。[时珍曰] 按张仲景金匮要略云：春夏二时，蛟龙带精入芹菜中。人食之，则病蛟龙癥，痛不可忍。治以硬糖，日服二三升，当吐出如蜥蜴状也。唐医周顾治此，用雄黄、朴消煮服下之。

▷湾鳄（*Crocodylus porosus*）

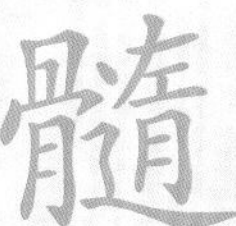

‖ **主治** ‖

傅面，令人好颜色。又主易产。时珍。出东方朔别传。

‖ **附录** ‖

蜃之刃切 [时珍曰] 蛟之属有蜃，其状亦似蛇而大，有角如龙状，红鬣，腰以下鳞尽逆。食燕子。能吁气成楼台城郭之状，将雨即见，名蜃楼，亦曰海市。其脂和蜡作烛，香闻百步，烟中亦有楼阁之形。月令云：雉入大水为蜃。陆佃云：蛇交龟则生龟，交雉则生蜃，物异而感同也。类书云：蛇与雉交而生子曰蟂，似蛇四足，能害人。陆禋云：蟂音枭，即蛟也，或曰蜃也。又鲁至刚云：正月蛇与雉交生卵，遇雷即入土数丈为蛇形，经二三百年，乃能升腾。卵不入土，但为雉尔。观此数说，则蛟、蜃皆是一类，有生有化也。一种海蛤与此同名，罗愿以为雉化之蜃，未知然否。详介部车螯下。

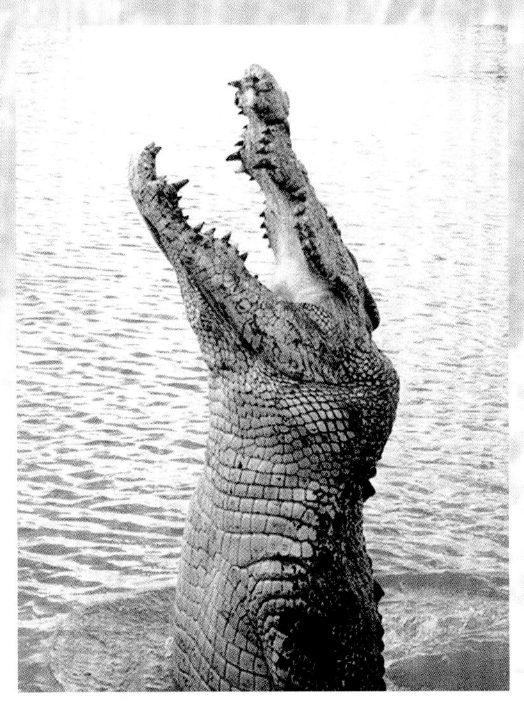

‖ **基原** ‖

据《纲目图鉴》《纲目彩图》《中华本草》等综合分析考证，本品为鼍科动物扬子鳄 *Alligator sinensis* Fauvel。分布于安徽、江苏、浙江、江西等地。

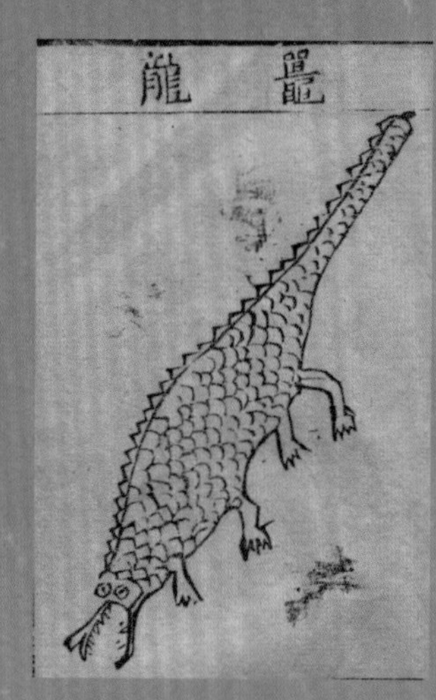

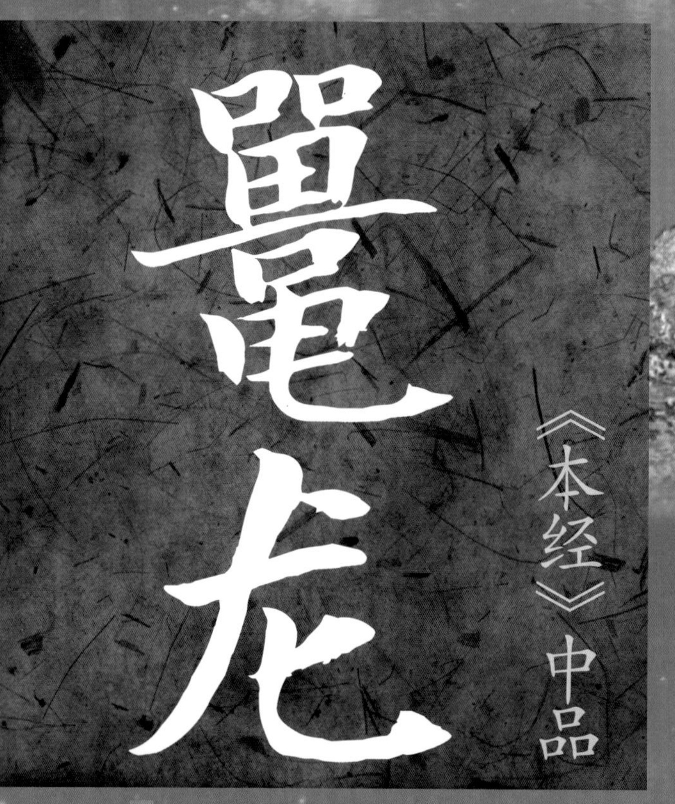

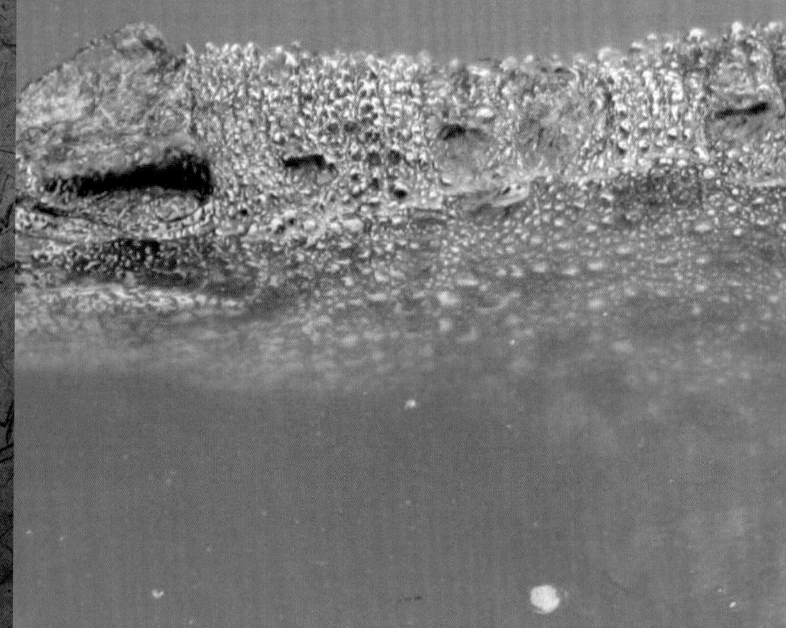

‖ **释名** ‖

鮀鱼本经**土龙**。[藏器曰] 本经鮀鱼，合改作鼍。鼍形如龙，声甚可畏。长一丈者，能吐气成云致雨。既是龙类，宜去其鱼。[时珍曰] 鼍字象其头、腹、足、尾之形，故名。博物志谓之土龙。鮀乃鱼名，非此物也。今依陈氏改正之。

‖ **集解** ‖

[别录曰] 鮀鱼甲生南海池泽，取无时。[弘景曰] 即鼍甲也，皮可冒鼓。性至难死，沸汤沃口，入腹良久乃剥之。[藏器曰] 鼍性嗜睡，恒闭目。力至猛，能攻江岸。人于穴中掘之，百人掘，须百人牵之；一人掘，亦一人牵之。不然，终不可出。[颂曰] 今江湖极多。形似守宫、鲮鲤辈，而长一二丈，背尾俱有鳞甲。夜则鸣吼，舟人畏之。[时珍曰] 鼍穴极深，渔人以篾缆系饵探

◁扬子鳄（*Alligator sinensis*）

之，候其吞钩，徐徐引出。性能横飞，不能上腾。其声如鼓，夜鸣应更，谓之鼍鼓，亦曰鼍更，俚人听之以占雨。其枕莹净，胜于鱼枕。生卵甚多至百，亦自食之。南人珍其肉，以为嫁娶之敬。陆佃云：鼍身具十二生肖肉，惟蛇肉在尾最毒也。

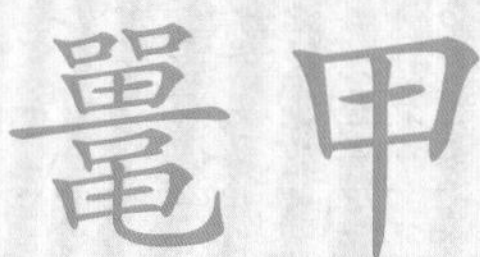

‖ **修治** ‖

酥炙，或酒炙用。

‖ **气味** ‖

酸，微温，有毒。[权曰] 甘，平，有小毒。[日华曰] 无毒。蜀漆为之使。畏芫花、甘遂、狗胆。

‖ **主治** ‖

心腹癥瘕，伏坚积聚，寒热，女子小腹阴中相引痛，崩中下血五色，及疮疥死肌。本经。**五邪涕泣时惊，腰中重痛，小儿气癃眦溃。**别录。**小腹气疼及惊恐。**孟诜。**除血积，妇人带下，百邪魍魉。**甄权。**疗牙齿疳䘌宣露。**日华。**杀虫，治瘰疬瘘疮，风顽瘙疥恶疮。炙烧，酒浸服之，功同鳖甲。**藏器。**治阴疟。**时珍。

‖ **发明** ‖

[时珍曰] 鼍甲所主诸证，多属厥阴，其功只在平肝木，治血杀虫也。千金方治风癫，有鼍甲汤。今药肆多悬之，云能辟蠹，亦杀虫之意。

‖ **附方** ‖

旧一。**肠风痔疾** [颂曰] 用皮及骨烧灰，米饮空心服二钱。甚者，入红鸡冠花、白矾为末和之。

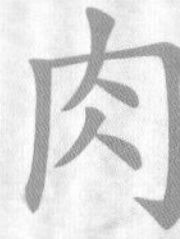

‖ **气味** ‖

甘，有小毒。[颂曰] 肉色似鸡，而发冷气痼疾。[藏器曰] 梁·周兴嗣嗜此

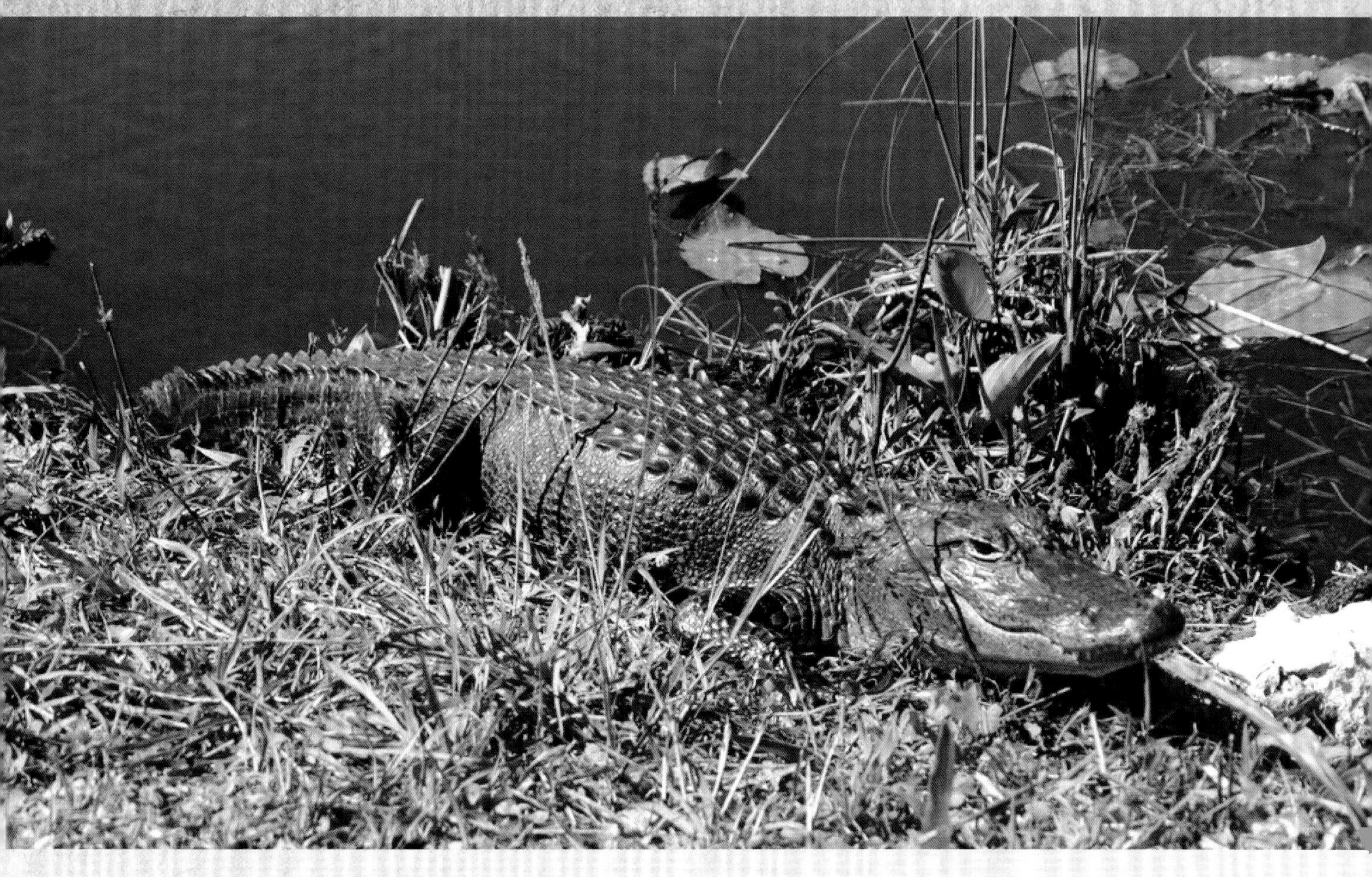

肉，后为鼍所喷，便生恶疮。此物有灵，不食更佳。其涎最毒。[陶曰] 肉至补益，亦不必食。

‖ **主治** ‖

少气吸吸，足不立地。别录。**湿气邪气，诸蛊，腹内癥瘕，恶疮。**藏器。

脂

‖ **主治** ‖

摩风及恶疮。张鼎。

肝

‖ **主治** ‖

五尸病。用一具炙熟，同蒜齑食。肘后。

鲮鲤

《别录》下品

‖ **基原** ‖

据《纲目图鉴》《纲目彩图》《中华本草》等综合分析考证，本品为鲮鲤科动物穿山甲 *Manis pentadactyla* Linnaeus。分布于广东、广西、福建、云南、四川、湖南等大部分地区。《药典》收载穿山甲药材为鲮鲤科动物穿山甲的鳞甲；收集鳞甲，洗净，晒干。

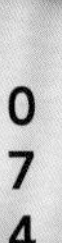

▷穿山甲药材

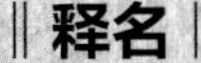

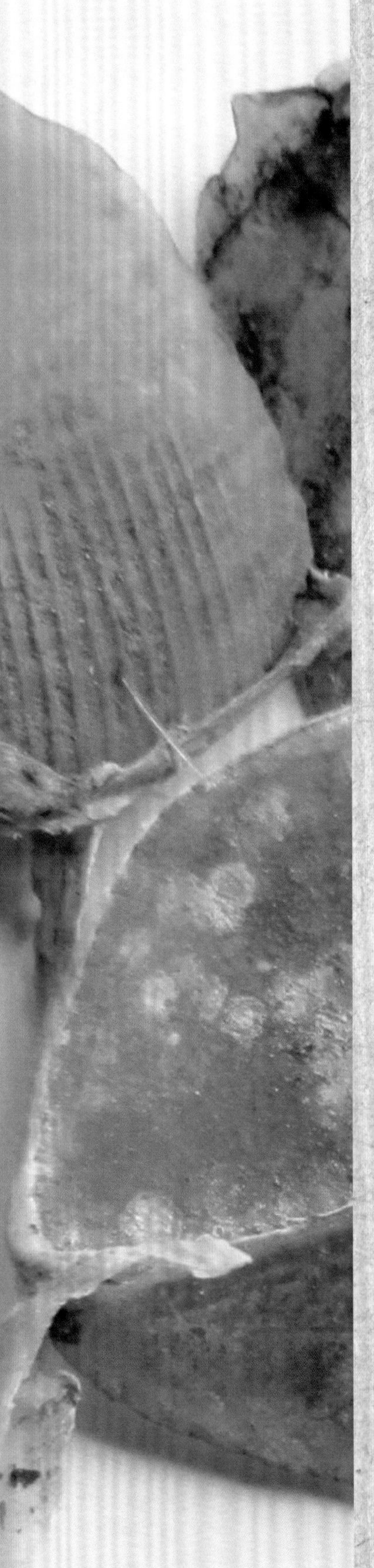

‖ **释名** ‖

龙鲤郭璞**穿山甲**图经**石鲮鲤。**[时珍曰] 其形肖鲤，穴陵而居，故曰鲮鲤，而俗称为穿山甲，郭璞赋谓之龙鲤。临海记云：尾刺如三角菱。故谓石鲮。

‖ **集解** ‖

[颂曰] 鲮鲤即今穿山甲也。生湖广、岭南，及金、商、均、房诸州，深山大谷中皆有之。[弘景曰] 形似鼍而短小，又似鲤而有四足，黑色，能陆能水。日中出岸，张开鳞甲如死状，诱蚁入甲，即闭而入水，开甲蚁皆浮出，因接而食之。[时珍曰] 鲮鲤状如鼍而小，背如鲤而阔，首如鼠而无牙，腹无鳞而有毛，长舌尖喙，尾与身等。尾鳞尖厚，有三角，腹内脏腑俱全，而胃独大，常吐舌诱蚁食之。曾剖其胃，约蚁升许也。

甲

‖ **修治** ‖

[时珍曰] 方用或炮、或烧，或酥炙、醋炙、童便炙，或油煎、土炒、蛤粉炒，当各随本方，未有生用者。仍以尾甲乃力胜。

‖ **气味** ‖

咸，微寒，有毒。

‖ **主治** ‖

五邪，惊啼悲伤，烧灰，酒服方寸匕。别录。**小儿惊邪，妇人鬼魅悲泣，及疥癣痔漏。**大明。**疗蚁瘘疮癞，及诸疰疾。**弘景。**烧灰傅恶疮。又治山岚瘴疟。**甄权。**除痰疟寒热，风痹强直疼痛，通经脉，下乳汁，消痈肿，排脓血，通窍杀虫。**时珍。

‖ **发明** ‖

[弘景曰] 此物食蚁，故治蚁瘘。[时珍曰] 穿山甲入厥阴、阳明经。古方鲜用，近世风疟、疮科、通经下

乳，用为要药。盖此物穴山而居，寓水而食，出阴入阳，能窜经络，达于病所故也。按刘伯温多能鄙事云：凡油笼渗漏，剥穿山甲里面肉靥投入，自至漏处补住。又永州记云：此物不可于隄于岸上杀之，恐血入土，则隄岸渗漏。观此二说，是山可使穿，隄可使漏，而又能至渗处，其性之走窜可知矣。谚曰：穿山甲，王不留，妇人食了乳长流。亦言其迅速也。李仲南言其性专行散，中病即止，不可过服。又按德生堂经验方云：凡风湿冷痹之证，因水湿所致，浑身上下，强直不能屈伸，痛不可忍者。于五积散加穿山甲七片，看病在左右手足，或臂胁疼痛处，即于鲮鲤身上取甲炮熟，同全蝎炒十一个，葱姜同水煎，入无灰酒一匙，热服，取汗避风甚良。

‖附方‖

旧五，新十八。**中风瘫痪**手足不举。用穿山甲，左瘫用右甲，右痪用左甲，炮熟、大川乌头炮熟、红海蛤如棋子大者各二两，为末。每用半两，捣葱白汁和成厚饼，径寸半，随左右贴脚心，缚定。密室安坐，以脚浸热汤盆中，待身麻汗出。急去药。宜谨避风，自然手足可举。半月再行一次，除根。忌口，远色，调养。亦治诸风疾。卫生宝鉴。**热疟不寒**穿山甲一两，干枣十个，同烧存性，为末。每服二钱，发日，五更井花水服。杨氏家藏。**下痢里急**穿山甲、蛤粉等分，同炒研末。每服一钱，空心温酒下。普济方。**肠痔气痔**出脓血。用穿山甲烧存性一两，肉豆蔻三枚，为末。每米饮服二钱。甚者加蝟皮灰一两，中病即止。衍义。**鼠痔成疮**肿痛。用穿山甲尾尖处一两，炙存性，鳖甲酥炙一两，麝香半钱，为末。每服一钱半，真茶汤服，取效。直指方。**蚁瘘不愈**鲮鲤甲二七枚烧灰，猪脂调傅。千金方。**妇人阴癞**硬如卵状。随病之左右，取穿山甲之左右边五钱，以沙炒焦黄，为末。每服二钱，酒下。摘玄方。**乳汁不通**涌泉散：用穿山甲炮研末，酒服方寸匕，日二服。外以油梳梳乳，即通。单骧方。**乳癌乳痈**方同上。**吹奶**

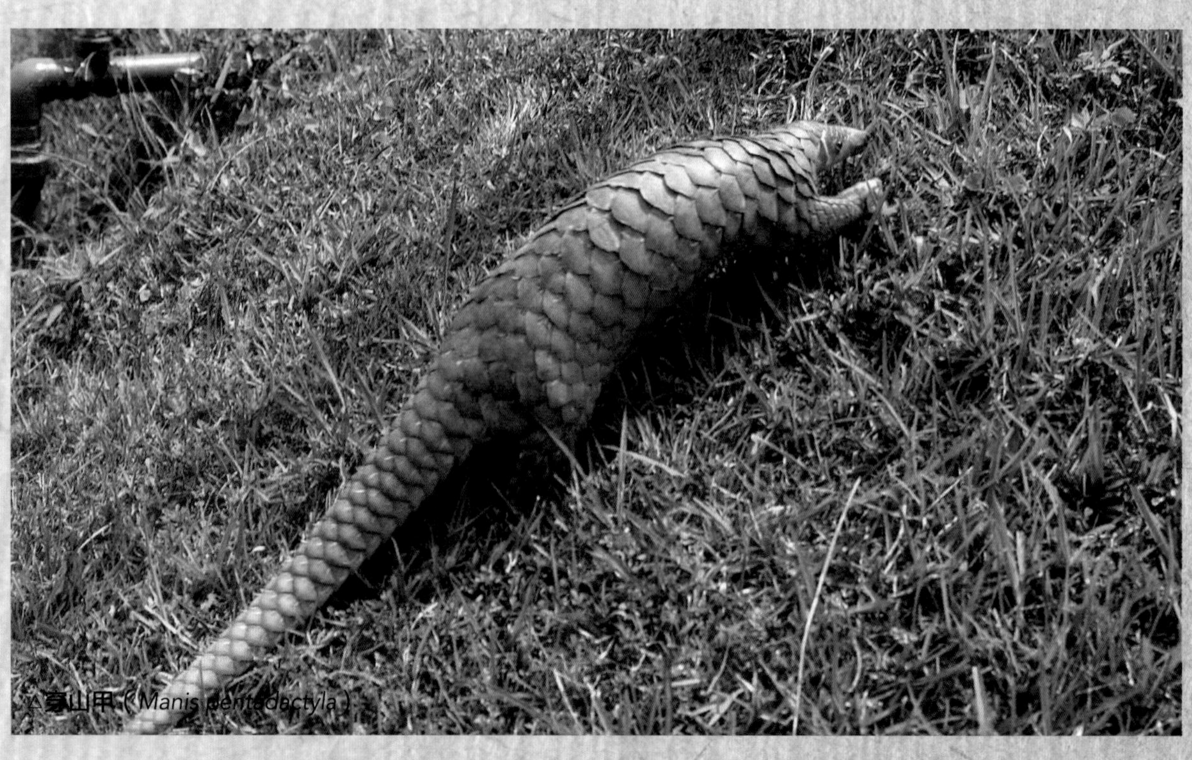

△穿山甲（*Manis pentadactyla*）

疼痛穿山甲炙焦、木通各一两，自然铜生用半两，为末。每服二钱，酒下取效。图经。**痘疮变黑**穿山甲、蛤粉炒为末。每服五分，入麝香少许，温酒服。即发红色，如神。直指方。**肿毒初起**穿山甲插入谷芒热灰中，炮焦为末二两，入麝香少许。每服二钱半，温酒下。仁斋直指方。**马疔肿毒**穿山甲烧存性、贝母等分为末。酒调服，三四次。乃用下药，利去恶物即愈。鲍氏方。**便毒便痛**穿山甲半两，猪苓二钱，并以醋炙研末，酒服二钱。外穿山甲末和麻油、轻粉涂之。或只以末涂之。直指。**瘰疬溃坏**集验方用鲮鲤甲二十一片烧研，傅之。寿域方用穿山甲土炒、斑蝥、熟艾等分，为末，傅之。外以乌桕叶贴上，灸四壮，效。**眉炼癣疮**生眉中者。穿山甲前膊鳞，炙焦为末，清油和轻粉调傅。直指方。**蚁入耳内**鲮鲤甲烧研，水调，灌入即出。肘后。**聤耳出脓**穿山甲烧存性，入麝香少许，吹之。三日水干即愈。鲍氏小儿方。**耳内疼痛**穿山甲二个，夹土狗二个，同炒焦黄，为末。每吹一字入耳内。亦治耳聋。普济方。**耳鸣耳聋**卒聋，及肾虚，耳内如风、水、钟、鼓声。用穿山甲一大片，以蛤粉炒赤，蝎梢七个，麝香少许，为末，以麻油化蜡，和作梃子，绵裹塞之。摄生方。**火眼赤痛**穿山甲一片为末，铺白纸上，卷作绳，烧烟熏之。寿域方。**倒睫拳毛**穿山甲，竹刀刮去肉，将羊肾脂抹甲上，炙黄，如此七次，为末。随左右眼，用一字嗃鼻内，口中噙水。日用三次，二月取效。儒门事亲。

肉

‖**气味**‖

甘，涩，温，有毒。[时珍曰] 按张杲医说云：鲮鲤肉最动风。风疾人才食数脔，其疾一发，四肢顿废。时珍窃谓此物性窜而行血，风人多血虚故也。然其气味俱恶，亦不中用。

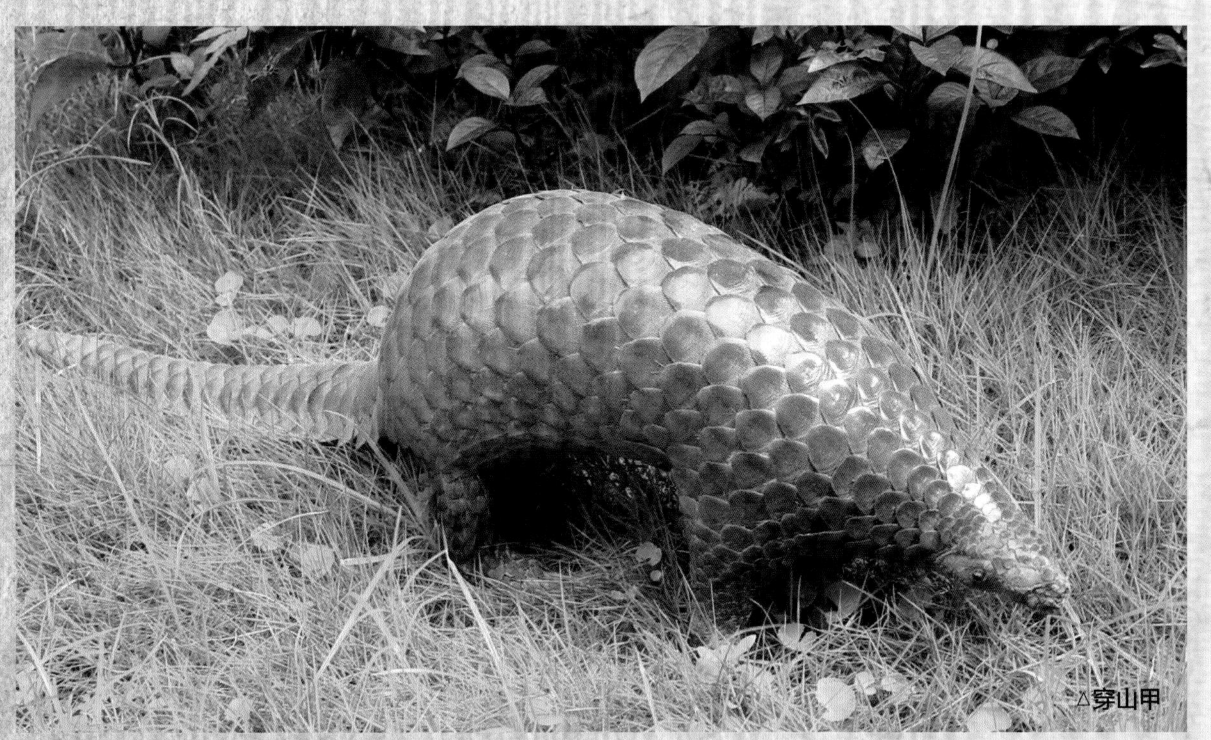
△穿山甲

‖ **基原** ‖

《纲目图鉴》认为本品是石龙子科动物石龙子 *Eumeces chinensis* (Gray)，分布于四川、湖南、广东、广西、浙江、福建等地。《纲目彩图》《中华本草》《大辞典》认为还应包括蓝尾石龙子 *E. elegans* Boulenger 等同属近缘动物，分布于江苏、浙江、江西、安徽、福建、台湾等地。《药典》四部收载铜石龙子药材为石龙子科动物石龙子的干燥体。

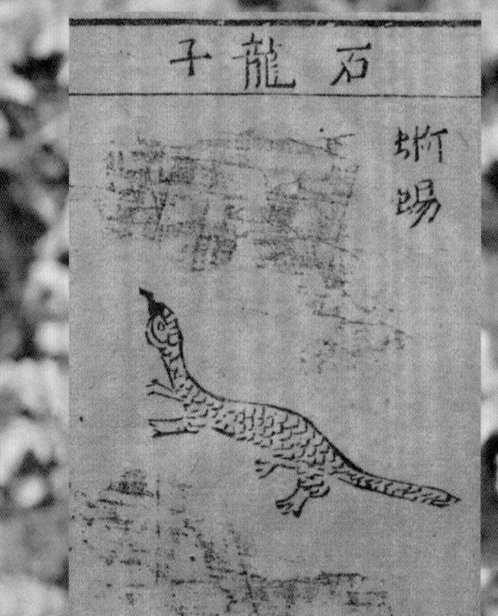

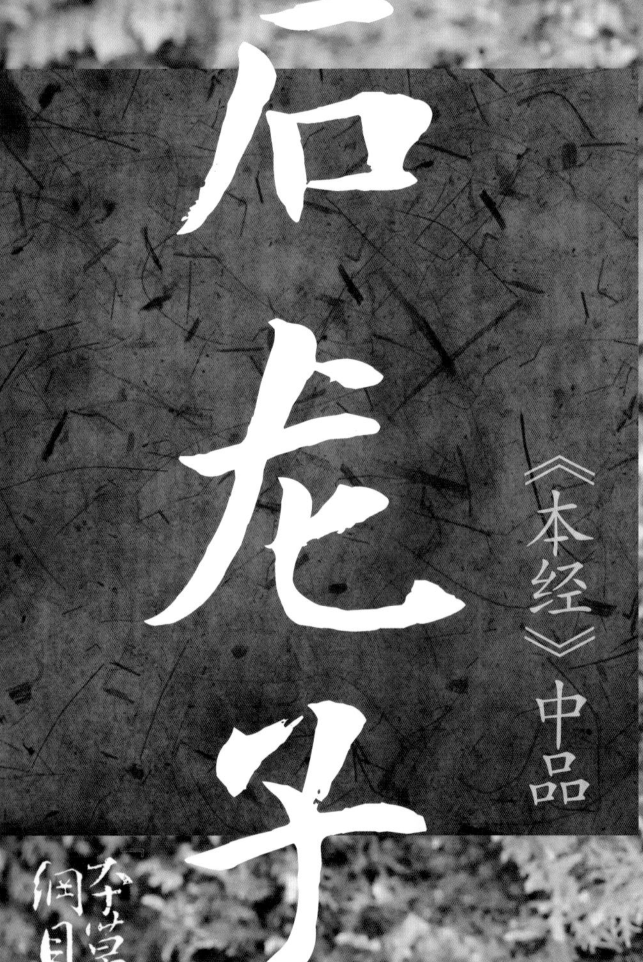

石龙子

《本经》中品

‖ **释名** ‖

山龙子别录**泉龙**繁露注**石蜴**音易。**蜥蜴**别录**猪婆蛇**纲目**守宫。**[时珍曰] 此物生山石间，能吐雹，可祈雨，故得龙子之名。蜥蜴本作析易。许慎云：易字篆文象形。陆佃云：蜴善变易吐雹，有阴阳析易之义。周易之名，盖取乎此。今俗呼为猪婆蛇是矣。[弘景曰] 守宫，蝘蜓也。而此亦名守宫，殊难分别。详见守宫条。

‖ **集解** ‖

[别录曰] 石龙子生平阳川谷，及荆州山石间。五月取，着石上令干。[保升曰] 山南襄州、安、申处处有之。三四八九月采，去腹中物，熏干。[弘景曰] 其类有四种：形大纯黄者为蛇医母，亦名蛇舅，不入药用；似蛇医而形小尾长，见人不动者，为龙子；形小而五色，尾青碧可爱者，为蜥蜴，并不螫人；一种缘篱壁，形小色黑者，为蝘蜓，言螫人必死，亦未闻中之者。[恭曰] 龙子即蜥蜴，形细而长，尾与身类，

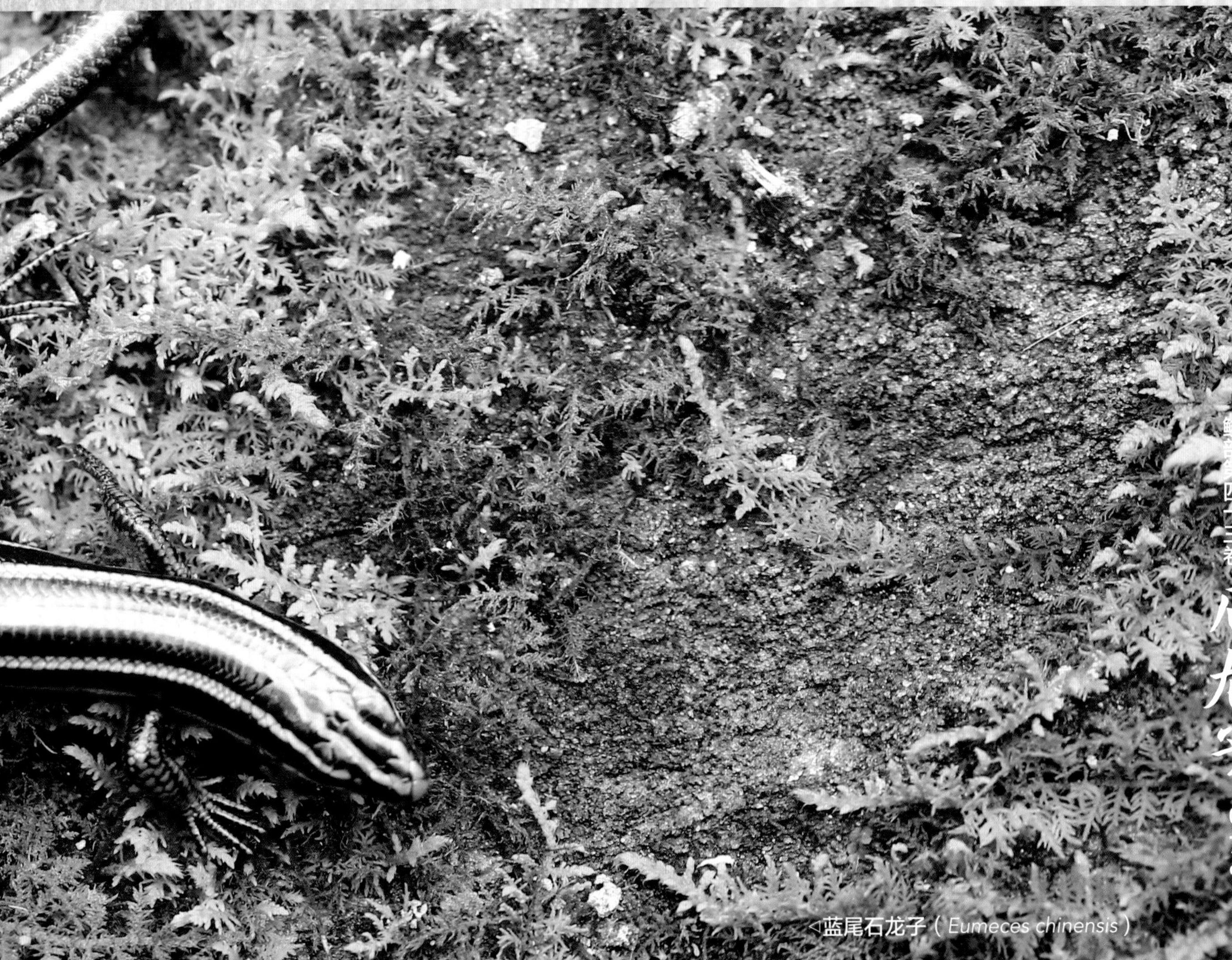

◁蓝尾石龙子（*Eumeces chinensis*）

似蛇有四足，去足便是蛇形。以五色者为雄，入药良；色不备者为雌，力劣也。蛇师生山谷，头大尾小而短，色青黄或白斑也。蝘蜓生人家屋壁间，似蛇师，即守宫也，一名蝾螈。尔雅互言之，并非真说。[颂曰] 尔雅以蝾螈、蜥蜴、蝘蜓、守宫为一物。方言以在草为蜥蜴、蛇医，在壁为守宫、蝘蜓。字林以蝾螈为蛇医。据诸说，当以在草泽者为蝾螈、蜥蜴，在屋壁者为蝘蜓、守宫也。入药以草泽者为良。[时珍曰] 诸说不定。大抵是水、旱二种，有山石、草泽、屋壁三者之异。本经惟用石龙，后人但称蜥蜴，实一物也。且生山石间，正与石龙、山龙之名相合，自与草泽之蛇师、屋壁之蝘蜓不同。苏恭言蛇师生山谷，以守宫为蝾螈，苏颂以草泽者入药，皆与本经相戾。术家祈雨以守宫为蜥蜴，谬误尤甚。今将三者考正于下，其义自明矣。生山石间者曰石龙，即蜥蜴，俗呼猪婆蛇；似蛇有四足，头扁尾长，形细，长七八寸，大者一二尺，有细鳞金碧色；其五色全者为雄，入药尤胜。生草泽间者曰蛇医，又名蛇师、蛇舅母、水蜥蜴、蝾螈，俗亦呼猪婆蛇；蛇有伤，则衔草以敷之，又能入水与鱼合，故得诸名；状同石龙而头大尾短，形粗，其色青黄，亦有白斑者，不入药用。生屋壁间者曰蝘蜓，即守宫也；似蛇医而短小，灰褐色，并不螫人，详本条。又按夷坚志云：刘居中见山中大蜥蜴百枚，长三四尺，光腻如脂，吐雹如弹丸，俄顷风雷作而雨雹也。[宗奭曰] 有人见蜥蜴从石罅中出，饮水数十次，石下有冰雹一二升。行未数里，雨雹大作。今人用之祈雨，盖取此义。

‖ **修治** ‖

[时珍曰] 古方用酥炙或酒炙。惟治传尸劳瘵天灵盖丸，以石蜥蜴连肠肚，以醋炙四十九遍用之，亦一异也。

‖ **气味** ‖

咸，寒，有小毒。[之才曰] 恶硫黄、芫荑、斑蝥。

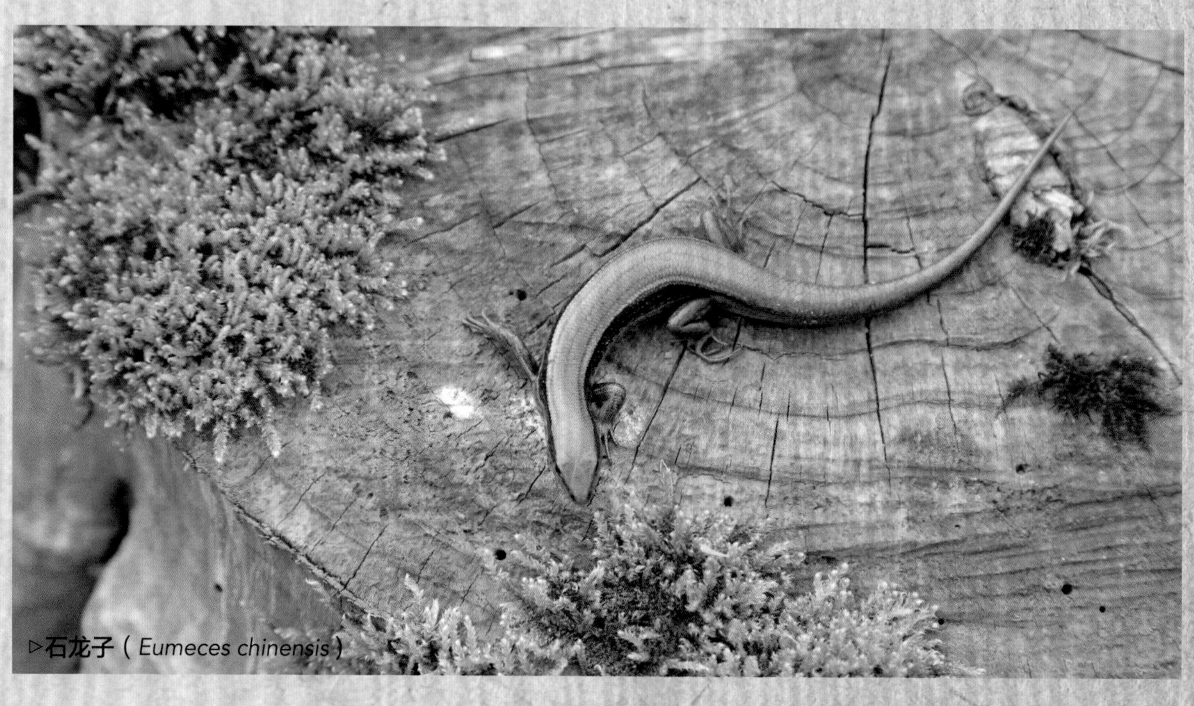

▷石龙子（*Eumeces chinensis*）

‖ **主治** ‖

五癃邪结气，利小便水道，破石淋下血。别录。**消水饮阴㿗，滑窍破血。娠妇忌用。**时珍。

‖ **发明** ‖

[宗奭曰] 蜥蜴能吐雹祈雨，故能治癃淋，利水道。[时珍曰] 其功长于利水，故千金治癥结水肿，尸疰留饮，有蜥蜴丸。外台治阴㿗用之，皆取其利水也。刘涓子用同斑蝥、地胆治瘘疾，取其利小便，解二物之毒也。

‖ **附方** ‖

新二。**小儿阴㿗**用蜥蜴一枚烧灰，酒服。外台秘要。**诸瘘不愈**用蜥蜴炙三枚，地胆炒三十枚，斑蝥炒四十枚，为末，蜜丸小豆大。每服二丸，白汤下。治诸法不效者。刘涓子鬼遗方。

肝

‖ **主治** ‖

缺。

‖ **附方** ‖

新一。**去生胎**蜥蜴肝、蛇脱皮等分，以苦酒和匀，摩妊妇脐上及左右令温，胎即下也。圣惠。

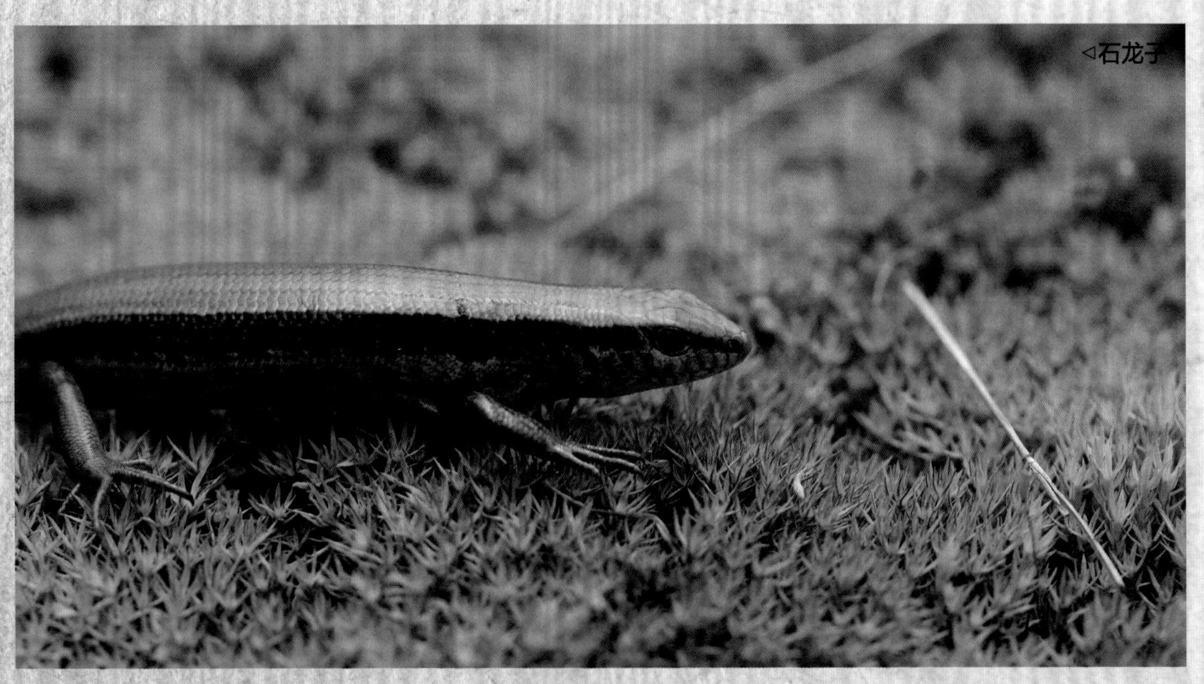

◁石龙子

‖ **基原** ‖

据《纲目彩图》《大辞典》《中华本草》等综合分析考证，本品为壁虎科动物无蹼壁虎 *Gekko swinhonis* Guenther、多疣壁虎 *G. japonicus* (Dumeril et Bibron)、蹼趾壁虎 *G. subpalmatus* Guenther 及同属其他几种壁虎的全体；其中，壁虎属蛤蚧（大壁虎）*G. gecko* Linnaeus 做蛤蚧药用，参见本卷“蛤蚧”项下。无蹼壁虎分布于河北、陕西、山东、江苏等地，多疣壁虎分布于山西、甘肃、陕西、江苏、山东、浙江等地，蹼趾壁虎分布于浙江、江西、福建、广东等地。

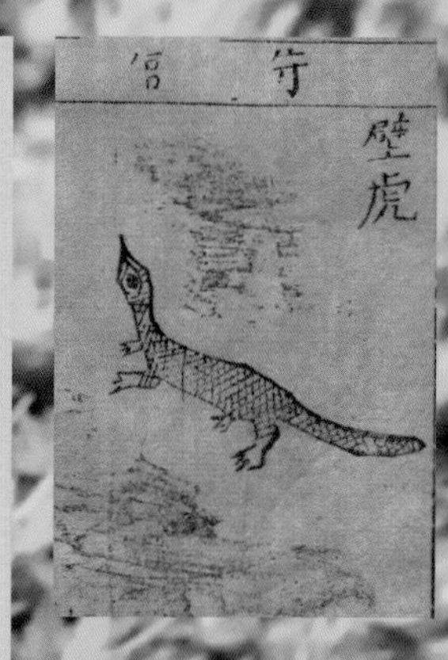

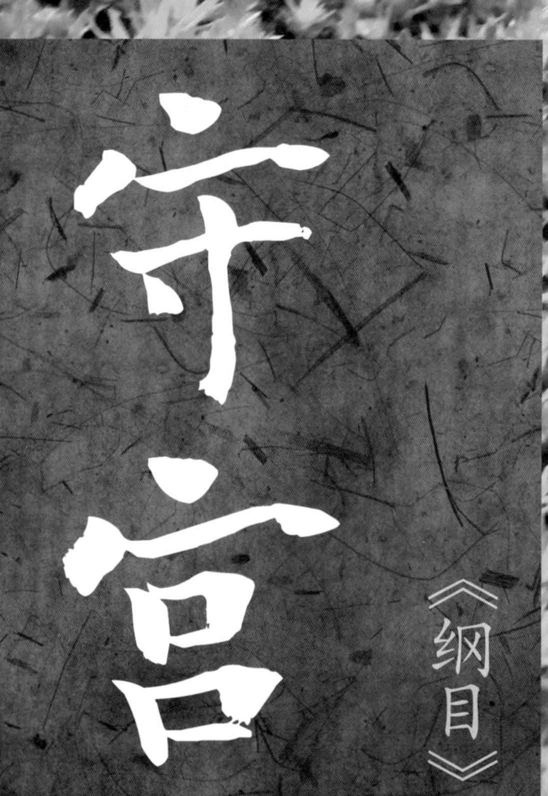

△无蹼壁虎（*Gekko swinhonis*）

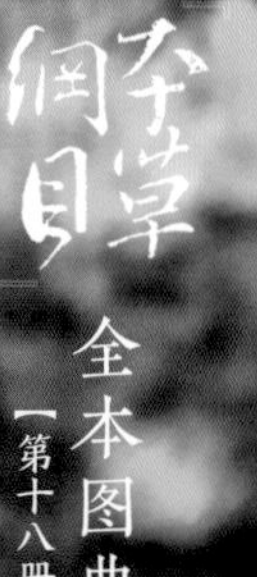

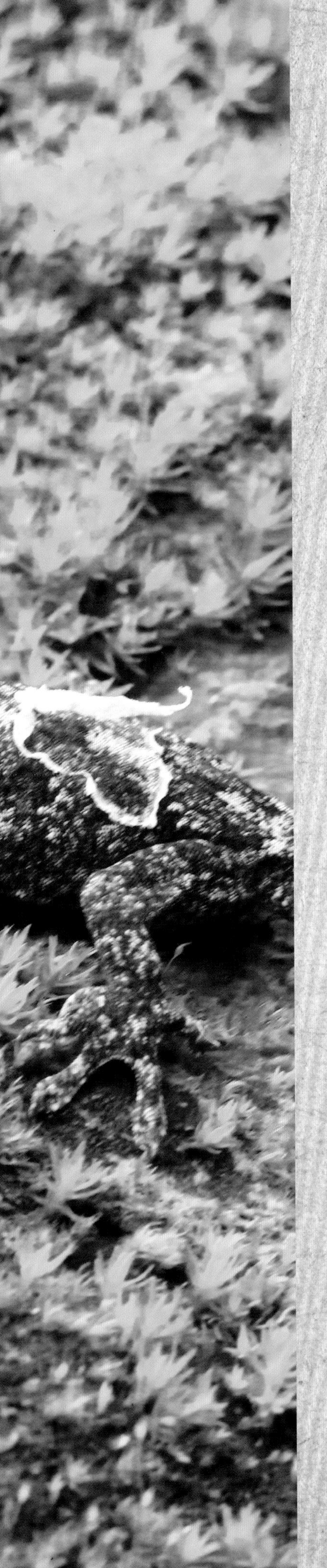

‖ **释名** ‖

壁宫苏恭**壁虎**时珍**蝎虎**苏恭**蝘蜓**音偃殄。[弘景曰] 蝘蜓喜缘篱壁间，以朱饲之，满三斤杀，干末以涂女人身，有交接事便脱，不尔如赤志，故名守宫，而蜥蜴亦名守宫，殊难分别，按东方朔云若非守宫则蜥蜴是矣。[恭曰] 蝘蜓又名蝎虎，以其常在屋壁，故名守宫，亦名壁宫。饲朱点妇人，谬说也。[时珍曰] 守宫善捕蝎、蝇，故得虎名。春秋考异邮云：守宫食虿，土胜水也。点臂之说，淮南万毕术、张华博物志、彭乘墨客挥犀皆有其法，大抵不真。恐别有术，今不传矣。扬雄方言云：秦、晋、西夏谓之守宫，亦曰蚱蠦，南阳人呼为蝘蜓，在泽中者谓之蜥蜴，楚人谓之蝾螈。

‖ **集解** ‖

[时珍曰] 守宫，处处人家墙壁有之。状如蛇医，而灰黑色，扁首长颈，细鳞四足，长者六七寸，亦不闻噬人。南人有十二时虫，即守宫之五色者，附见于下。

‖ **气味** ‖

咸，寒，有小毒。

‖ **主治** ‖

中风瘫痪，手足不举，或历节风痛，及风痓惊痫，小儿疳痢，血积成痞，疠风瘰疬，疗蝎螫。时珍。

‖ **发明** ‖

[时珍曰] 守宫旧附见于石龙下，云不入药用。近时方术多用之。杨仁斋言惊痫皆心血不足，其血与心血相类，故治惊痫，取其血以补心。其说近似，而实不然。盖守宫食蝎虿，蝎虿乃治风要药。故守宫所治风痓惊痫诸病，亦犹蜈、蝎之性能透经络也。且入血分，故又治血病疮疡。守宫祛风，石龙利水，功用自别，不可不知。

‖ **附方** ‖

新十四。**小儿脐风**用壁虎后半截焙为末，男用女乳，女用男乳，调匀，入稀鸡矢少许，掺舌根及牙关。仍以手蘸摩儿，取汗出。甚妙。笔峰杂兴方。**久年惊痫**守宫膏：用守宫一个，剪去四足，连血研烂，入珍珠、麝香、龙脑香各一字，研匀，以薄荷汤调服。仍先或吐或下去痰涎，而后用此，大有神效。奇效方。**小儿撮口**用朱砂末安小瓶内，捕活蝎虎一个入瓶中，食砂末月余，待体赤，阴干为末。每薄荷汤服三四分。方广附余。**心虚惊痫**用褐色壁虎一枚，连血研烂，入朱砂、麝香末少许，薄荷汤调服。继服二陈汤，神效。仁斋直指。**瘫痪走痛**用蝎虎即蝘蜓一枚炙黄，陈皮五分，罂粟壳一钱，甘草、乳香、没药各二钱半，为末。每服三钱，水煎服。医学正传。**历节风痛**不可忍者。壁虎丸：用壁虎三枚生研，蛴螬三枚，湿纸包煨研，地龙五条生研，草乌头三枚生研，木香五钱，乳香末二钱半，麝香一钱，龙脑五分，合研成膏，入酒糊捣丸如梧桐子大。每日空心乳香酒服三十丸，取效。总录。**破伤中风**身如角弓反张，筋急口噤者，用守宫丸治之。守宫炙干去足七枚，天南星酒浸三日晒干一两，腻粉半钱，为末，以薄面糊丸绿豆大。每以七丸，酒灌下，少顷汗出得解，更与一服，再汗即瘥。或加白附子一两，以蜜丸。圣惠方。**疠风成癞**祛风散：用东行蝎虎一条焙干，大蚕沙五升水淘炒，各为末，以小麦面四升，拌作络索，曝干研末。每服一二合，煎柏叶汤下，日三服，取效。卫生宝鉴。**瘰疬初起**用壁虎一枚，焙研。每日服半分，酒服。青囊。**血积成块**用壁虎一枚，白面和一鸭子大，包裹研烂，作饼烙熟食之，当下血块。不过三五次即愈，甚验。青囊。**小儿疳疾**蝎虎丹：治一切疳瘦、下痢，证候全备，及无辜疳毒，如邪病者。用干雄蝎虎一个微炙，蜗牛壳、兰香根、靛花、雄黄、麝香各一分，龙脑半分，各研为末，米醋煮糊丸黍米大。每脂麻汤下十丸，日二服，取效。奇效良方。**虿蝎螫伤**端午日午时收壁虎一枚，以鸡胆开一窍盛之，阴干。每以一星敷上即止，神效。青囊。**反胃膈气**地塘虫即壁虎也，七个，砂锅炒焦，木香、人参、朱砂各一钱半，乳香一钱，为末，蜜丸梧子大。每服十丸，木香汤下，早晚各一服。丹溪摘玄。**痈疮大痛**壁虎焙干研末，油调傅之，即止。医方摘要。

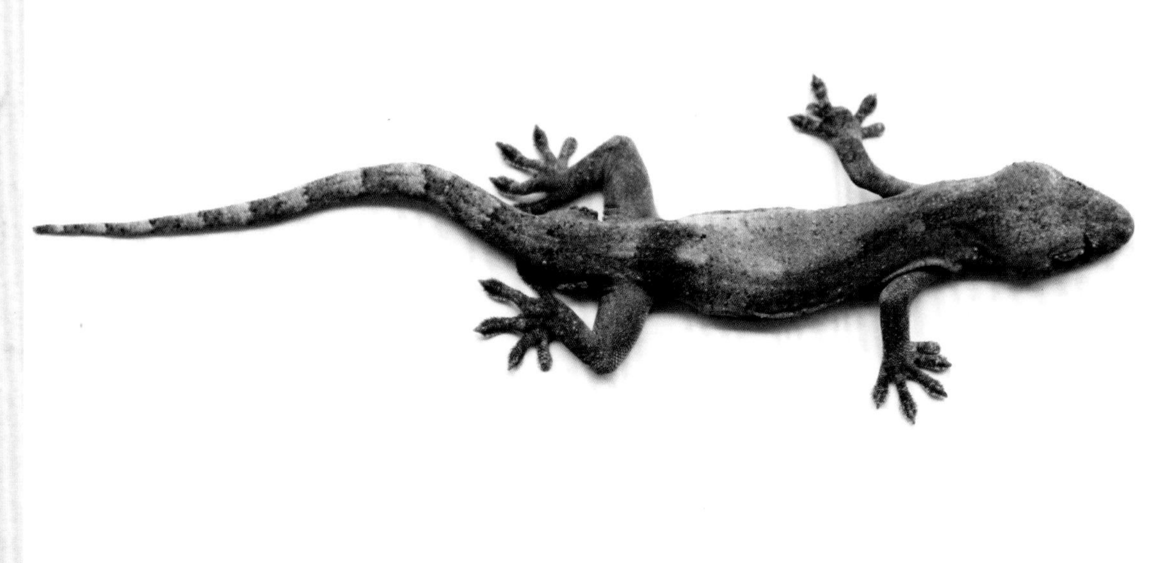

△守宫的原动物

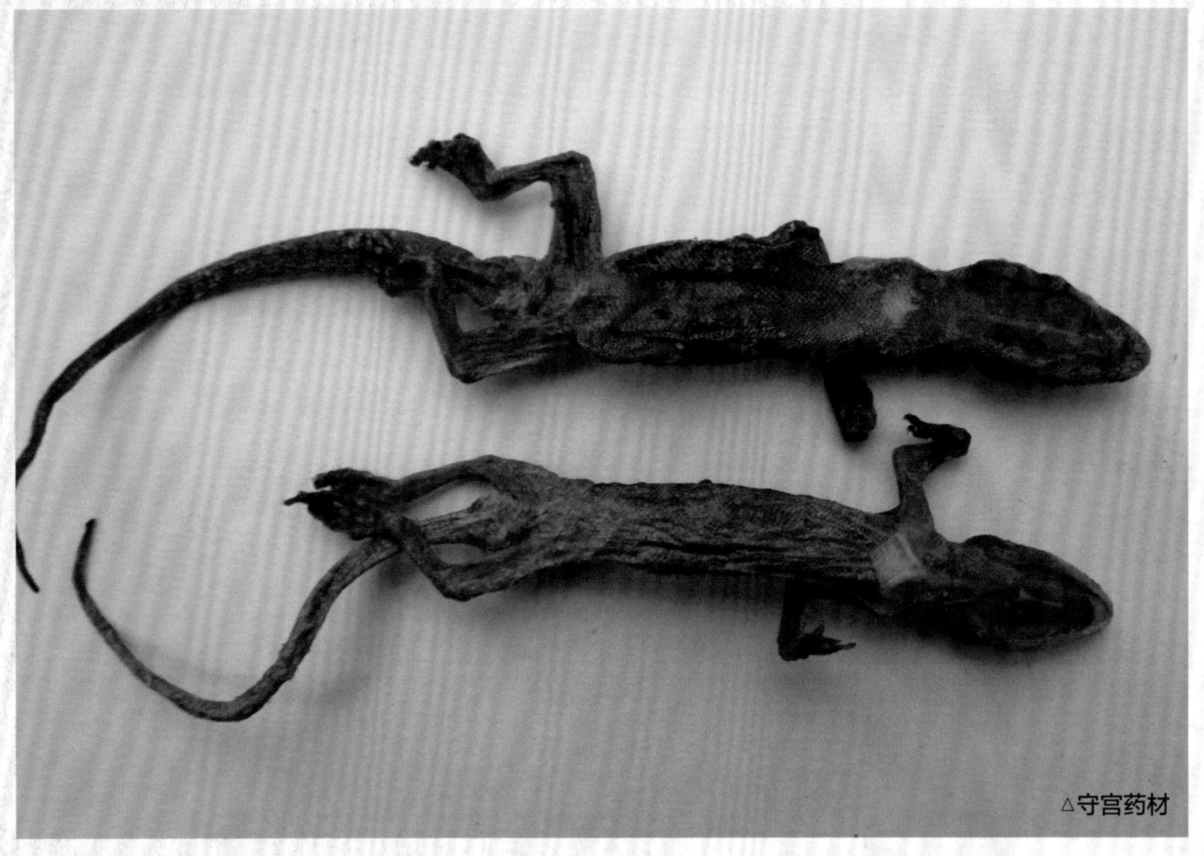
△守宫药材

粪

‖ **主治** ‖

烂赤眼。时珍。

‖ **附方** ‖

新一。**胎赤烂眼**昏暗。用蝎虎数枚，以罐盛黄土按实，入蝎虎在内，勿令损伤。以纸封口，穿数孔出气。候有粪数粒，去粪上一点黑者，只取一头白者，唾津研成膏，涂眼睫周回，不得揩拭。来早以温浆水洗三次，甚效。圣济总录。

‖ **附录** ‖

十二时虫 [时珍曰] 十二时虫，一名避役，出容州、交州诸处，生人家篱壁、树木间，守宫之类也。大小如指，状同守宫，而脑上连背有肉鬣如冠帻，长颈长足，身青色，大者长尺许，尾与身等，啮人不可疗。岭南异物志言：其首随十二时变色，见者主有喜庆。博物志言：其阴多缃绿，日中变易，或青或绿，或丹或红。北户录言不能变十二色，但黄、褐、青、赤四色而已。窃按陶弘景言：石龙五色者为蜥蜴。陆佃蜥蜴能十二时变易，故得易名。若然，则此虫亦蜥蜴矣，而生篱壁间，盖五色守宫尔。陶氏所谓守宫螫人必死，及点臂成志者，恐是此物。若寻常守宫，既不堪点臂，亦未有螫人至死者也。

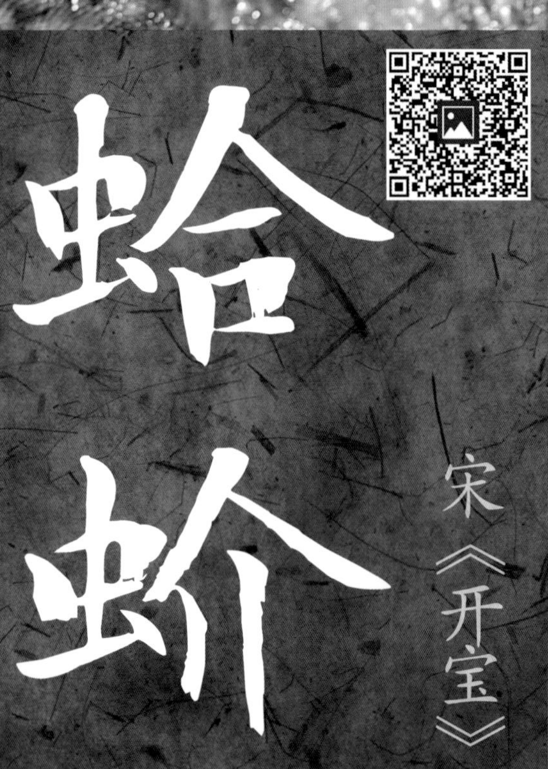

蛤蚧

宋《开宝》

‖ **基原** ‖

据《纲目彩图》《大辞典》《中华本草》等综合分析考证，本品为壁虎科动物蛤蚧 *Gekko gecko* Linnaeus。分布于福建、江西、广东、广西、贵州、云南等地。《药典》收载蛤蚧药材为壁虎科动物蛤蚧的干燥体；全年均可捕捉，除去内脏，拭净，用竹片撑开，使全体扁平顺直，低温干燥。

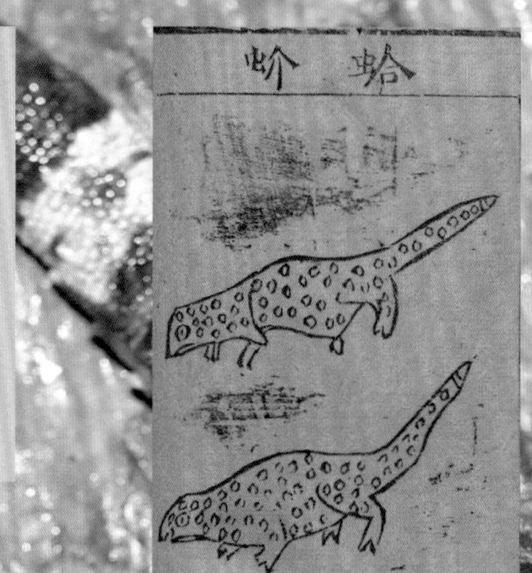

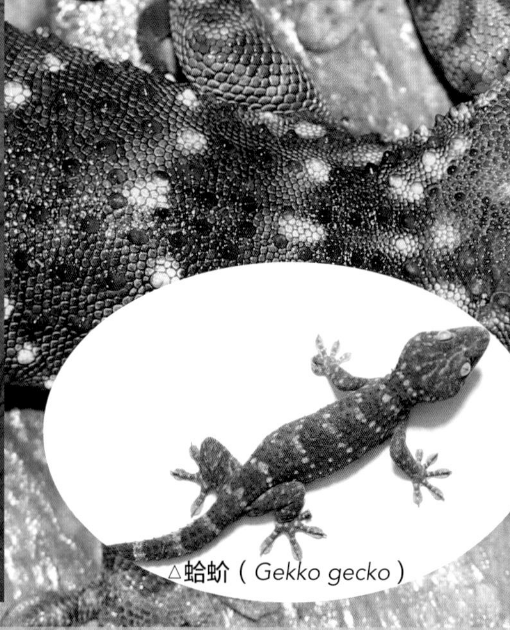

△蛤蚧（*Gekko gecko*）

蛤蚧 *Gekko gecko* COI 条形码主导单倍型序列：

1 CACCCTATAC TTCCTATTTG GTCTCTGAGC AGGTATGGTG GGCGCAGCAC TTAGCCTCCT TATCCGTGCT GAACTAAGTC
81 AACCAGGGGC ACTCCTTGGA AACGACCAAC TGTATAATGT AATCGTAACA GCACATGCAT TTGTAATAAT CTTCTTCATA
161 GTGATACCCG TTATAATTGG GGGATTTGGC AATTGATTAA TCCCTTTAAT AATTGGCGCA CCGGACATAG CCTTTCCACG
241 CATAAACAAT ATAAGTTTCT GACTACTCCC TCCATCACTA TTTCTCCTAC TGGCCTCCGC GAGTGTGGAG GCTGGGGCGG
321 GGACAGGATG GACTGTATAC CCCCCACTAG CAGCTAATCT AGCACATGCA GGCGCATCTG TCGACCTGGC CATCTTCTCC
401 TTACACCTAG CTGGGATCTC TTCCATCTTA GGGGCCATCA ATTTTATCAC CACCTGCATT AATATGAAAA CCCCAAGCAT
481 AACCCAATAC ACGACACCCC TGTTTGTATG GTCAGTTCTA ATTACTGCCG TACTACTTCT CCTAGCACTA CCAGTGCTTG
561 CCGCCGGCAT CACCATATTG TTGACCGATC GTAATCTTAA CACATCATTC TTTGACCCCG CCGGGGGCGG GGACCCCGTA
641 CTATATCAAC ACCTGTTC

△蛤蚧

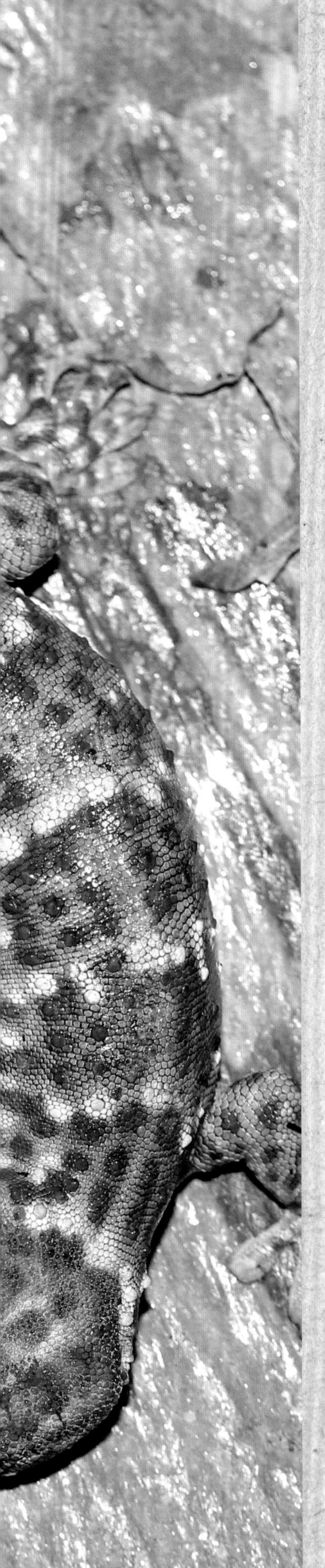

‖ **释名** ‖

蛤蟹日华**仙蟾**。[志曰] 一雌一雄，常自呼其名。[时珍曰] 蛤蚧因声而名，仙蟾因形而名。岭南人呼蛙为蛤，又因其首如蛙、蟾也。雷斅以雄为蛤，以雌为蚧，亦通。

‖ **集解** ‖

[志曰] 蛤蚧生岭南山谷，及城墙或大树间。形如大守宫，身长四五寸，尾与身等。最惜其尾，见人取之，多自啮断其尾而去。药力在尾，尾不全者不效。扬雄方言云：桂林之中，守宫能鸣者，俗谓之蛤蚧，盖相似也。[禹锡曰] 按岭表录异云：蛤蚧首如蛤蟆，背有细鳞，如蚕子，土黄色，身短尾长。多巢于榕木及城楼间，雌雄相随，旦暮则鸣。或云鸣一声是一年者。俚人采鬻，云治肺疾。[珣曰] 生广南水中，夜即居于榕树上。雌雄相随，投一获二。近日西路亦有之，其状虽小，滋力一般。俚人采之割腹，以竹张开，曝干鬻之。[颂曰] 人欲得首尾全者，以两股长柄铁叉，如粘黐等状，伺于榕木间，以叉刺之，一股中脑，一股着尾，故不能啮也。入药须雌雄两用。或云阳人用雄，阴人用雌。[斅曰] 雄为蛤，皮粗口大，身小尾粗；雌为蚧，皮细口尖，身大尾小。[时珍曰] 按段公路北户录云：其首如蟾蜍，背绿色，上有黄斑点，如古锦纹，长尺许，尾短，其声最大，多居木窍间，亦守宫、蜥蜴之类也。又顾玠海槎录云：广西横州甚多蛤蚧，牝牡上下相呼，累日，情洽乃交，两相抱负，自堕于地。人往捕之，亦不知觉，以手分劈，虽死不开。乃用熟稿草细缠，蒸过曝干售之，炼为房中之药甚效。寻常捕者，不论牝牡，但可为杂药及兽医方中之用耳。

‖ **修治** ‖

[斅曰] 其毒在眼。须去眼及甲上、尾上、腹上肉毛，以酒浸透，隔两重纸缓焙令干，以瓷器盛，悬屋东角上一夜用之，力可十倍，勿伤尾也。[日华曰] 凡用去头、足，洗去鳞鬣内不净，以酥炙用，或用蜜炙。[李珣曰] 凡用须炙令黄色，熟捣。口含少许，奔走不喘息者，为真也。宜丸散中用。

‖ **气味** ‖

咸，平，有小毒。[日华曰] 无毒。

‖ **主治** ‖

久咳嗽，肺劳传尸，杀鬼物邪气，下淋沥，通水道。开宝。**下石淋，通月经，治肺气，疗咳血。**日华。**肺痿咯血，咳嗽上气，治折伤。**海药。**补肺气，益精血，定喘止嗽，疗肺痈消渴，助阳道。**时珍。

‖ **发明** ‖

[宗奭曰] 补肺虚劳嗽有功。[时珍曰] 昔人言补可去弱，人参羊肉之属。蛤蚧补肺气，定喘止渴，功同人参；益阴血，助精扶羸，功同羊肉。近世治劳损痿弱，许叔微治消渴，皆用之，俱取其滋补也。刘纯云：气液衰、阴血竭者，宜用之。何大英云：定喘止嗽，莫佳于此。

‖ **附方** ‖

旧二。**久嗽肺痈** [宗奭曰] 久嗽不愈，肺积虚热成痈，咳出脓血，晓夕不止，喉中气塞，胸膈噎痛。用蛤蚧、阿胶、鹿角胶、生犀角、羚羊角各二钱半，用河水三升，银石器内文火熬至半升，滤汁。时时仰卧细呷。日一服。张刑部子皋病此，田枢密况授方，服之遂愈。**喘嗽面浮**并四肢浮者。蛤蚧一雌一雄，头尾全者，法酒和蜜涂之，炙熟，紫团人参似人形者，半两为末，化蜡四两，和作六饼。每煮糯米薄粥一盏，投入一饼搅化，细细热呷之。普济。

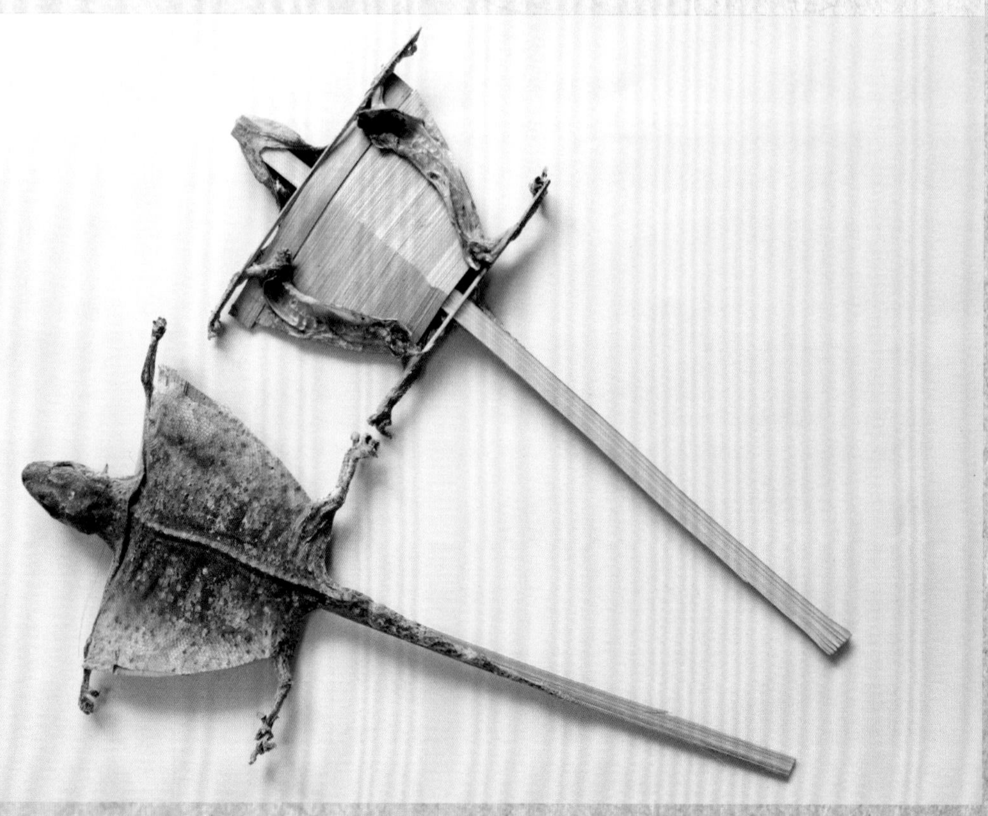

△蛤蚧药材

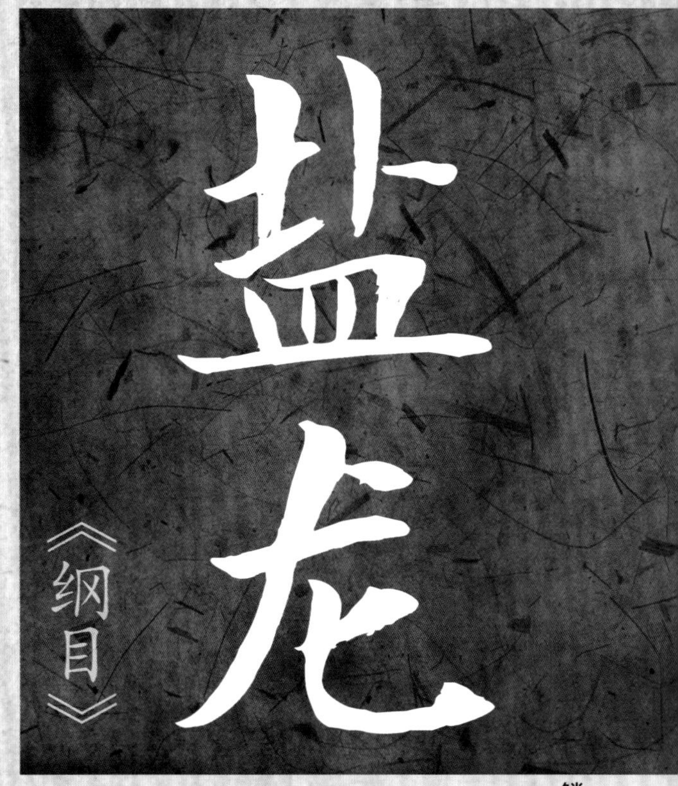

‖**集解**‖

[时珍曰] 按何薳春渚纪闻云：宋徽宗时，将军萧注破南蛮，得其所养盐龙，长尺余，藉以银盘，中置玉盂，以玉筯摝海盐饲之。每鳞中出盐则收取，云能兴阳事，每以温酒服一钱匕。后龙为蔡京所得，及死，以盐封，数日取用亦有力。愚按此物生于殊方，古所不载，而有此功，亦希物也。因附于此以俟。

鳞之二蛇类一十七种

‖ **基原** ‖

据《纲目图鉴》《中华本草》《大辞典》等综合分析考证，本品为锦蛇（王锦蛇）*Elaphe carinata* (Guenther)、红点锦蛇 *E. rufodorsata* (Cantor)、赤链蛇 *Dinodon rufozonatum* (Cantor)、黑眉锦蛇 *Elaphe. taeniura* Cope、乌梢蛇 *Zaocys dhumnades* (Cantor) 等多种蛇蜕下的皮膜。锦蛇分布于西南、华中及甘肃、陕西、江苏等地，红点锦蛇分布于东北、华东及河北、山西、湖北等地，赤链蛇分布于东北及河北、山西、陕西等地，黑眉锦蛇、乌梢蛇分布分别参见本卷“黄颔蛇”“乌蛇”项下。《动物药志》还收载有枕纹锦蛇 *E. dione* (Pallas) 等共 50 余种。《药典》收载蛇蜕药材为游蛇科动物黑眉锦蛇、锦蛇或乌梢蛇等蜕下的干燥表皮膜；春末夏初或冬初收集，除去泥沙，干燥。

蛇蜕

《本经》下品

◁蛇蜕药材

◁乌梢蛇（*Zaocys dhumnades*）

黑眉锦蛇 *Elaphe taeniura* COI 条形码主导单倍型序列：

1 AACCCTATAC CTACTATTTG GCGCATGATC CGGCCTAATT GGGGCCTGCC TAAGCATTAT TATACGAATA GAGCTAACCC
81 AGCCGGGCTC CCTATTAGGA AGCGACCAGA TCTTTAATGT TCTAGTCACA GCCCATGCAT TTATCATAAT CTTCTTCATA
161 GTAATACCGA TTATAATCGG GGGCTTCGGC AACTGACTAA TCCCCTTAAT AATCGGAGCC CCTGACATAG CTTTTCCACG
241 GATAAACAAT ATAAGCTTCT GACTCCTACC ACCAGCACTA CTACTCCTAT TATCCTCCTC CTACGTTGAA GCCGGGGCCG
321 GCACAGGGTG AACCGTATAC CCGCCACTAT CAGGAAACCT AGTACACTCA GGCCCATCAG TAGACCTAGC AATTTTTTCC
401 CTACATCTAG CAGGCGCCTC CTCCATCCTG GGGGCAATTA ATTTTATCAC GACATGTATT AACATAAAAC CTAAATCTAT
481 ACCTATATTT AACATCCCCT TATTTGTGTG ATCAGTCTTA ATCACCGCTA TTATACTACT ACTAGCCCTA CCCGTACTAG
561 CAGCAGCAAT TACCATACTA TTAACTGACC GCAATCTAAA CACCTCTTTC TTTGACCCGT GCGGAGGGGG AGACCCGGTA
641 CTATTTCAAC ACCTATTT

锦蛇 *Elaphe carinata* COI 条形码主导单倍型序列：

1 AACCCTATAC CTACTATTTG GAGCATGATC TGGCCTAATC GGAGCTTGCC TGAGCATTCT AATACGAATA GAACTGACTC
81 AGCCGGGGTC ATTACTAGGC AGCGACCAGA TTTTTAATGT ACTAGTTACT GCTCATGCAT TTATTATAAT CTTCTTCATG
161 GTAATACCAA TTATAATCGG CGGATTCGGC AACTGATTAA TCCCATTAAT AATCGGAGCT CCCGACATAG CCTTTCCACG
241 GATAAATAAT ATAAGCTTCT GACTCCTACC ACCAGCACTG CTTCTTCTCC TATCTTCCTC ATATGTTGAA GCCGGGGCTG
321 GCACAGGATG AACTGTATAC CCCCCATTGT CAGGTAATCT AGTACACTCC GGCCCATCAG TAGATCTAGC AATCTTCTCC
401 TTACACCTAG CAGGAGCCTC CTCCATTCTA GGAGCAATTA ACTTTATTAC AACATGCATT AACATAAAAC CAAAATCCAT
481 ACCAATATTC AATATTCCCC TGTTTGTTTG ATCTGTACTT ATCACCGCTA TTATACTACT ACTAGCCCTA CCCGTACTAG
561 CAGCAGCAAT CACCATACTA TTAACCGACC GAAACCTAAA CACCTCTTTC TTTGATCCTT GTGGAGGGGG GGATCCAGTA
641 CTATTTCAAC ACTTATTC

‖释名‖

蛇皮甄权**蛇壳**俗名**龙退**纲目**龙子衣**本经**龙子皮**别录**弓皮**本经**蛇符**同上　**蛇筋**吴普。

[时珍曰] 蛇字，古文象其宛转有盘曲之形。蜕音脱，又音退，退脱之义也。龙、弓、符、筋，并后世廋隐之名耳。

‖集解‖

[别录曰] 生荆州川谷及田野。五月五日、十五日取之，良。[弘景曰] 草中少见虺蝮蜕，惟有长者，多是赤蛙、黄颔辈，其皮不可辨，但取石上完全者为佳。[颂曰] 南中木石上，及人家墙屋间多有之。蛇蜕无时，但着不净即脱。或大饱亦脱。

‖修治‖

[敩曰] 凡使，勿用青、黄、苍色者，只用白色如银者。先于地下掘坑，深一尺二

寸，安蜕于中，一宿取出，醋浸炙干用。[时珍曰] 今人用蛇蜕，先以皂荚水洗净缠竹上，或酒、或醋、或蜜浸，炙黄用。或烧存性，或盐泥固煅，各随方法。

‖ **气味** ‖

咸、甘，平，无毒。火熬之良。[权曰] 有毒。畏磁石及酒。孕妇忌用。

‖ **主治** ‖

小儿百二十种惊痫蛇痫，癫疾瘛疭，弄舌摇头，寒热肠痔，蛊毒。本经。**大人五邪，言语僻越，止呕逆明目。烧之疗诸恶疮。**别录。**喉痹，百鬼魅。**甄权。**炙用辟恶，止小儿惊悸客忤。煎汁傅疬疡，白癜风。催生。**日华。**安胎。**孟诜。**止疟。**[藏器曰] 正发日取塞两耳，又以手持少许，并服盐醋汁令吐。**辟恶去风杀虫。烧末服，治妇人吹奶，大人喉风，退目翳，消木舌。傅小儿重舌重腭，唇紧解颅，面疮月蚀，天泡疮，大人疔肿，漏疮肿毒。煮汤，洗诸恶虫伤。**时珍。

‖ **发明** ‖

[宗奭曰] 蛇蜕，从口退出，眼睛亦退。今眼药及去翳膜用之，取此义也。[时珍曰] 入药有四义：一能辟恶，取其变化性灵也，故治邪僻、鬼魅、蛊疟诸疾；二能去风，取其属巽性窜也，故治惊痫、癜驳、喉舌诸疾；三能杀虫，故治恶疮、痔漏、疥癣诸疾，用其毒也；四有蜕义，故治翳膜、胎产、皮肤诸疾，会意从类也。

‖ **附方** ‖

旧十一，新二十一。**喉痹**心镜治小儿喉痹肿痛。烧末，以乳汁服一钱。**缠喉风疾**气闭者。杜壬方用蛇蜕炙、当归等分，为末。温酒服一钱，取吐。一方：用蛇皮揉碎烧烟，竹筒吸入即破。一方：蛇皮裹白梅一枚，噙咽。**大小口疮**蛇蜕皮水浸软，拭口内，一二遍，即愈。仍以药贴足心。婴孩宝鉴。**小儿木舌**蛇蜕烧灰，乳和服少许。千金方。**小儿重舌**千金。**小儿重腭**并用蛇蜕灰，醋调傅之。圣惠方。**小儿口紧**不能开合饮食，不语即死。蛇蜕烧灰，拭净傅之。千金方。**小儿解颅**蛇蜕熬末，以猪颊车髓和，涂之，日三四易。千金方。**小儿头疮。小儿面疮**同上。**小儿月蚀。**并用蛇蜕烧灰，腊猪脂和，傅之。肘后方。**小儿吐血**蛇蜕灰，乳汁调，服半钱。子母秘录。**痘后目翳**周密齐东野语云：小儿痘后障翳。用蛇蜕一条，洗焙，天花粉五分，为末。以羊肝破开，夹药缚定，米泔水煮食。予女及甥，皆用此得效，真奇方也。**卒生翳膜**蛇蜕皮一条，洗晒细剪，以白面和作饼，炙焦黑色，为末。食后温水服一钱，日二次。圣惠方。**小便不通**全蛇蜕一条，烧存性研，温酒服之。**胎痛欲产**日月未足者。以全蜕一条，绢袋盛，绕腰系之。千金方。**横生逆生，胞衣不下**千金用蛇蜕炒焦为末，向东酒服一刀圭，即顺。十全博救方用蛇皮一条，瓶子内盐泥固，煅研二钱，榆白皮汤服。济生秘览治逆生须臾不救。用蛇蜕一具，蝉蜕十四个，头发一握，并烧存性，分二服，酒下。仍以小针刺儿足心三七下，擦盐少许，即生。**妇人产难**蛇蜕泡水，浴产门，自易。宝鉴。**妇人吹乳**蛇皮一尺七寸，烧末，温酒一盏服。产乳。**肿毒无头**蛇蜕灰，猪脂和涂。肘后。**石痈无脓**坚硬如石。用蛇蜕皮贴之，经宿便愈。总录。**诸漏有脓**蛇蜕灰，水和，傅上，即虫出。千金方。**丁肿鱼脐**外台用蛇蜕鸡子大，水四升，煮三四沸，服汁立瘥。直指：治鱼脐疮出水，四畔浮浆。用蛇蜕烧存性研，鸡子清和傅。**恶疮似癞**十年不瘥者。全蜕一条烧灰，猪脂和傅。仍烧一条，温酒服。千金方。**癜风白驳**圣惠用蛇皮灰，醋调涂。外台用蛇蜕摩数百遍，令热，弃草中勿回顾。**陷甲入肉**痛苦。用蛇皮一具烧灰，雄黄一弹丸，同研末。先以温浆洗疮，针破贴之。初虞世方。**耳忽大痛**如有虫在内奔走，或血水流出，或干痛不可忍者。蛇退皮烧存性研，鹅翎吹之立愈。经验秘方也。杨拱医方摘要。

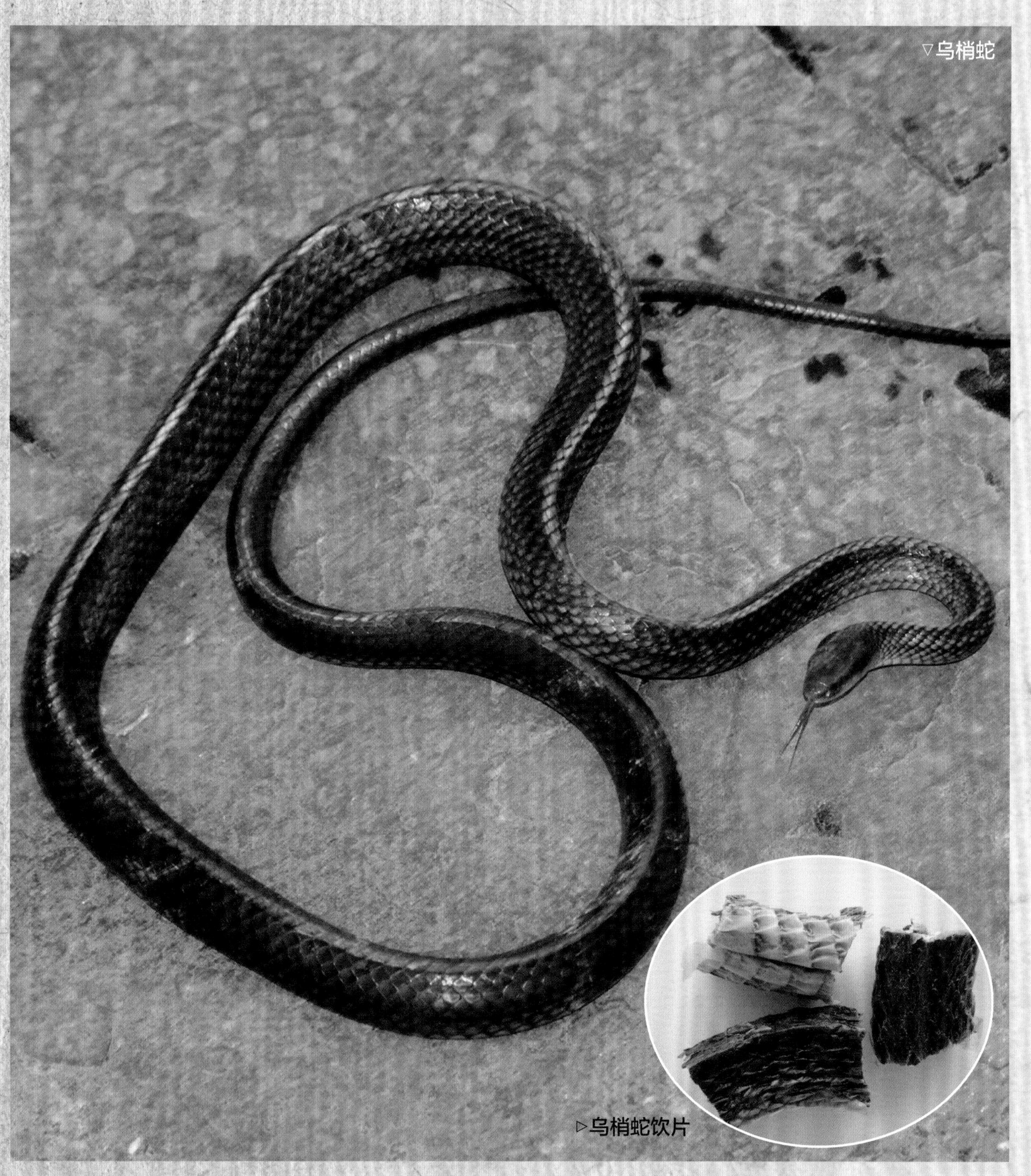
▽乌梢蛇

▷乌梢蛇饮片

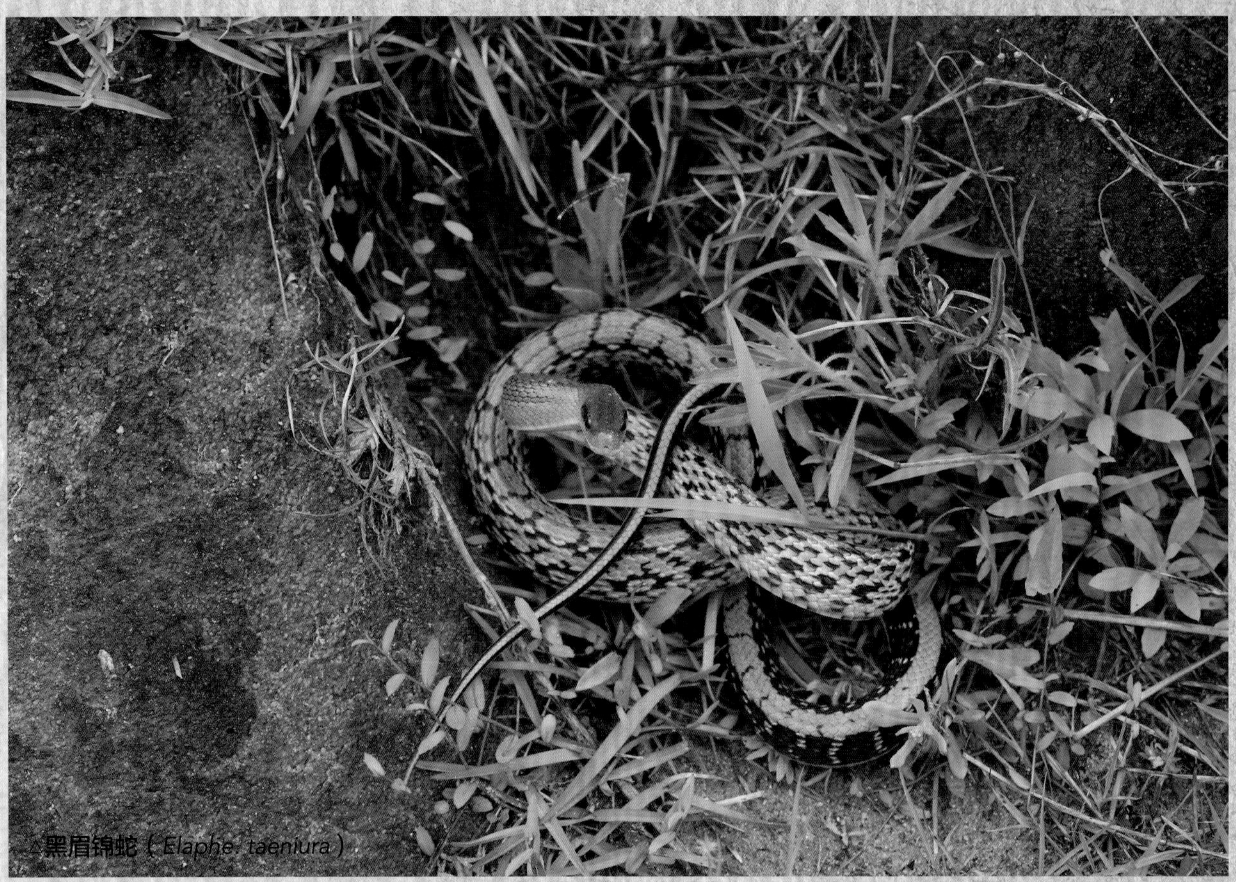

△黑眉锦蛇（*Elaphe. taeniura*）

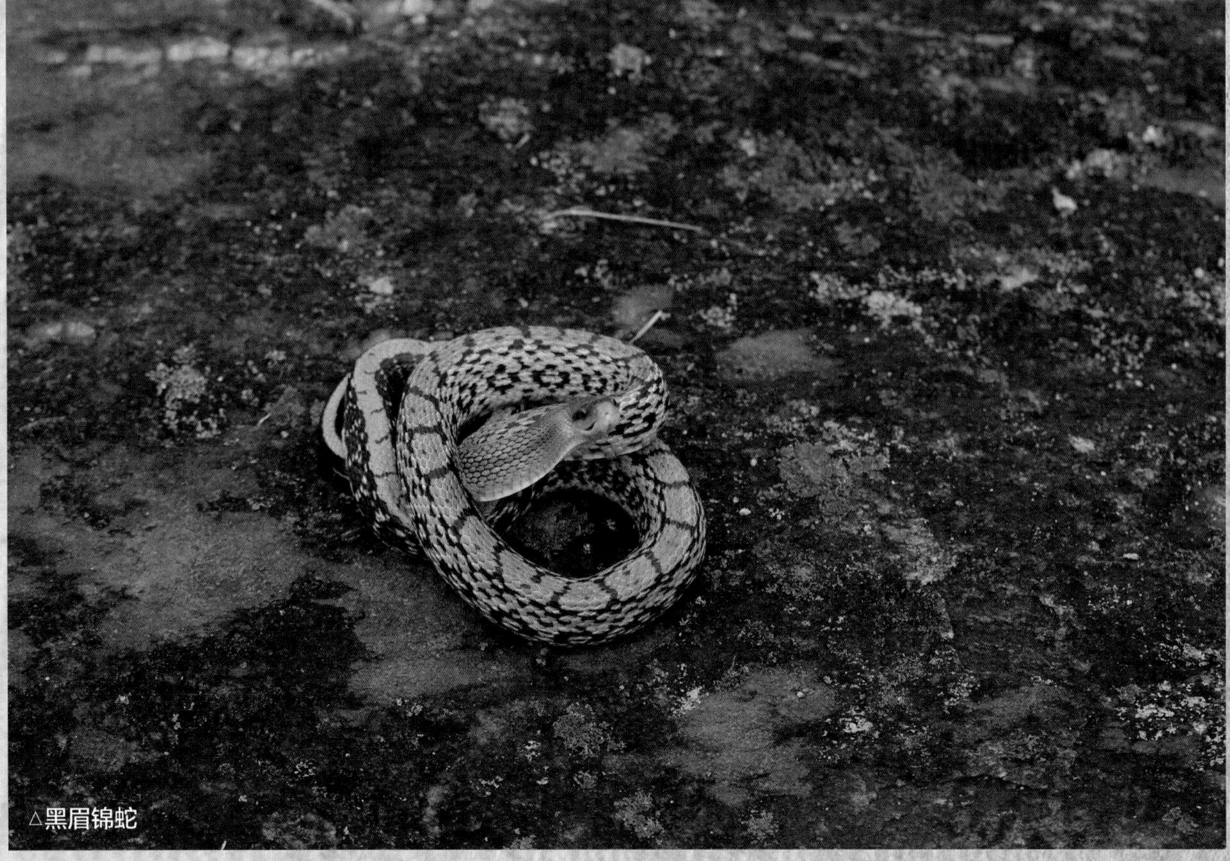

△黑眉锦蛇

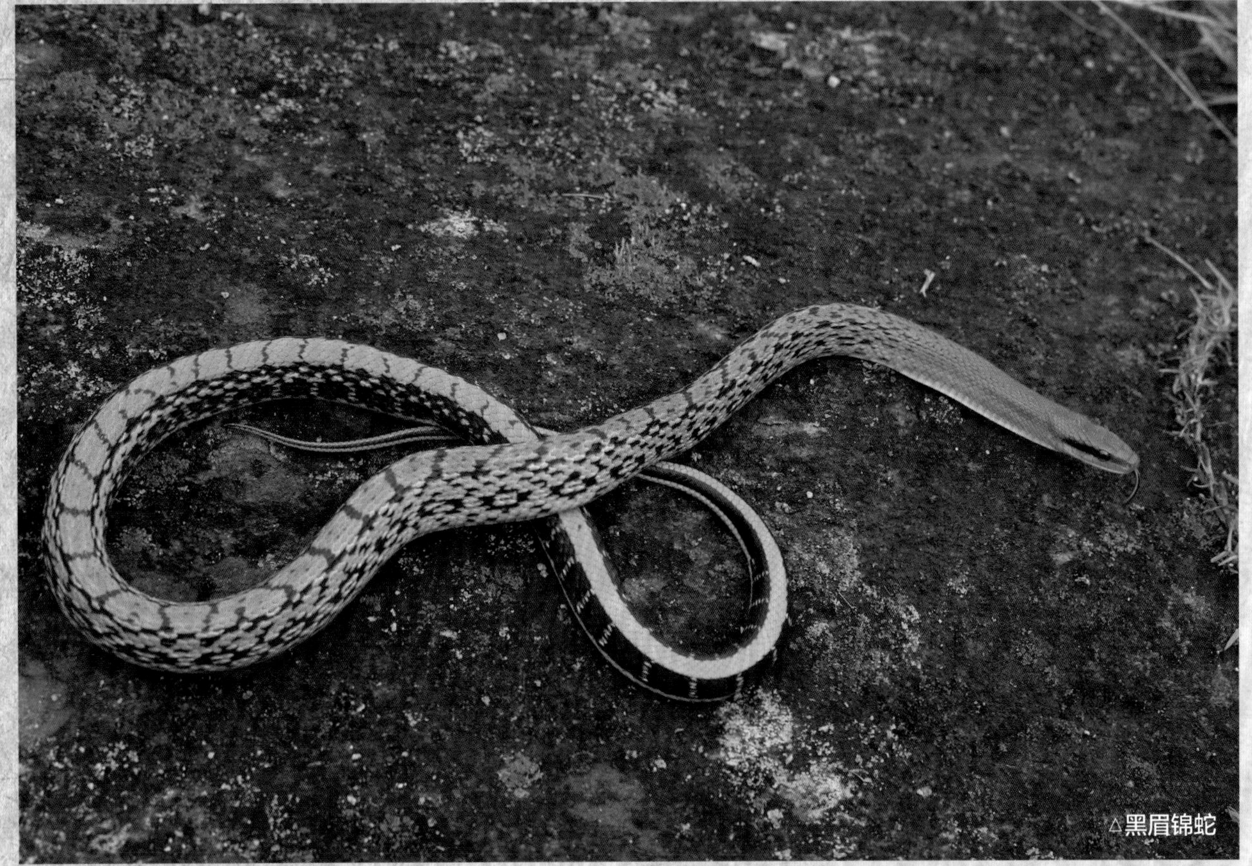

△黑眉锦蛇

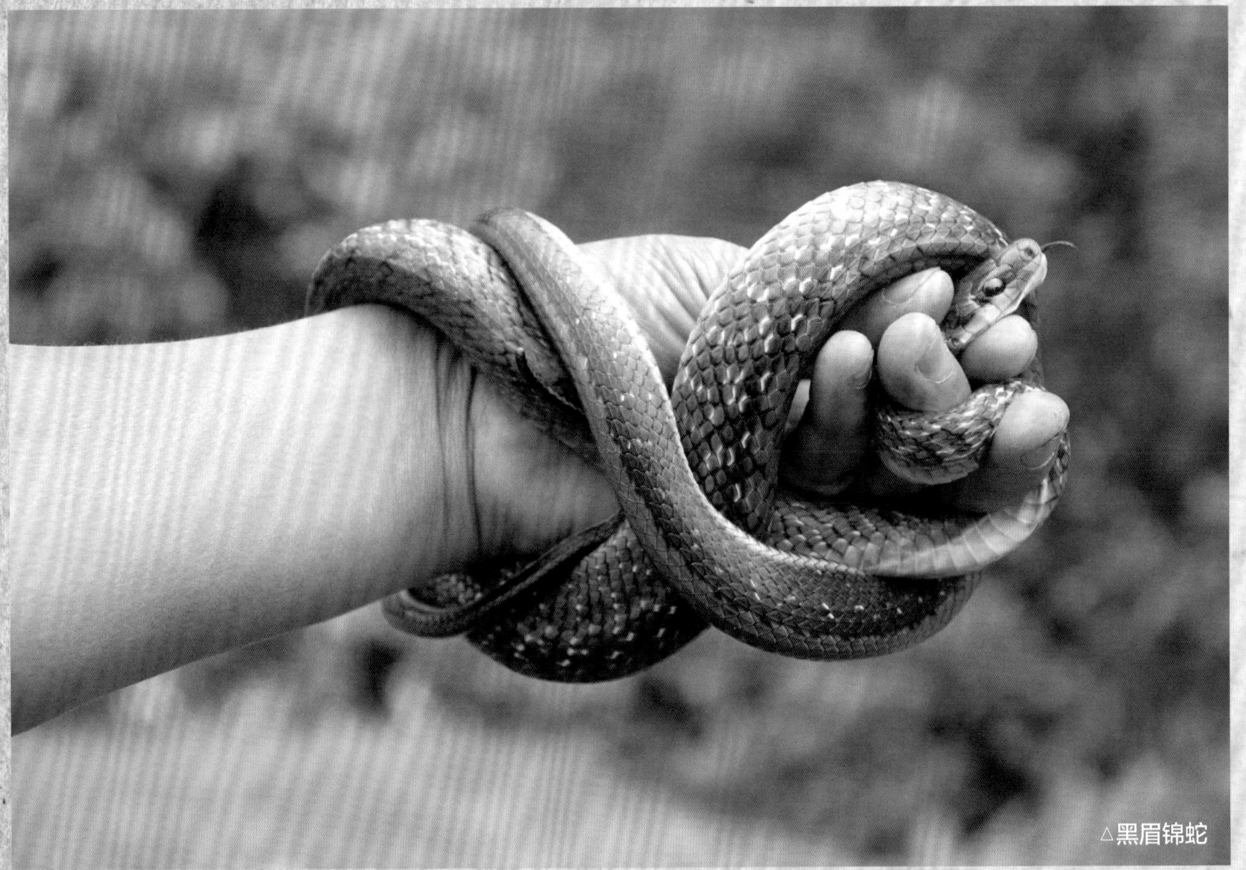

△黑眉锦蛇

‖ **基原** ‖

据《纲目图鉴》《中华本草》《大辞典》等综合分析考证，本品为蟒科动物蟒蛇 *Python molurus bivittatus* Schlegel。分布于福建、广东、海南、广西、云南等地。《动物药志》还收载有东方沙蟒 *Eryx tataricus* (Lichtenstein)。

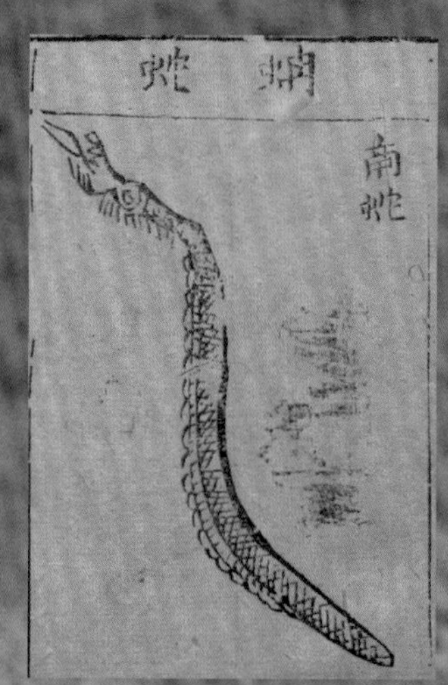

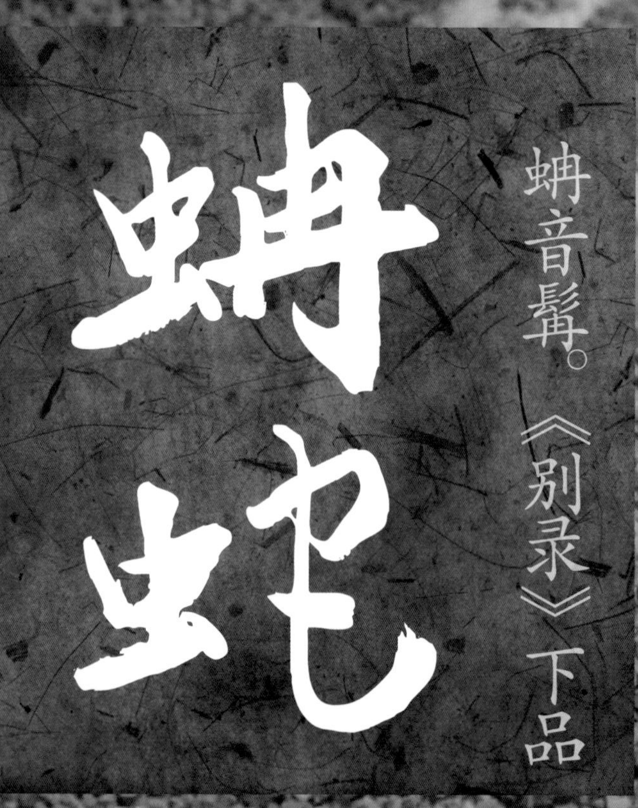

蚺音髯。《别录》下品

▷蟒蛇（*Python molurus*）

‖ **释名** ‖

南蛇纲目 **埋头蛇。**[时珍曰] 蛇属纡行，此蛇身大而行更纡徐，冉冉然也，故名蚺蛇。或云鳞中有毛如髯也。产于岭南，以不举首者为真，故世称为南蛇、埋头蛇。

‖ **集解** ‖

[颂曰] 蚺蛇，陶弘景言出晋安，苏恭言出桂广以南高、贺等州，今岭南诸郡皆有之。[弘景曰] 大者二三围。在地行不举头者是真，举头者非真。其膏、胆能相乱。[韩保升曰] 大者径尺，长丈许，若蛇而粗短。[恭曰] 其形似鳢，头似鼍，尾圆无鳞，性难死。土人截其肉作脍，谓为珍味。[藏器曰] 其脍着醋，能卷人箸，终不可脱，惟以芒草作箸乃可。段成式酉阳杂俎云：蚺蛇长十丈。尝吞鹿，鹿消尽，乃绕树，则腹中之骨穿鳞而出，养疮时肪腴甚美。或以妇人衣投之，则蟠而不起。[时珍曰] 按刘恂录异记云：蚺蛇，大者五六丈，围四五尺；小者不下三四丈，身有斑纹，如故锦缬。春夏于山林中伺鹿吞之，蛇遂羸瘦，待鹿消乃肥壮也。或言一年食一鹿也。又顾玠海槎录云：蚺蛇吞鹿及山马，从后脚入，毒气呵及，角自解脱。其胆以小者为佳。王济手记云：横州山中多蚺蛇，大者十余丈，食麞鹿，骨角随腐。土人采葛藤塞入穴中，蛇嗅之即靡，乃发穴取之，肉极腴美，皮可冒鼓，及饰刀剑乐器。范成大虞衡志云：寨兵捕蚺蛇，满头插花，蛇即注视不动，乃逼而断其首，待其腾掷力竭乃毙，舁归食之。又按山海经云：巴蛇食象，三年而出其骨，君子服之，无心腹之疾。郭璞注云：今蚺蛇即其类也。南裔志蚺蛇赞曰：蚺惟大蛇，既洪且长。采色驳映，其文锦章。食灰吞鹿，腴成养疮。宾飨嘉食，是豆是觞。

胆

[段成式曰] 其胆上旬近头，中旬近心，下旬近尾。

[颂曰] 岭表录异云：雷州有养蛇户，每岁五月五日即舁蛇入官，取胆暴干，以充土贡。每蛇软草藉于篮中，盘屈之。将取，则出于地上，用杈拐十数，翻转蛇腹，按定，约分寸，于腹间剖出肝胆。胆状若鸭子大，取讫，内肝于腹，以线缝合，舁归放之。或言蛇被取胆者，他日捕之，则远远露腹疮，以明无胆。又言取后能活三年，未知的否。[时珍曰] 南人嗜蛇，至于发穴搜取，能容蚺之再活露腹乎？[弘景曰] 真胆狭长通黑，皮膜极薄，舐之甜苦，摩以注水，即沉而不散。[恭曰] 试法：剔取粟许着净水中，浮游水上回旋行走者为真；其径沉者，诸胆血也。勿多着，亦沉散也。陶未得法耳。[诜曰] 人多以猪胆、虎胆伪之，虽水中走，但迟耳。

‖ **气味** ‖

甘、苦，寒，有小毒。

‖ **主治** ‖

目肿痛，心腹䘌痛，下部䘌疮。别录。**小儿八痫。**甄权。**杀五疳。水化灌鼻中，除小儿脑热，疳疮䘌漏。灌下部，治小儿疳痢。同麝香，傅齿疳宣露。**孟诜。**破血，止血痢，虫蛊下血。**藏器。**明目，去翳膜，疗大风。**时珍。

‖ **发明** ‖

[时珍曰] 蚺禀己土之气，其胆受甲乙风木，故其味苦中有甘，所主皆厥阴、太阴之病，能明目凉血，除疳杀虫。[慎微曰] 顾含养嫂失明，须用蚺蛇胆，含求不得。有一童子以一合授含。含视之，蚺蛇胆也。童子化为青鸟而去。含用之，嫂目遂明。

‖ **附方** ‖

旧二，新二。**小儿急疳疮**水调蚺蛇胆，傅之。圣惠。**小儿疳痢**羸瘦多睡，坐则闭目，食不下。用蚺蛇胆豆许二枚，煮通草汁研化，随意饮之。并涂五心、下部。杨氏产乳。**齿䘌宣露**出脓血。用蚺蛇胆三钱，枯白矾一钱，杏仁四十七枚，研匀。以布揩龈，嗍令血尽。日三掺之，愈乃止。圣惠。**痔疮肿痛**蚺蛇胆研，香油调涂，立效。医方摘要。

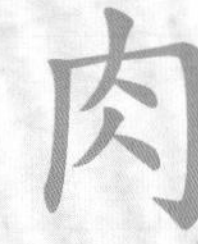

‖ **气味** ‖

甘，温，有小毒。四月勿食。

‖ **主治** ‖

飞尸游蛊，喉中有物，吞吐不出。藏器。**除疳疮，辟温疫瘴气。**孟诜。**除手足风痛，杀三虫，去死肌，皮肤风毒疠风，疥癣恶疮。**时珍。

‖ **发明** ‖

[权曰] 度岭南，食蚺蛇，瘴毒不侵。[时珍曰] 按柳子厚捕蛇说云：永州之野产异蛇，黑质白章，触草木尽死，无御之者。然得而腊之以为饵，可以已大风挛踠瘘疠，去死肌，杀三虫。又张鷟朝野佥载云：泉州卢元钦患疠风，惟鼻未倒。五月五日，取蚺蛇进贡，或言肉可治风，遂取食之。三五日顿可，百日平复。

‖ **附方** ‖

新三。**蚺蛇酒**治诸风摊缓，筋挛骨痛，痹木瘙痒，杀虫辟瘴，及疠风疥癣恶疮。用蚺蛇肉一斤，羌活一两，绢袋盛之。用糯米二斗蒸熟，安曲于缸底，置蛇于曲上，乃下饭密盖，待熟取酒。以蛇焙研和药。其酒每随量温饮数杯。忌风及欲事。亦可袋盛浸酒饮。集简方。**急疳蚀烂**蚺蛇肉作脍食之。圣惠方。**狂犬啮人**蛇脯为末，水服五分，日三服。无蚺蛇，他蛇亦可。外台秘要。

[弘景曰] 真膏累累如梨豆子相着，他蛇膏皆大如梅、李子也。

‖ **气味** ‖

甘，平，有小毒。

‖ **主治** ‖

皮肤风毒，妇人产后腹痛余疾。别录。**多入药用，亦疗伯牛疾。**弘景。癞也。**绵裹塞耳聋。**时珍。出外台。

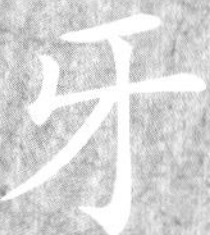

长六七寸。

‖ **主治** ‖

佩之，辟不祥，利远行。时珍。异物志。

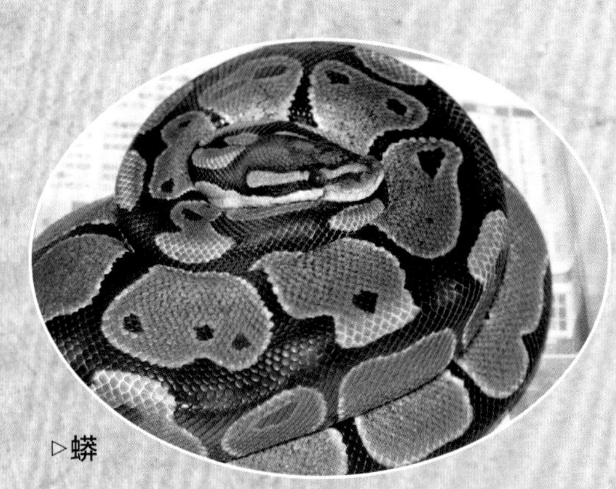

▷蟒

鳞蛇《纲目》

‖ **基原** ‖

《纲目图鉴》及相关考证 * 认为本品为巨蜥科动物巨蜥 *Varanus salvator* (Laurenti)。分布于云南、海南、广东、广西等地。

* 赵尔宓 .《本草纲目》药用蛇类名称考证 [J]. 浙江中医学院学报，1978(04)：18.

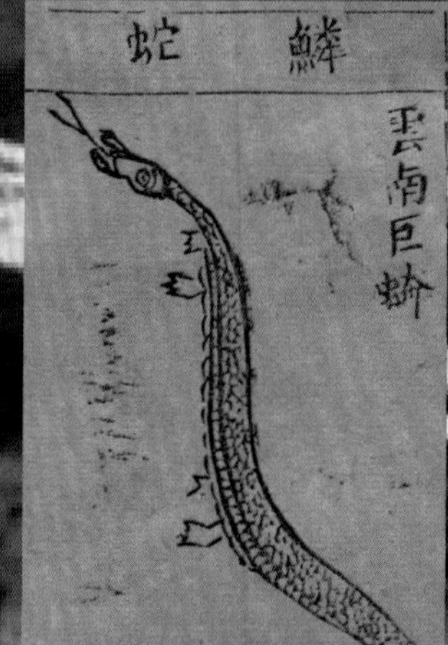

▷巨蜥（*Varanus salvator*）

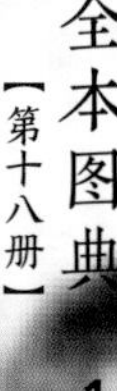

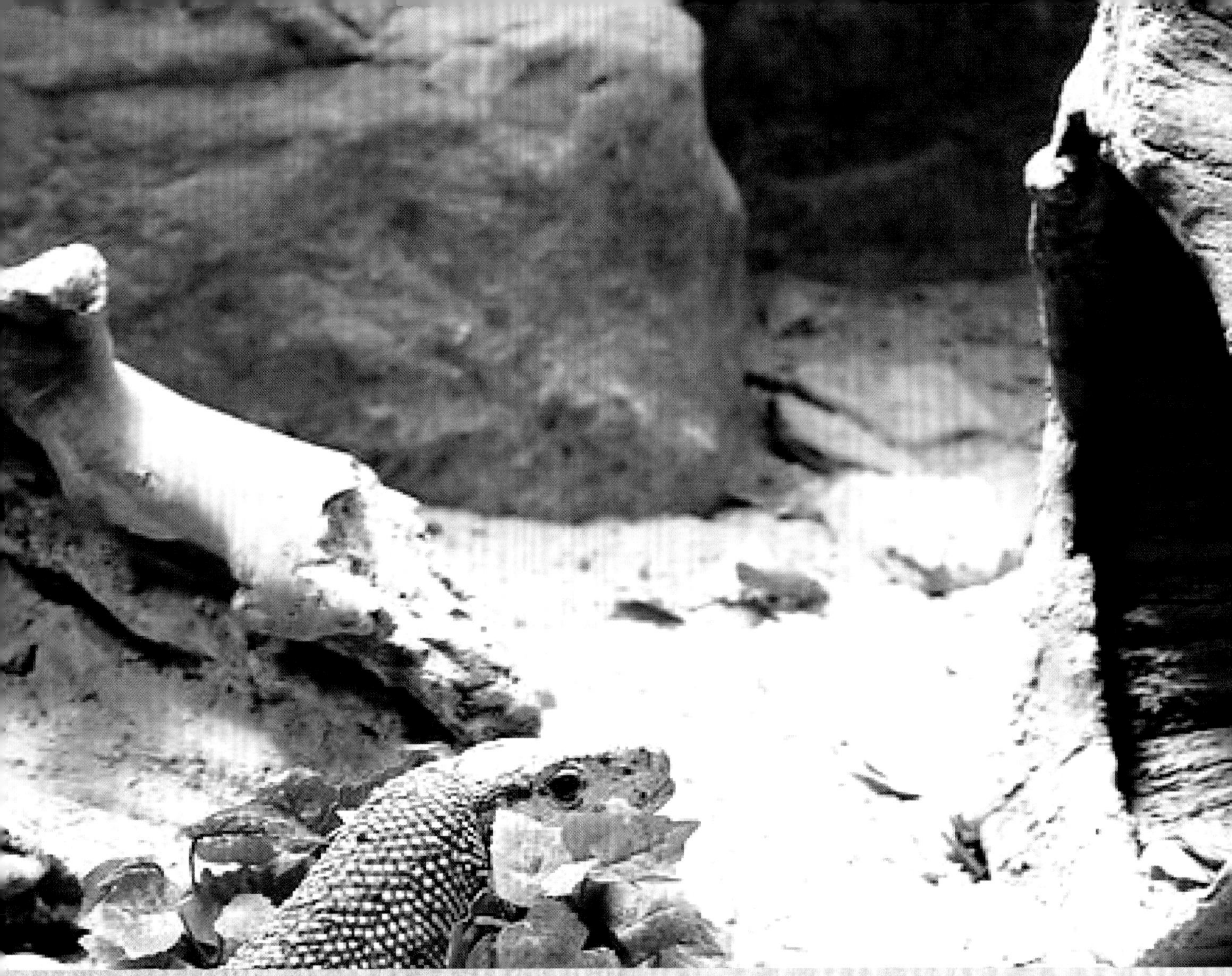

‖ **集解** ‖

[时珍曰] 按方舆胜览云：鳞蛇出安南、云南镇康州、临安、沅江、孟养诸处，巨蟒也。长丈余，有四足，有黄鳞、黑鳞二色，能食麋鹿。春冬居山，夏秋居水，能伤人。土人杀而食之，取胆治疾，以黄鳞者为上，甚贵重之。珍按：此亦蚺蛇之类，但多足耳。陶氏注蚺蛇分真假，其亦此类欤？

胆

‖ **气味** ‖

苦，寒，有小毒。

‖ **主治** ‖

解药毒，治恶疮及牙疼。时珍。出胜览及一统志。

‖ **基原** ‖

据《纲目彩图》《汇编》《中华本草》及相关考证[*]等综合分析考证，认为本品为蝰科动物五步蛇（尖吻蝮）*Agkistrodon acutus* (Güenther)。分布于河南、甘肃、四川、江苏、浙江、江西等地。《纲目图鉴》认为还包括蝰科动物烙铁头 *Trimeresurus mucrosquamatus* (Cantor)，分布于河南、四川、甘肃、江苏、江西、浙江等地。《中药志》还收载有游蛇科动物百花锦蛇 *Elaphe moellendorffi* (Boettger)（为广西地区习惯用药）。《药典》收载蕲蛇药材为蝰科动物五步蛇的干燥体；多于夏、秋二季捕捉，剖开蛇腹，除去内脏，洗净，用竹片撑开腹部，盘成圆盘状，干燥后拆除竹片。

[*] 赵尔宓 .《本草纲目》药用蛇类名称考证 [J]. 浙江中医学院学报，1978(04)：18.

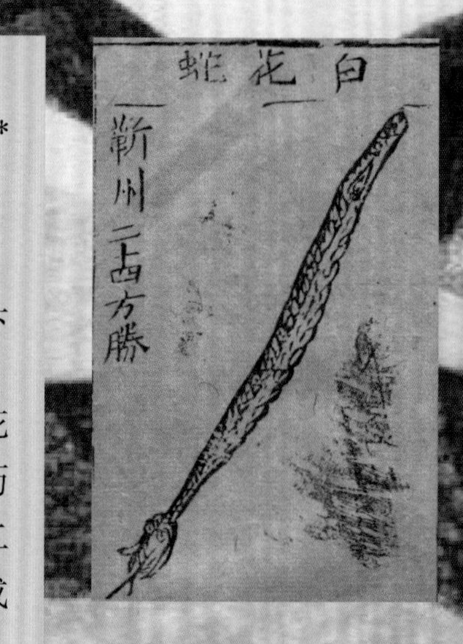

白花蛇

宋《开宝》

‖ **释名** ‖

蕲蛇纲目 **褰鼻蛇**。[宗奭曰] 诸蛇鼻向下，独此鼻向上，背有方胜花文，以此得名。

‖ **集解** ‖

[志曰] 白花蛇生南地，及蜀郡诸山中。九月、十月采捕，火干。白花者良。[颂曰] 今黔中及蕲州、邓州皆有之。其文作方胜白花，喜螫人足。黔人有被螫者，立断之，续以木脚。此蛇入人室屋中作烂瓜气者，不可向之，须速辟除

▷烙铁头（*Trimeresurus mucrosquamatus*）

之。[时珍曰] 花蛇，湖、蜀皆有，今惟以蕲蛇擅名。然蕲地亦不多得，市肆所货、官司所取者，皆自江南兴国州诸山中来。其蛇龙头虎口，黑质白花，胁有二十四个方胜文，腹有念珠斑，口有四长牙，尾上有一拂指甲，长一二分，肠形如连珠。多在石南藤上食其花叶，人以此寻获。先撒沙土一把，则蟠而不动。以叉取之，用绳悬起，劙刀破腹去肠物，则反尾洗涤其腹，盖护创尔。乃以竹支定，屈曲盘起，扎缚炕干。出蕲地者，虽干枯而眼光不陷，他处者则否矣。故罗愿尔雅翼云：蛇死目皆闭，惟蕲州花蛇目开。如生舒、蕲两界者，则一开一闭。故人以此验之。又按元稹长庆集云：巴蛇凡百类，惟褰鼻白花蛇，人常不见之。毒人则毛发竖立，饮于溪涧则泥沙尽沸。鹮鸟能食其小者。巴人亦用禁术制之，熏以雄黄烟则脑裂也。此说与苏颂所说黔蛇相合。然今蕲蛇亦不甚毒，则黔、蜀之蛇虽同有白花，而类性不同，故入药独取蕲产者也。

‖ **修治** ‖

[颂曰] 头尾各一尺，有大毒，不可用。只用中段干者，以酒浸，去皮、骨，炙过收之则不蛀。其骨刺须远弃之，伤人，毒与生者同也。[宗奭曰] 凡用去头尾，换酒浸三日，火炙，去尽皮骨。此物甚毒，不可不防。[时珍曰] 黔蛇长大，故头尾可去一尺。蕲蛇止可头尾各去三寸。亦有单用头尾者。大蛇一条，只得净肉四两而已。久留易蛀，惟取肉密封藏之，十年亦不坏也。按圣济总录云：凡用花蛇，春秋酒浸三宿，夏一宿，冬五宿，取出炭火焙干，如此三次。以砂瓶盛，埋地中一宿，出火气。去皮、骨，取肉用。

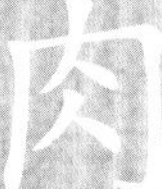

肉

‖ **气味** ‖

甘，咸，温，有毒。[时珍曰] 得酒良。

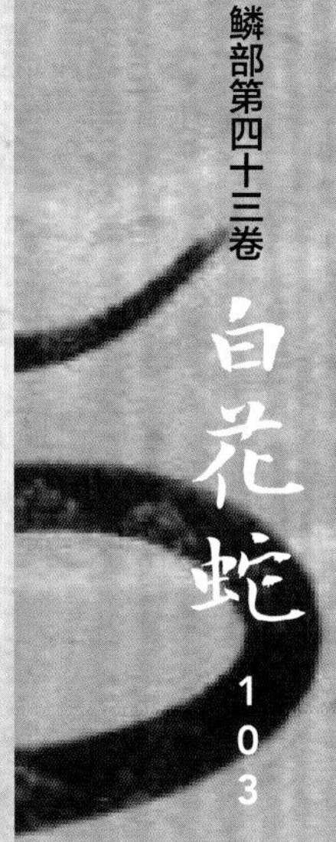

‖ **主治** ‖

中风湿痹不仁，筋脉拘急，口面㖞斜，半身不遂，骨节疼痛，脚弱不能久立，暴风瘙痒，大风疥癣。开宝。[颂曰] 花蛇治风，速于诸蛇。黔人治疥癣遍体，诸药不效者。生取此蛇剂断，以砖烧红，沃醋令气蒸，置蛇于上，以盆覆一夜。如此三次，去骨取肉，芼以五味令烂，顿食之。瞑眩一昼夜乃醒，疮疕随皮便退，其疾便愈。**治肺风鼻塞，浮风瘾疹，身上生白癜风，疬疡斑点。**甄权。**通治诸风，破伤风，小儿风热，急慢惊风搐搦，瘰疬漏疾，杨梅疮，痘疮倒陷。**时珍。

‖ **发明** ‖

[敩曰] 蛇性窜，能引药至于有风疾处，故能治风。[时珍曰] 风善行数变，蛇亦善行数蜕，而花蛇又食石南，所以能透骨搜风，截惊定搐，为风痹惊搐、癞癣恶疮要药。取其内走脏腑，外彻皮肤，无处不到也。凡服蛇酒药，切忌见风。

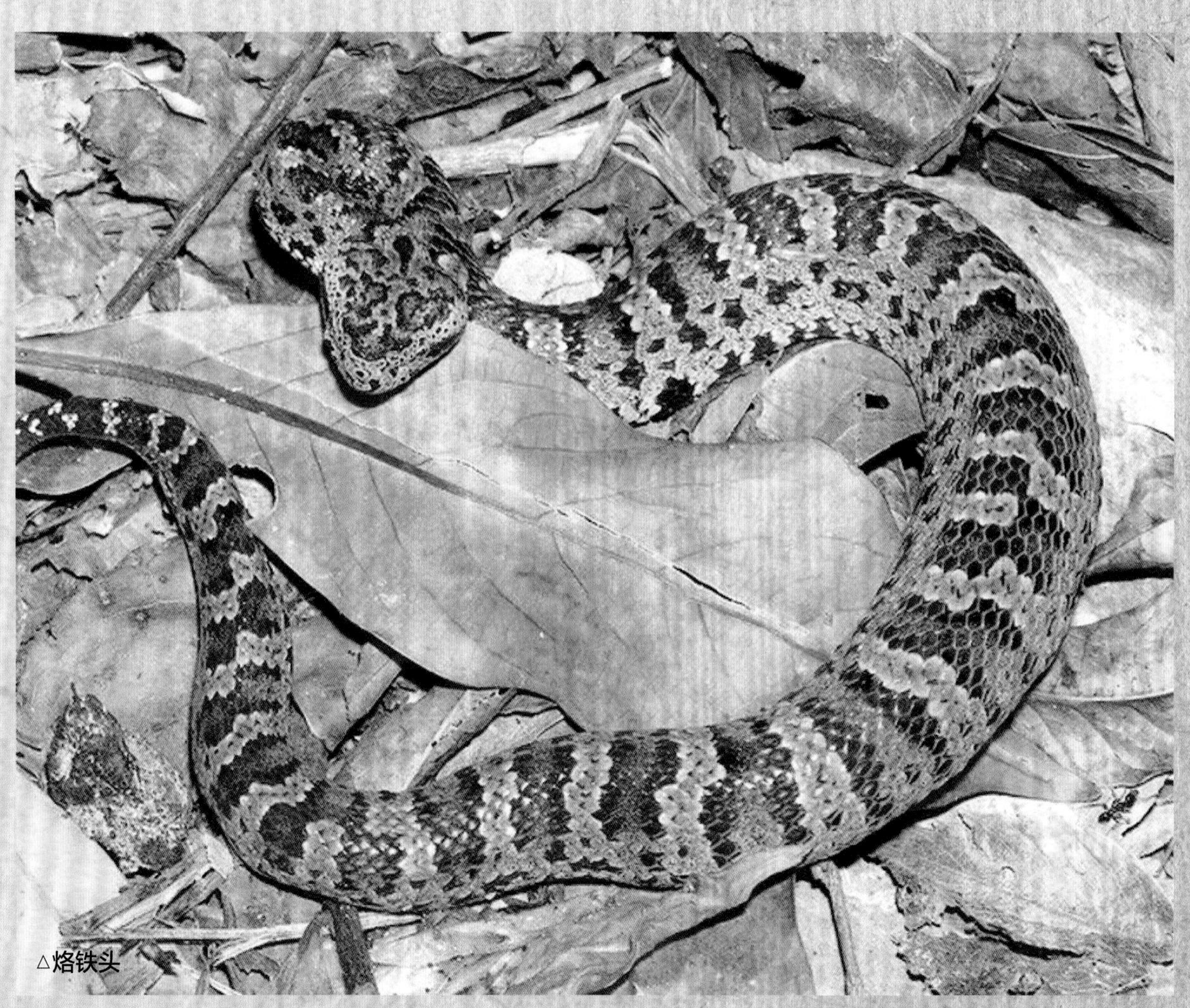

△烙铁头

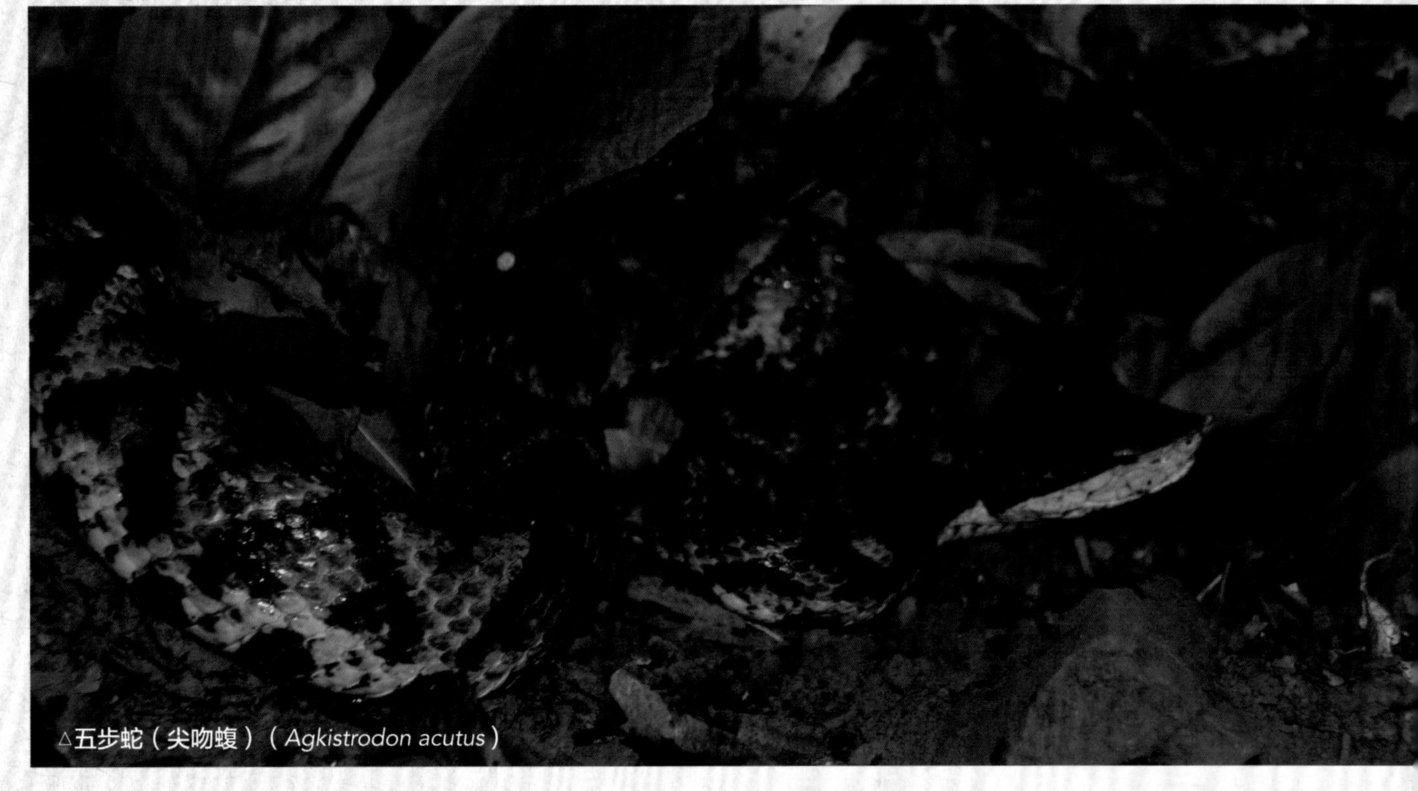
△五步蛇（尖吻蝮）（*Agkistrodon acutus*）

‖**附方**‖

新十三。**驱风膏**治风瘫疠风，遍身疥癣。用白花蛇肉四两，酒炙，天麻七钱半，薄荷、荆芥各二钱半，为末。好酒二升，蜜四两，石器熬成膏。每服一盏，温汤服，日三服。急于暖处出汗，十日效。医垒元戎。**世传白花蛇酒**治诸风无新久，手足缓弱，口眼㖞斜，语言蹇涩，或筋脉挛急，肌肉顽痹，皮肤燥痒，骨节疼痛，或生恶疮、疥癞等疾。用白花蛇一条，温水洗净，头尾各去三寸，酒浸，去骨刺，取净肉一两。入全蝎炒、当归、防风、羌活各一钱，独活、白芷、天麻、赤芍药、甘草、升麻各五钱，剉碎，以绢袋盛贮。用糯米二斗蒸熟，如常造酒，以袋置缸中，待成，取酒同袋密封，煮熟，置阴地七日出毒。每温饮数杯，常令相续。此方乃蕲人板印，以侑蛇馈送者，不知所始也。濒湖集简方。**瑞竹白花蛇酒**治诸风疠癣。用白花蛇一条，酒润，去皮骨，取肉绢袋盛之。蒸糯米一斗，安曲于缸底，置蛇于曲上，以饭安蛇上，用物密盖。三七日取酒，以蛇晒干为末。每服三五分，温酒下。仍以浊酒并糟作饼食之，尤佳。瑞竹堂经验方。**濒湖白花蛇酒**治中风伤湿，半身不遂，口目㖞斜，肤肉㿏痹，骨节疼痛，及年久疥癣、恶疮、风癞诸证。用白花蛇一条，取龙头虎口，黑质白花，尾有佛指甲，目光不陷者为真，以酒洗润透，去骨刺，取肉四两，真羌活二两，当归身二两，真天麻二两，真秦艽二两，五加皮二两，防风一两，各剉匀，以生绢袋盛之，入金华酒坛内，悬胎安置。入糯米生酒醅五壶浸袋，箬叶密封。安坛于大锅内，水煮一日，取起，埋阴地七日取出。每饮一二杯。仍以滓日干碾末，酒糊丸梧子大。每服五十丸，用煮酒吞下。切忌见风犯欲，及鱼、羊、鹅、面发风之物。**鸡峰白花蛇膏**治营卫不和，阳少阴多，手足举动不快。用白花蛇酒煮，去皮骨，瓦

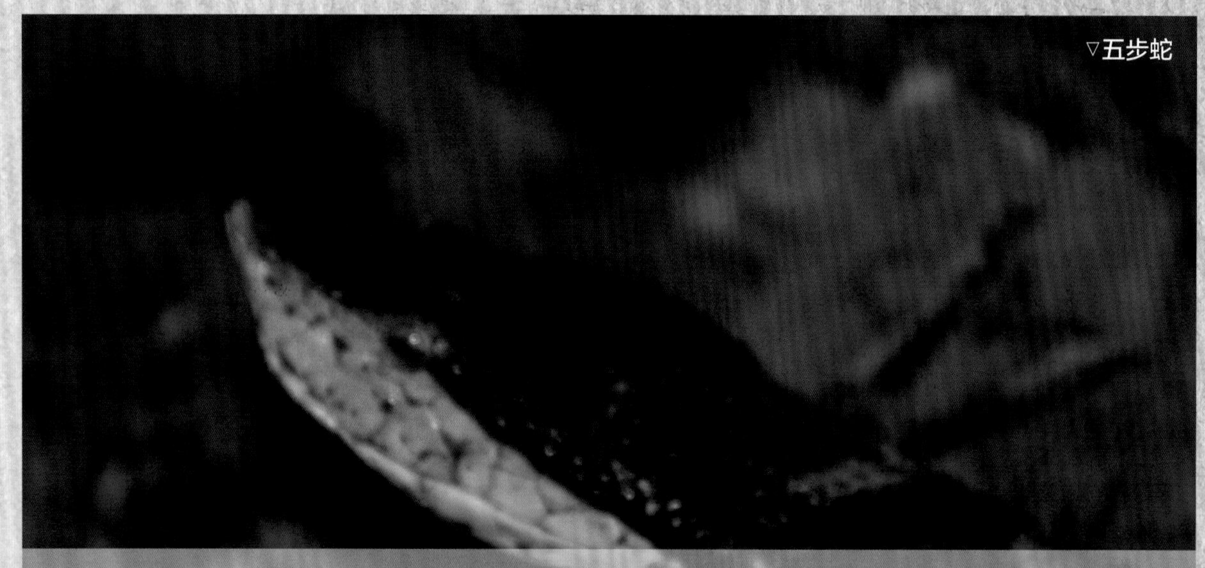
▽五步蛇

五步蛇 *Agkistrodon acutus* CO1 条形码主导单倍型序列：

```
1   GGCCTTGTAG GAGCCTGCTT AAGTATTCTA ATGCGCATAG AACTGACGCA GCCCGGAACA TTGTTCGGTA GTGACCAAAT
81  CTTTAATGTC CTAGTAACCG CCCACGCATT CATCATAATC TTCTTTATAG TAATACCTAT TATAATCGGA GGATTCGGAA
161 ACTGACTAAT TCCTCTAATA ATCGGAACCC CCGATATAGC TTTCCCCCGT ATAAACAACA TAAGCTTCTG ACTACTGCCC
241 CCAGCATTAC TCCTATTACT ATCCTCCTCC TACATCGAAG CAGGCGCAGG AACAGGTTGA ACCGTCTATC CACCTCTCTC
321 CGGAAACCTG GTACACTCCG GCCCATCAGT GGACTTGGCC ATCTTTTCTC TCCACTTAGC CGGGGCATCC TCTATCCTAG
401 GGGCAATTAA CTTCATCACT ACGTGCATCA ACATAAAACC AAAGTCAATA CCAATATTCA ACATCCCATT ATTTGTCTGA
481 TCGGTCCTAA TTACTGCGAT TATACTACTC CTAGCACTAC CCGTACTCGC GGCAGCAATC ACTATACTTC TGACAGACCG
561 AAACCTTAAC ACCACCTTCT TTGATCCGAG CGGAGGGGGT GACCCTGTAT TATTCCAACA CCTATTCTGA TTTTTCGGCC
641 ACCCAGAAGT ATATATCCTA ATTCTCCCCG GCTTCGGCAT TATCTCT
```

焙，取肉一两，天麻、狗脊各二两，为细末。以银盂盛无灰酒一升浸之，重汤煮稠如膏，银匙搅之，入生姜汁半杯，同熬匀，瓶收。每服半匙头，用好酒或白汤化服，日二次，神效极佳。备急方。**治癞白花蛇膏**白花蛇五寸，酒浸，去皮骨，炙干，雄黄一两，水飞研匀，以白沙蜜一斤，杏仁一斤，去皮研烂，同炼为膏。每服一钱，温酒化下，日三。须先服通天再造散，下去虫物，乃服此除根。三因。**总录白花蛇散**治脑风头痛，时作时止，及偏头风。用白花蛇酒浸，去皮骨、天南星浆水煮软切，炒，各一两，石膏、荆芥各二两，地骨皮二钱半，为末。每服一钱，茶下，日三服。圣济总录。**洁古白花蛇散**治大风病。白花蛇、乌梢蛇各取净肉二钱，酒炙，雄黄二钱，大黄五钱。为末。每服二钱，白汤下，三日一服。家珍。**三蛇愈风丹**治疠风，手足麻木，眉毛脱落，皮肤瘙痒，及一切风疮。白花蛇、乌梢蛇、土蝮蛇各一条，并酒浸，取肉晒干，苦参头末四两，为末，以皂角一斤切，酒浸，去酒，以水一碗，挼取浓汁，石器熬膏和丸梧子大。每服七十丸，煎通圣散下，以粥饭压之，日三服。三日一浴，取汗避风。治例无蝮蛇，有大枫子肉三两。**三因白花蛇散**治九漏瘰疬，发项腋之间，痒痛，憎寒发热。白花蛇酒浸取肉二两，焙，生犀角一两二钱五分，镑研，黑牵牛五钱，半生半炒，青皮五钱，为末。每服二钱，入腻粉五分，五更时，糯米饮调下，利下恶毒为度。十日一服，可绝病根。忌发物。**俗传白花蛇丸**治杨梅疮。先服发散药，后服此。用花蛇肉酒炙、龟板酥炙、穿山甲炙、蜂房炙、汞粉、朱砂各一钱，为末，红枣肉捣丸梧子大。每服七丸，冷茶下，日三。忌鱼肉，服尽即愈，后服土茯苓药调之。方广心法附余治杨梅疮。用花蛇肉一钱，银朱二钱，铅二钱，汞二钱，为末，作纸捻九条。每用一条，于灯盏内香油浸，点灯安烘炉里，放被中，盖卧熏之，勿透风。一日三次。**托痘花蛇散**治痘疮黑陷。白花蛇连骨炙，勿令焦，三钱，大丁香七枚，为末。每服五分，以水和淡酒下，神效。移时身上发热，其疮顿出红活也。王氏手集。

头

‖气味‖

有毒。

‖主治‖

癜风毒癞。时珍。

‖附方‖

新一。**紫癜风**除风散：以白花蛇头二枚，酒浸，炙，蝎梢一两炒，防风一两。上为末。每服一钱，温酒下，日一服。圣济总录。

目睛

‖主治‖

小儿夜啼。以一只为末，竹沥调少许灌之。普济。

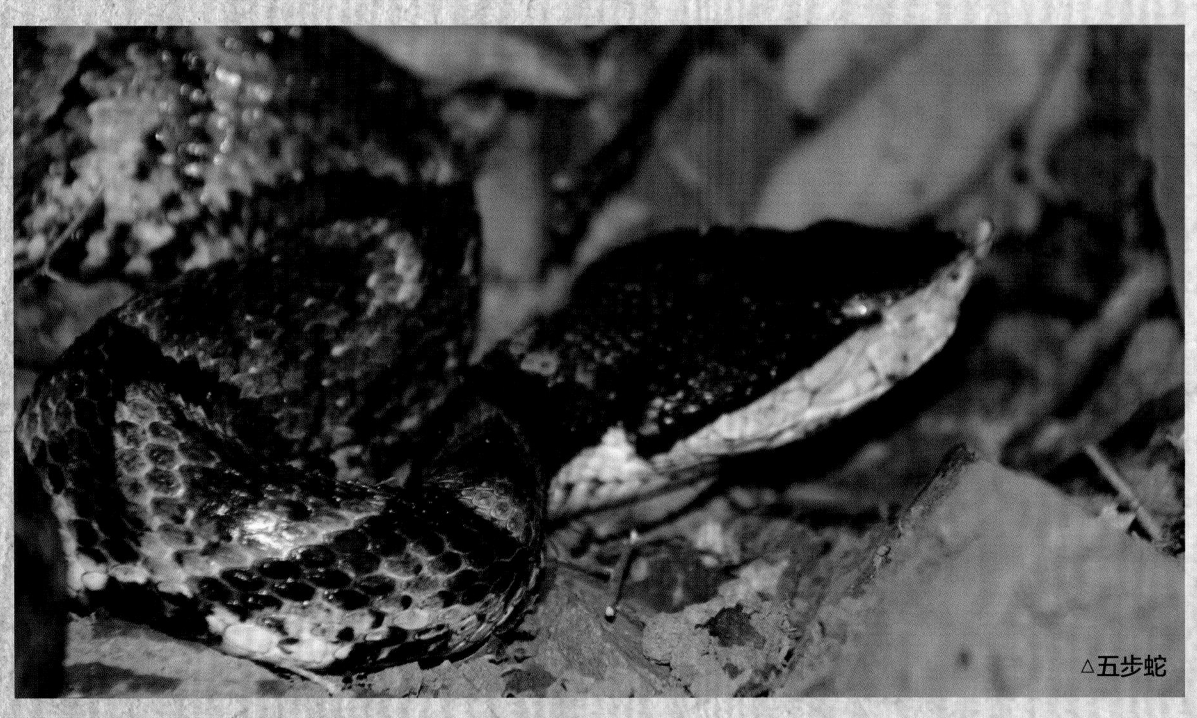

△五步蛇

乌蛇

宋《开宝》附

‖ 基原 ‖

据《纲目彩图》《动物药志》《中药志》等综合分析考证，本品为游蛇科动物乌梢蛇 *Zaocys dhumnades* (Cantor)。分布于长江以南及甘肃、陕西、河南等地。《药典》收载乌梢蛇药材为游蛇科动物乌梢蛇的干燥体；多于夏、秋二季捕捉，剖开腹部或先剥皮留头尾，除去内脏，盘成圆盘状，干燥。

乌梢蛇 *Zaocys dhumnades* COI 条形码主导单倍型序列：

1 AACCCTATAC CTACTATTCG GCGCATGATC CGGCCTAATC GGGGCTTGCC TAAGCATTCT TATACGAATA GAACTAACCC
81 AACCAGGGTC CCTCCTAGGC AGCGACCAGA TCTTTAATGT ACTAGTAACA GCCCATGCTT TCATCATAAT TTTCTTTATA
161 GTTATACCCA TTATAATTGG GGGCTTCGGG AACTGACTAA TCCCCTTAAT AATCGGAGCA CCAGACATGG CCTTCCCACG
241 CATAAACAAC ATAAGTTTCT GATTGCTACC ACCAGCACTA CTCCTCCTTC TATCCTCCTC TTACGTTGAA GCCGGAGCCG
321 GCACTGGATG AACAGTATAC CCCCCCCTAT CAGGAAACCT AGTACACTCA GGCCCATCAG TGGACCTAGC AATTTTCTCC
401 CTACACCTGG CAGGCGCCTC CTCCATCCTG GGGGCAATTA ACTTCATTAC AACATGCATC AATATAAAAC CCAAGTCCAT
481 ACCAATATTC AACATCCCCC TGTTTGTTTG ATCAGTACTT ATCACCGCCA TTATACTACT ACTGGCCTTG CCGGTGTTAG
561 CAGCAGCAAT CACAATACTA CTAACCGATC GAAACCTCAA CACCTCTTTC TTCGACCCCT GTGGAGGAGG GGACCCTGTC
641 CTGTTCCAAC ACCTGTTC

▷乌梢蛇（*Zaocys dhumnades*）

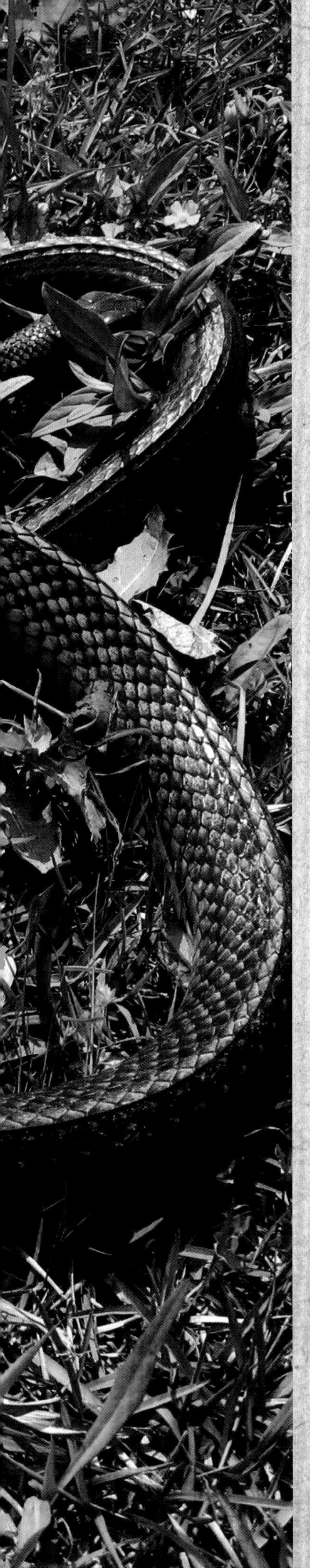

‖ **释名** ‖

乌梢蛇纲目**黑花蛇**纲目。

‖ **集解** ‖

[志曰] 乌蛇生商洛山。背有三棱，色黑如漆。性善，不噬物。江东有黑梢蛇，能缠物至死，亦此类也。[颂曰] 蕲州、黄州山中有之。乾宁记云：此蛇不食生命，亦不害人，多在芦丛中吸南风及其花气。最难采捕，多于芦枝上得之。其身乌而光，头圆尾尖，眼有赤光。至枯死眼不陷如活者，称之重七钱至一两者为上，十两至一镒者为中，粗大者力弥减也。作伪者用他蛇熏黑，亦能乱真，但眼不光耳。[宗奭曰] 乌蛇脊高，世称剑脊乌稍。尾细长，能穿小铜钱一百文者佳。有身长丈余者。其性畏鼠狼。蛇类中惟此入药最多。[敩曰] 凡一切蛇，须辨雌雄、州土。蕲州乌蛇，头上有逆毛二寸一路，可长半分已来，头尾相对，使之入药如神，只重一两以下，彼处得此，多留进供。蛇腹下有白带子一条，长一寸者，雄也。宜入药用。采得，去头及皮鳞、带子，剉断，苦酒浸一宿，漉出，柳木炭火炙干，再以酥炙。于屋下巳地上掘坑埋一夜，再炙干用。或以酒煮干用亦可。[时珍曰] 乌蛇有二种：一种剑脊细尾者为上；一种长大无剑脊而尾稍粗者，名风梢蛇，亦可治风，而力不及。

肉

‖ **气味** ‖

甘，平，无毒。[药性论曰] 有小毒。

‖ **主治** ‖

诸风顽痹，皮肤不仁，风瘙瘾疹，疥癣。开宝。**热毒风，皮肌生癞，眉髭脱落，㿗疥等疮。**甄权。**功与白花蛇同，而性善无毒。**时珍。

‖ **附方** ‖

旧二，新五。**大风**朝野佥载云：商州有人患大风，家人恶之，山中为起茅屋。有乌蛇堕酒罂中，病人不知，饮

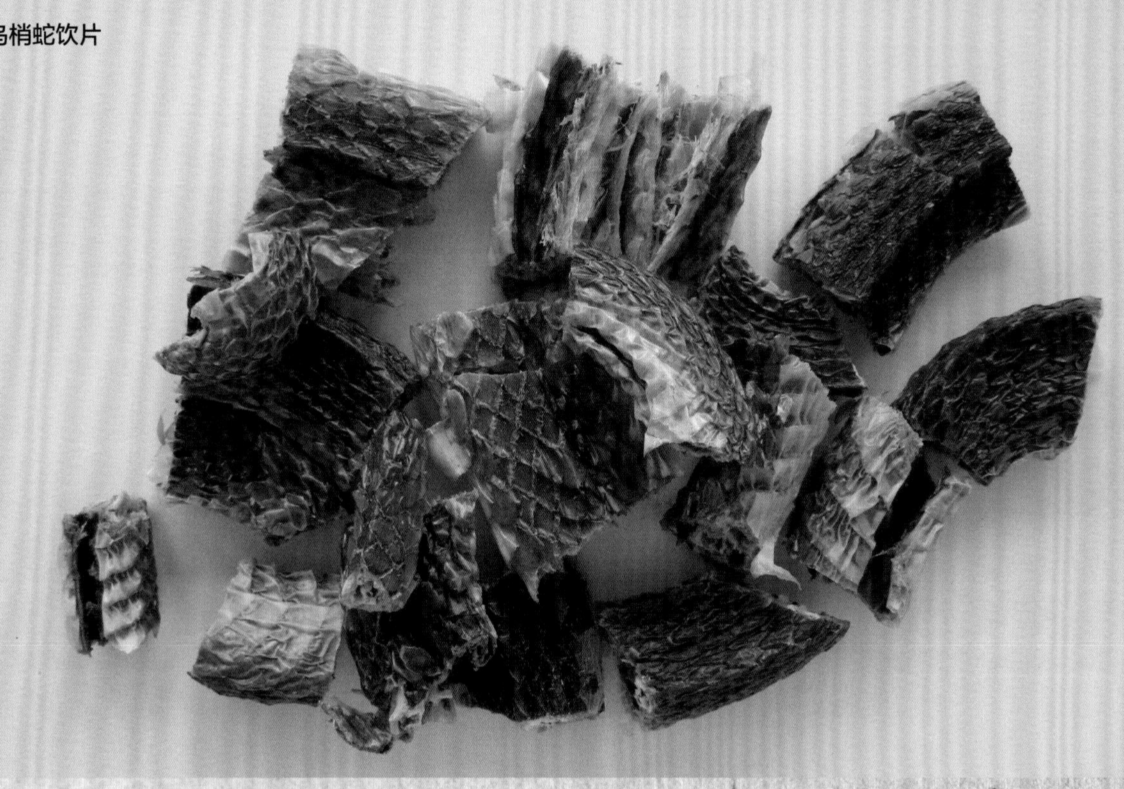

酒渐瘥。罂底见有蛇骨，始知其由。治例：治大风。用乌蛇三条蒸熟，取肉焙研末，蒸饼丸米粒大，以喂乌鸡。待尽杀鸡烹熟，取肉焙研末，酒服一钱。或蒸饼丸服。不过三五鸡即愈。秘韫用大乌蛇一条，打死盛之。待烂，以水二碗浸七日，去皮骨，入糙米一升，浸一日晒干，用白鸡一只，饿一日，以米饲之。待毛羽脱去，杀鸡煮熟食，以酒下之。吃尽，以热汤一盆，浸洗大半日，其病自愈。**紫白癜风**乌蛇肉酒炙六两，枳壳麸炒、牛膝、天麻各三两，熟地黄四两，白蒺藜炒、五加皮、防风、桂心各二两，剉片，以绢袋盛，于无灰酒二斗中浸之，密封七日。每温服一小盏。忌鸡、鹅、鱼肉、发物。圣惠。**面疮皯疱**乌蛇肉二两，烧灰，腊猪脂调傅。圣惠。**婴儿撮口**不能乳者。乌蛇酒浸去皮骨炙半两，麝香一分，为末。每用半分，荆芥煎汤调灌之。圣惠。**破伤中风**项强身直，定命散主之。用白花蛇、乌蛇，并取项后二寸，酒洗润取肉，蜈蚣一条全者炙，上为末。每服三钱，温酒调服。普济方。

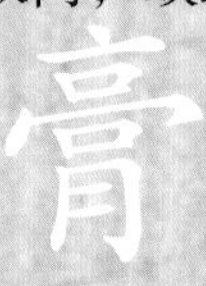

膏

‖**主治**‖

耳聋。绵裹豆许塞之，神效。时珍。出圣惠。

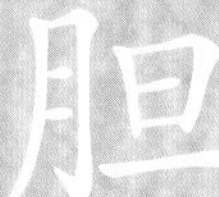

胆

‖**主治**‖

大风疠疾，木舌胀塞。时珍。

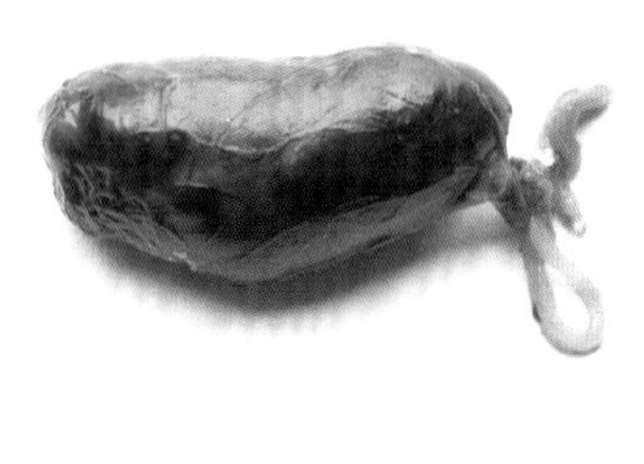

△乌梢蛇（蛇胆）

‖ **附方** ‖

新二。**大风龙胆膏**治大风疾神效。用冬瓜一个，截去五寸长，去瓤，掘地坑深三尺，令净，安瓜于内。以乌蛇胆一个，消梨一个，置于瓜上，以土隔盖之。至三七日，看一度，瓜未甚坏，候七七日，三物俱化为水，在瓜皮内，取出。每用一茶脚，以酒和服之，三两次立愈。小可风疾，每服一匙头。王氏博济方。**木舌塞胀**不治杀人。用蛇胆一枚，焙干为末，傅舌上，有涎吐去。圣惠。

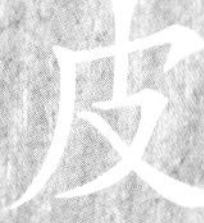

‖ **主治** ‖

风毒气，眼生翳，唇紧唇疮。时珍。

‖ **附方** ‖

新一。**小儿紧唇**脾热唇疮。并用乌蛇皮烧灰，酥和傅之。圣惠。

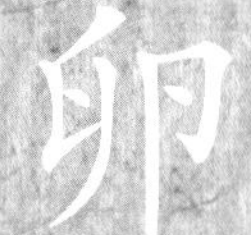

‖ **主治** ‖

大风癞疾 [时珍曰] 圣济总录治癞风，用乌蛇卵和诸药为丸服，云与蛇肉同功。

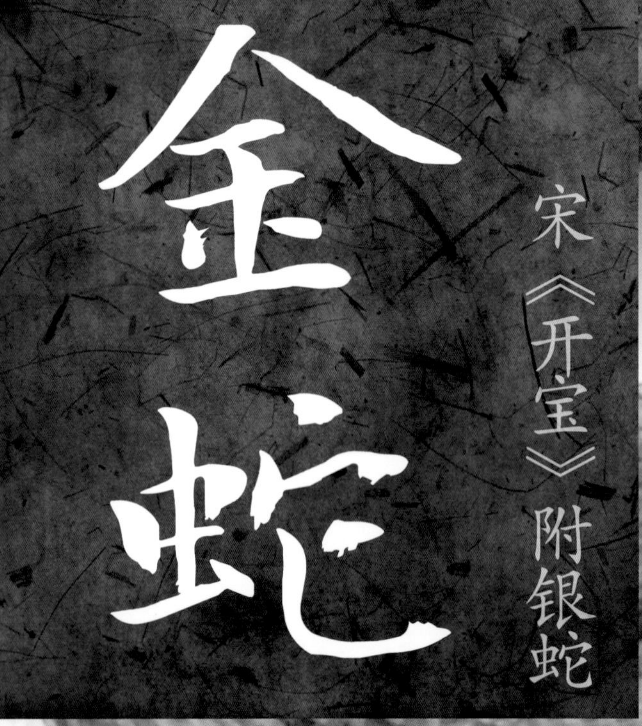

金蛇

宋《开宝》附银蛇

‖ **基原** ‖

据《纲目图鉴》《纲目彩图》《动物药志》等综合分析考证，本品为蛇蜥科动物脆蛇蜥 *Ophisaurus harti* Boulenger。分布于江苏、福建、浙江、四川、云南、贵州等地。

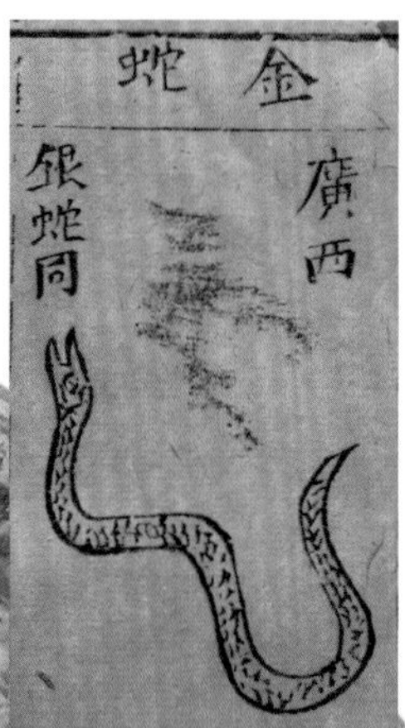

‖ **释名** ‖

金星地鳝图经**银蛇亦名锡蛇。**[时珍曰] 金、银、锡，以色与功命名也。金星地鳝，以形命名也。

‖ **集解** ‖

[颂曰] 金蛇生宾州、澄州。大如中指，长尺许，常登木饮露，体作金色，照日有光，白者名银蛇。近皆少捕。信州上饶县灵山乡，出一种金星地鳝，酷似此蛇。冬月收捕，亦能解毒。[时珍曰] 按刘恂岭表录异云：金蛇一名地鳝，白者名锡蛇，出黔州。出桂州者次之。大如拇指，长尺许，鳞甲上分金银，解毒之功。据此，则地鳝即金蛇，非二种矣。

肉

‖ **气味** ‖

咸，平，无毒。

‖ **主治** ‖

解中金药毒，令人肉作鸡脚裂，夜含银，至晓变为金色者是也。取蛇四寸炙黄，煮汁频饮，以瘥为度。银蛇解银药毒。开宝。**解众毒，止泄泻，除邪热。**苏颂。**疗久痢。**时珍。

‖ **发明** ‖

[藏器曰] 岭南多毒，足解毒之药。金蛇、白药是矣。[时珍曰] 圣济总录治久痢不止，有金星地鳝散：用金星地鳝，醋炙、铅丹、白矾烧各五钱，为末。每服二钱，米饮下，日二。

△脆蛇蜥（*Ophisaurus harti*）

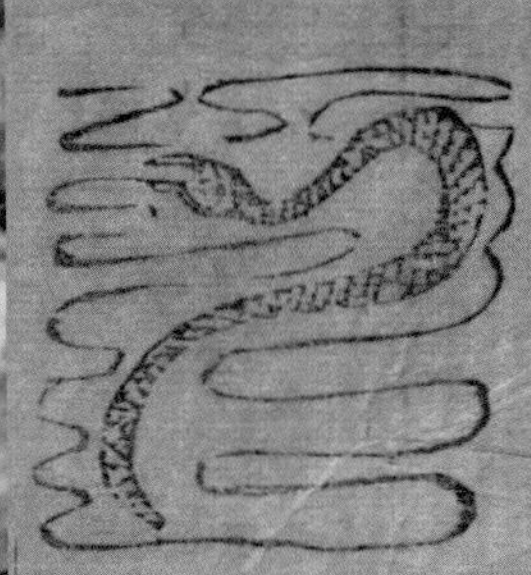

‖ **基原** ‖

据《纲目彩图》《纲目图鉴》《中华本草》等综合分析考证，本品为游蛇科动物水赤链游蛇 *Natrix annularis* Hallowell。分布于安徽、江苏、浙江、江西、湖南、福建等地。

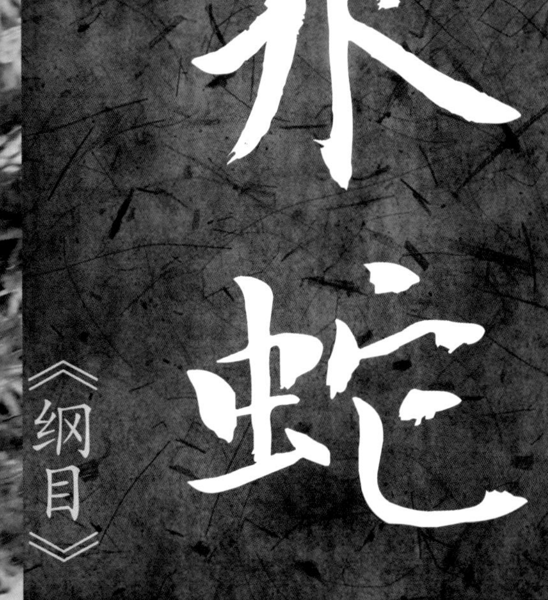

水蛇《纲目》

‖ **释名** ‖

公蛎蛇。

‖ **集解** ‖

[时珍曰] 水蛇所在有之，生水中。大如鳝，黄黑色，有缬纹，啮人不甚毒。陶弘景言公蛎蛇能化鳢者，即此也。水中又有一种泥蛇，黑色，穴居成群，啮人有毒，与水蛇不同。张文仲备急方言山中一种蛇，与公蛎相似，亦不啮人也。

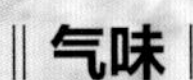

肉

‖ **气味** ‖

甘、咸，寒，无毒。

△水赤链游蛇（*Natrix annularis*）

‖ **主治** ‖

消渴烦热，毒痢。时珍。

‖ **附方** ‖

新一。**圣惠水蛇丸**治消渴，四肢烦热，口干心躁。水蛇一条活者，剥皮炙黄为末，蜗牛五十个，水浸五日取涎，入天花粉末煎稠，入麝香一分，用粟饭和丸绿豆大。每服十丸，姜汤下。

皮

‖ **主治** ‖

烧灰油调，傅小儿骨疽脓血不止。又治手指天蛇毒疮。时珍。

‖ **附方** ‖

新二。**小儿骨疮**海上方诗云：小儿骨痛不堪言，出血流脓实可怜。寻取水蛇皮一个，烧灰油抹傅疼边。**天蛇毒**刘松篁经验方云：会水湾陈玉田妻，病天蛇毒疮。一老翁用水蛇一条，去头尾，取中截如手指长，剖去骨肉。勿令病者见，以蛇皮包手指，自然束紧，以纸外裹之。顿觉遍身皆凉，其病即愈。数日后解视，手指有一沟如小绳，蛇皮内宛然有一小蛇，头目俱全也。

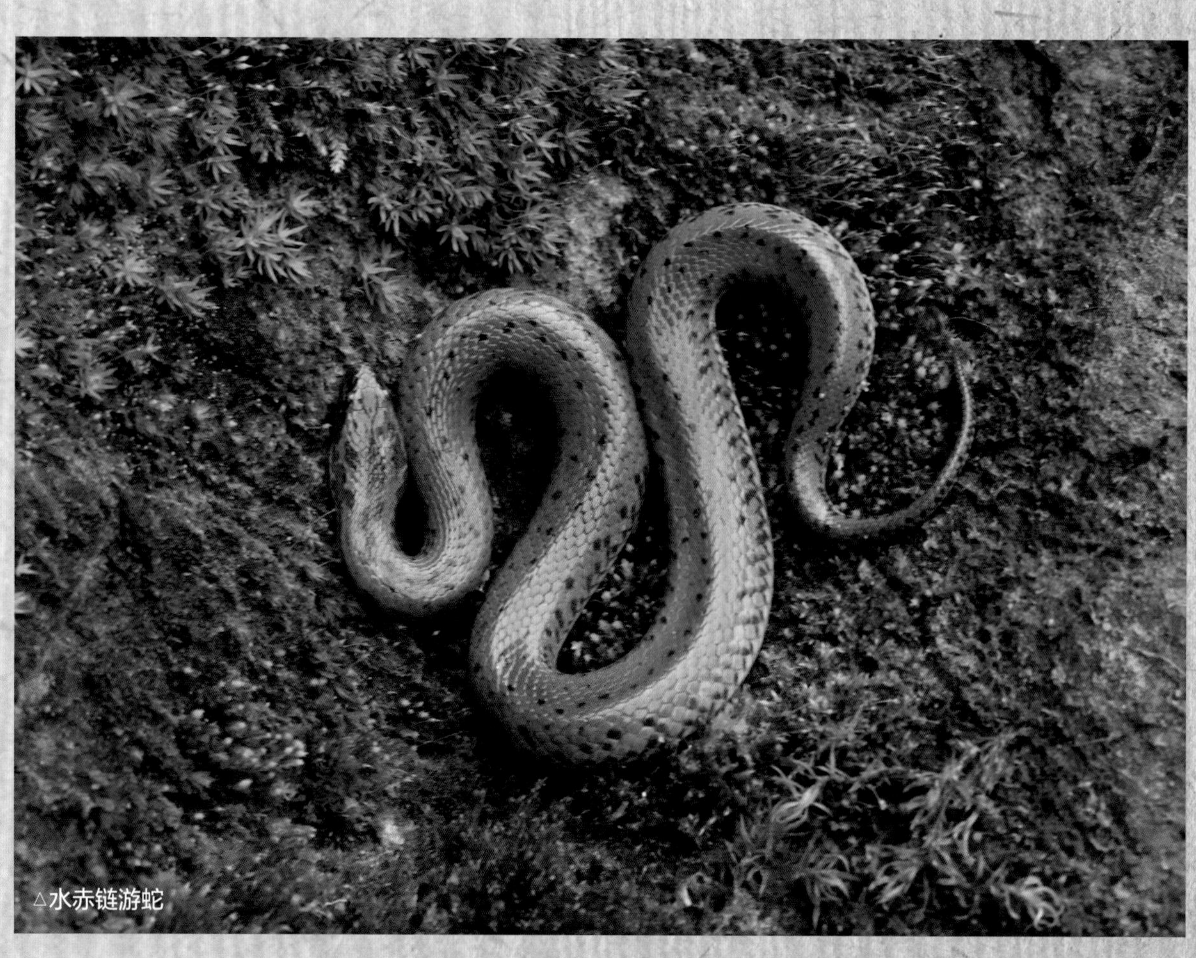

△水赤链游蛇

‖ **基原** ‖

据《纲目图鉴》《中华本草》《大辞典》及相关考证 * 等综合分析，本品为海蛇科动物青环海蛇 *Hydrophis cyanocinctus* (Daudin)、半环扁尾海蛇 *Laticauda semifasciata* (Reinwardt)、平颏海蛇 *Lapemis hardwickii* (Gray) 等多种海蛇的全体。青环海蛇分布于辽宁、江苏、山东、浙江、福建等地沿海，半环扁尾海蛇分布于东海及南海，平颏海蛇分布于山东、福建、广东、台湾、海南等地沿海。

* 赵尔宓 .《本草纲目》药用蛇类名称考证 [J]. 浙江中医学院学报，1978(04)：18.

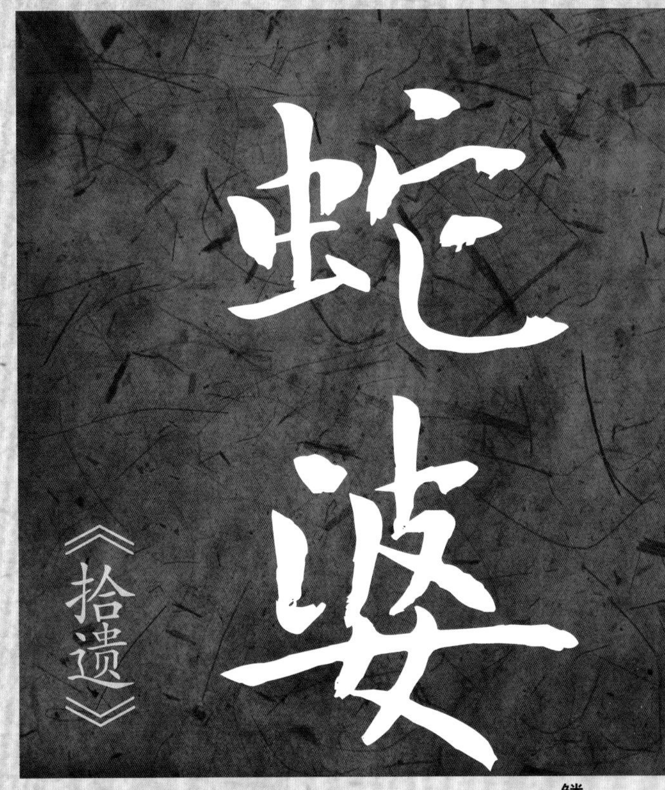

‖ **集解** ‖

[藏器曰] 蛇婆生东海水中。一如蛇，常自浮游。采取无时。[时珍曰] 按此所言形状功用，似是水蛇。然无考证，姑各列条。

‖ **气味** ‖

咸，平，无毒。

‖ **主治** ‖

赤白毒痢，蛊毒下血，五野鸡病，恶疮。炙食，或烧末，米饮服二钱。藏器。

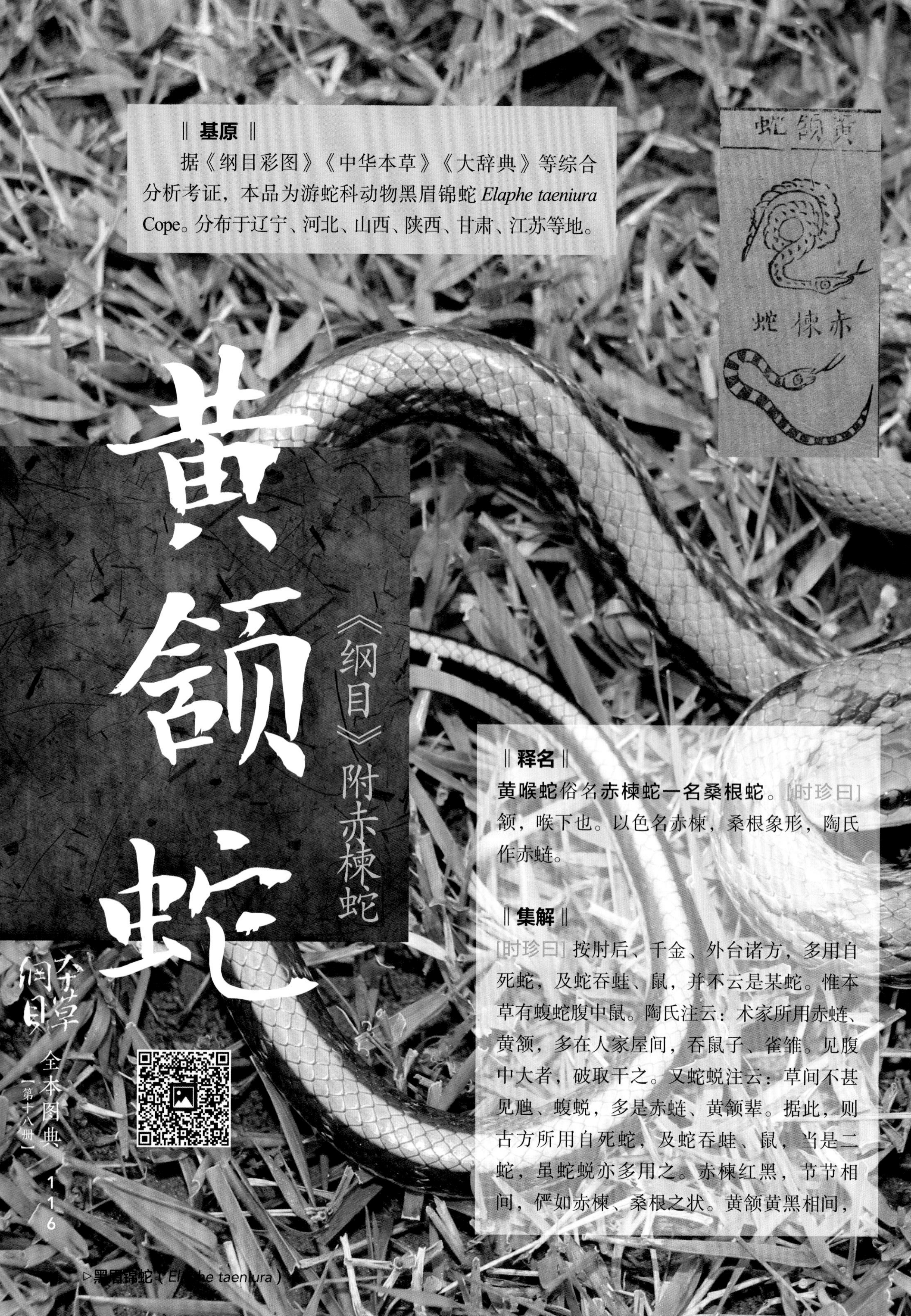

▷黑眉锦蛇（*Elaphe taeniura*）

黄颔蛇

《纲目》附赤楝蛇

‖ **基原** ‖

据《纲目彩图》《中华本草》《大辞典》等综合分析考证，本品为游蛇科动物黑眉锦蛇 *Elaphe taeniura* Cope。分布于辽宁、河北、山西、陕西、甘肃、江苏等地。

‖ **释名** ‖

黄喉蛇俗名**赤楝蛇一名桑根蛇**。[时珍曰] 颔，喉下也。以色名赤楝，桑根象形，陶氏作赤蛙。

‖ **集解** ‖

[时珍曰] 按肘后、千金、外台诸方，多用自死蛇，及蛇吞蛙、鼠，并不云是某蛇。惟本草有蝮蛇腹中鼠。陶氏注云：术家所用赤蛙、黄颔，多在人家屋间，吞鼠子、雀雏。见腹中大者，破取干之。又蛇蜕注云：草间不甚见虺、蝮蜕，多是赤蛙、黄颔辈。据此，则古方所用自死蛇，及蛇吞蛙、鼠，当是二蛇，虽蛇蜕亦多用之。赤楝红黑，节节相间，俨如赤楝、桑根之状。黄颔黄黑相间，

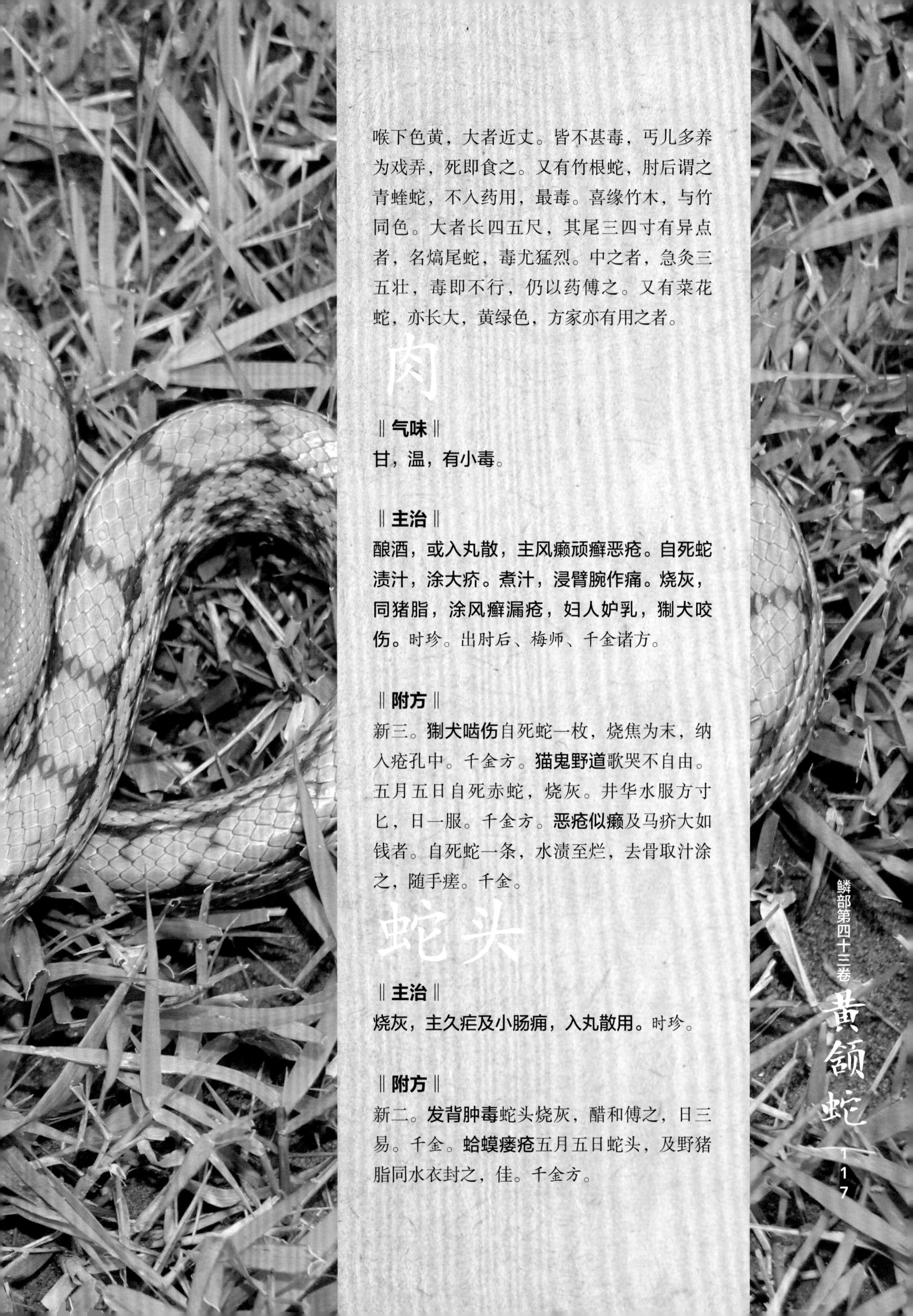

喉下色黄，大者近丈。皆不甚毒，丐儿多养为戏弄，死即食之。又有竹根蛇，肘后谓之青蝰蛇，不入药用，最毒。喜缘竹木，与竹同色。大者长四五尺，其尾三四寸有异点者，名熇尾蛇，毒尤猛烈。中之者，急灸三五壮，毒即不行，仍以药傅之。又有菜花蛇，亦长大，黄绿色，方家亦有用之者。

肉

‖ **气味** ‖

甘，温，有小毒。

‖ **主治** ‖

酿酒，或入丸散，主风癞顽癣恶疮。自死蛇渍汁，涂大疥。煮汁，浸臂腕作痛。烧灰，同猪脂，涂风癣漏疮，妇人妒乳，猘犬咬伤。时珍。出肘后、梅师、千金诸方。

‖ **附方** ‖

新三。**猘犬啮伤**自死蛇一枚，烧焦为末，纳入疮孔中。千金方。**猫鬼野道**歌哭不自由。五月五日自死赤蛇，烧灰。井华水服方寸匕，日一服。千金方。**恶疮似癞**及马疥大如钱者。自死蛇一条，水渍至烂，去骨取汁涂之，随手瘥。千金。

蛇头

‖ **主治** ‖

烧灰，主久疟及小肠痈，入丸散用。时珍。

‖ **附方** ‖

新二。**发背肿毒**蛇头烧灰，醋和傅之，日三易。千金。**蛤蟆瘘疮**五月五日蛇头，及野猪脂同水衣封之，佳。千金方。

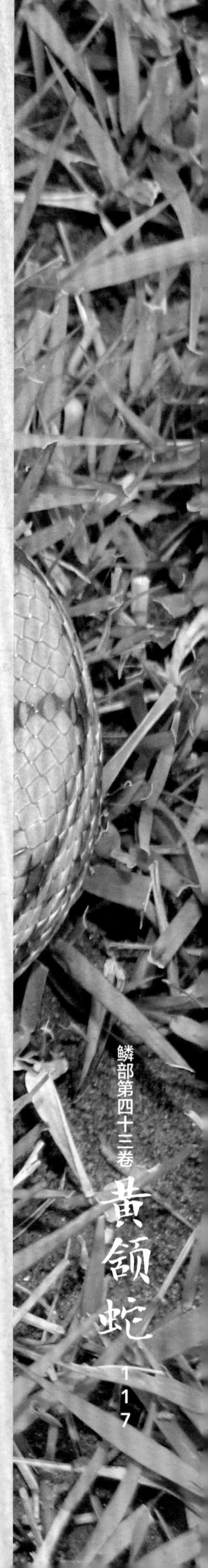

骨

‖ **主治** ‖

久疟劳疟，炙，入丸散用。时珍。

‖ **附方** ‖

新一。**一切冷漏**自死蛇，取骨为末封之。大痛，以杏仁膏摩之，即止。千金方。

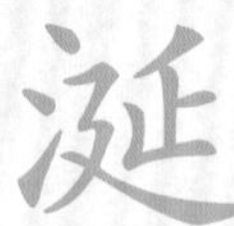

涎

‖ **气味** ‖

有大毒。[思邈曰] 江南山间人一种蛊毒，以蛇涎合药着饮食中，使人病瘕，积年乃死。但以雄黄、蜈蚣之药治之乃佳。

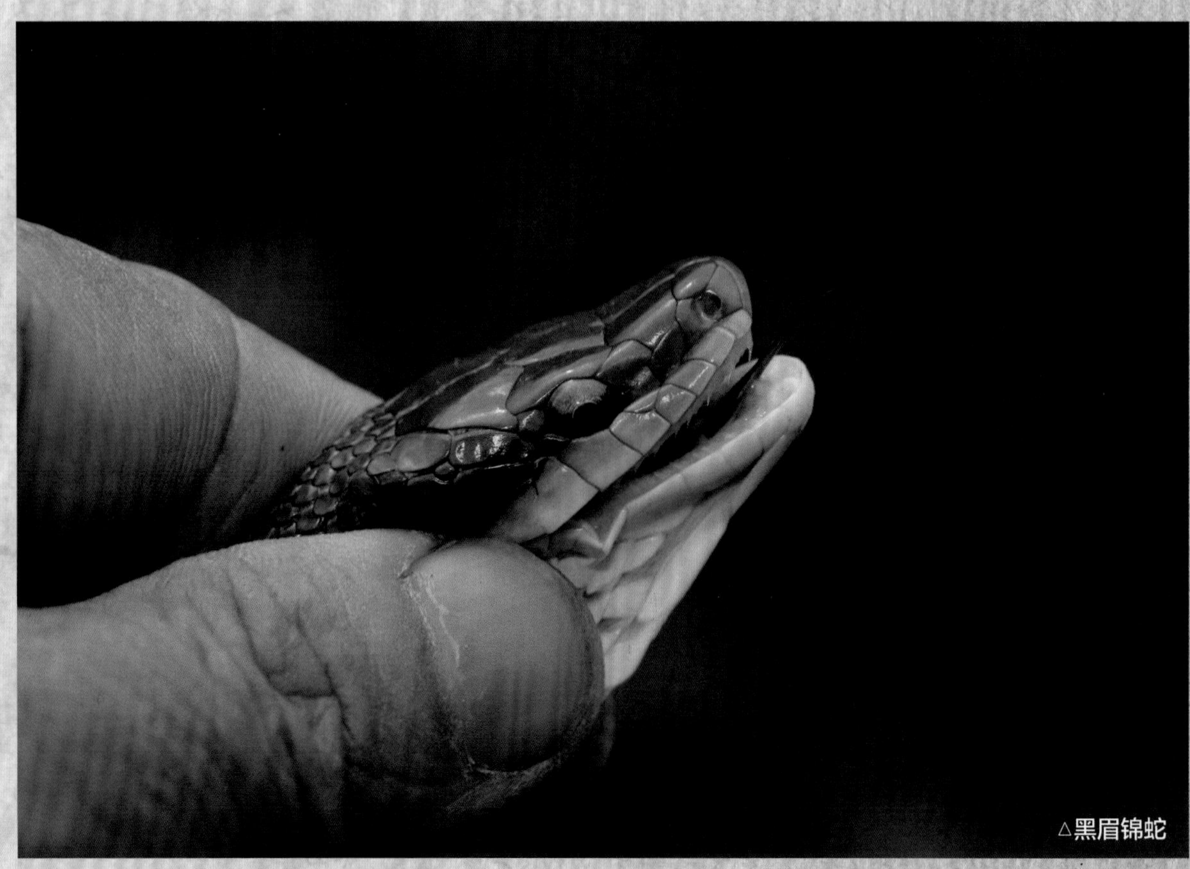

△黑眉锦蛇

蛇吞鼠

‖ **主治** ‖

鼠瘘、蚁瘘有细孔如针者。以腊月猪脂煎焦，去滓涂之。时珍。出千金。

蛇吞蛙

‖ **主治** ‖

噎膈，劳嗽，蛇瘘。时珍。

‖ **附方** ‖

新三。**噎膈**用蛇含蛤蟆，泥包烧存性，研末。米饮服。**久劳咳嗽**吐臭痰者。寻水边蛇吞青蛙未咽者，连蛇打死，黄泥固济，煅研。空心酒服一二钱，至效。忌生冷五七日，永不发也。秘韫方。**蛇瘘不愈**蛇腹蛙，烧灰封之。千金。

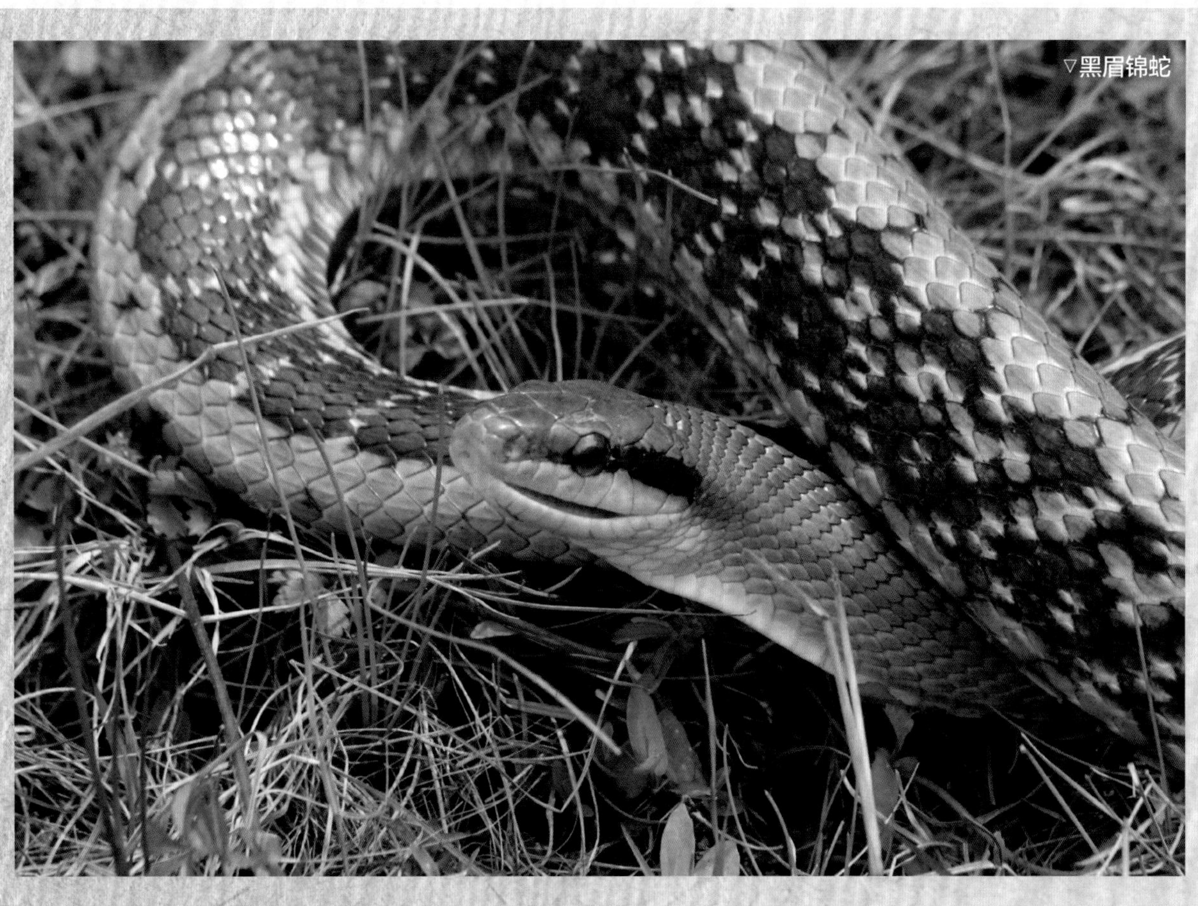

▽黑眉锦蛇

‖ 基原 ‖

据《纲目图鉴》《动物药志》及相关考证 * 等综合分析，本品为蝰科动物五步蛇（尖吻蝮）*Agkistrodon acutus* (Güenther)。参见本卷“白花蛇”项下。《中华本草》《纲目彩图》认为还包括同属动物蝮蛇 *Agkistrodon halys* (Pallas)，参见本卷“蚖”项下。

* 赵尔宓.《本草纲目》药用蛇类名称考证 [J]. 浙江中医学院学报，1978(04)：18.

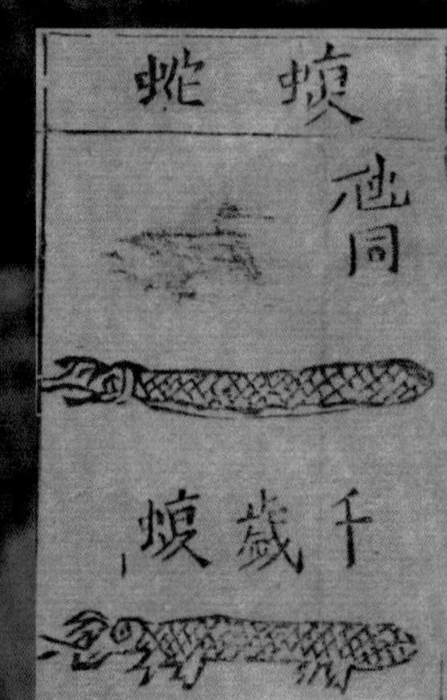

蝮蛇

《别录》下品

‖ 释名 ‖

反鼻蛇。[时珍曰] 按王介甫字说云：蝮，触之则复；其害人也，人亦复之，故谓之蝮。

‖ 集解 ‖

[弘景曰] 蝮蛇，黄黑色如土，白斑，黄颔尖口，毒最烈。虺，形短而扁，毒与蚖同。蛇类甚众，惟此二种及青蝰为猛，不即疗多死。[恭曰] 蝮蛇作地色，鼻反、口长、身短，头尾相似，山南汉、沔间多有之。一名蚖蛇，无二种也。[颂曰] 蝮蛇形不长，头扁口尖，头斑，身赤文斑，亦有青黑色者。人犯之，头足贴着。东间诸山甚多，草行不可不慎。[藏器曰] 蝮蛇锦文，亦有与地同色者。众蛇之中，此独胎产。着足断足，着手

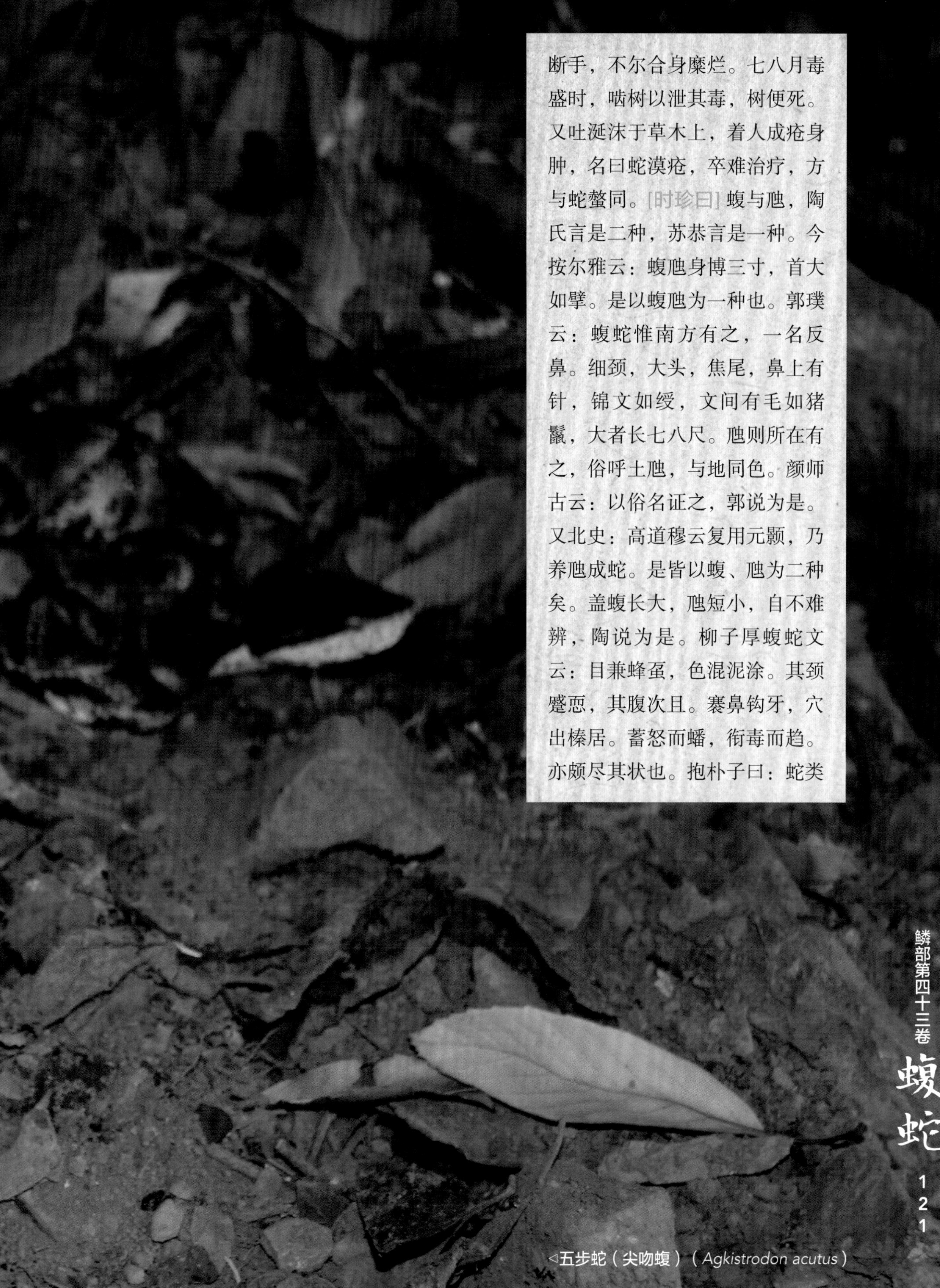

断手，不尔合身糜烂。七八月毒盛时，啮树以泄其毒，树便死。又吐涎沫于草木上，着人成疮身肿，名曰蛇漠疮，卒难治疗，方与蛇螫同。[时珍曰] 蝮与虺，陶氏言是二种，苏恭言是一种。今按尔雅云：蝮虺身博三寸，首大如擘。是以蝮虺为一种也。郭璞云：蝮蛇惟南方有之，一名反鼻。细颈，大头，焦尾，鼻上有针，锦文如绶，文间有毛如猪鬣，大者长七八尺。虺则所在有之，俗呼土虺，与地同色。颜师古云：以俗名证之，郭说为是。又北史：高道穆云复用元颢，乃养虺成蛇。是皆以蝮、虺为二种矣。盖蝮长大，虺短小，自不难辨，陶说为是。柳子厚蝮蛇文云：目兼蜂虿，色混泥涂。其颈蹙恧，其腹次且。褰鼻钩牙，穴出榛居。蓄怒而蟠，衔毒而趋。亦颇尽其状也。抱朴子曰：蛇类

◁五步蛇（尖吻蝮）（*Agkistrodon acutus*）

最多，惟蝮中人甚急。但即时以刀割去疮肉投于地，其沸如火炙，须臾焦尽，人乃得活也。王充论衡云：蝮蛇含太阳火气而生，故利牙有毒。

胆

‖ **气味** ‖

苦，微寒，有毒。

‖ **主治** ‖

䘌疮。别录。**杀下部虫。**甄权。**疗诸漏，研傅之。若作痛，杵杏仁摩之。**时珍。出外台。

肉

‖ **气味** ‖

甘，温，有毒。

‖ **主治** ‖

酿作酒，疗癞疾诸瘘，心腹痛，下结气，除蛊毒。别录。**五痔，肠风泻血。**甄权。**大风，诸恶风，恶疮瘰疬，皮肤顽痹，半身枯死，手足脏腑间重疾。**[藏器曰] 取活蛇一枚着器中，投以醇酒一斗，封定，埋马溺处。周年取开，蛇已消化，酒味犹存。有患诸证者，不过服一升以来，当觉身习习而愈。然有小毒，不可顿服。若服他药，不复得力。又曰：生癞者，取一枚，或他蛇亦可，烧热坐上，当有赤虫如马尾出。仍取蛇肉塞鼻中。

‖ **发明** ‖

[时珍曰] 癞疾感天地肃杀之气而成，恶疾也；蝮蛇禀天地阴阳毒烈之气而生，恶物也。以毒物而攻毒病，盖从其类也。

‖ **附方** ‖

旧一。白癞大蝮蛇一条，勿令伤，以酒一斗渍之，糠火温令稍热。取蛇一寸，和腊月猪脂捣傅。肘后方。

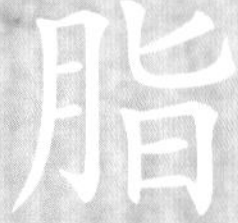

脂

[藏器曰] 摩着物皆透也。

‖ **主治** ‖

绵裹，塞耳聋。亦傅肿毒。时珍。

皮

‖**主治**‖

烧灰，疗疔肿、恶疮、骨疽。苏恭。

蜕

‖**主治**‖

身痒、疥癣、病疮。苏恭。

骨

‖**主治**‖

赤痢。烧灰，饮服三钱。杂蛇亦可。藏器。

屎

器中养取之。

‖**主治**‖

痔瘘。苏恭。

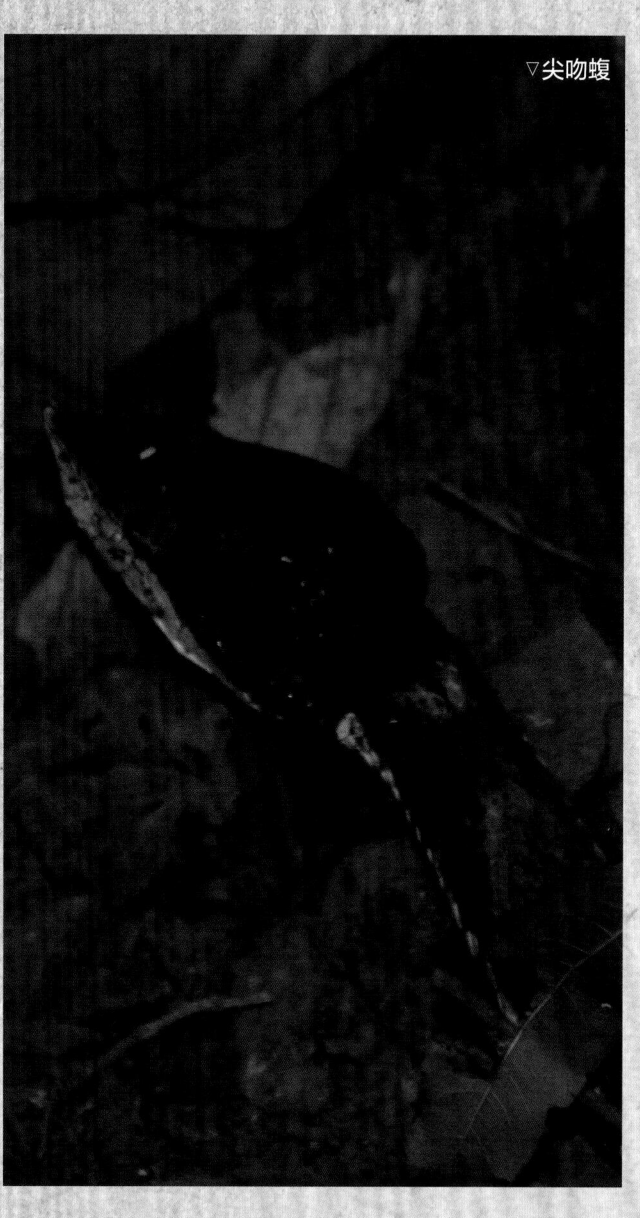
▽尖吻蝮

腹中死鼠

有小毒。

‖**主治**‖

鼠瘘。别录。千金云：烧末，酒服方寸匕，日二，不过三日大验。

‖**附录**‖

千岁蝮 [颂曰] 东间一种千岁蝮，状如蝮而短，有四脚，能跳来啮人。人或中之，必死。其啮已，即跳上木作声。云斫木、斫木者，不可救也。若云博叔、博叔者，犹可急治之。用细辛、雄黄等分为末，内疮中，日三四易之。又以栝楼根、桂末着管中，密塞勿令走气，佩之。中毒急敷之，缓即不救。[时珍曰] 按字林云：睩听，形如蜥蜴，出魏兴。居树上，见人则跳来啮之。啮已还树，垂头听，闻哭声乃去。即此也。其状头尾一般，大如捣衣杵，俗名合木蛇，长一二尺。谈野翁方名斫木蛇，又名望板归。救之，用嫩黄荆叶捣烂敷之。

‖ **基原** ‖

据《动物药志》《纲目图鉴》《中华本草》等综合分析考证，本品为蝰科动物蝮蛇 *Agkistrodon halys* (Pallas)。全国各地均有分布。

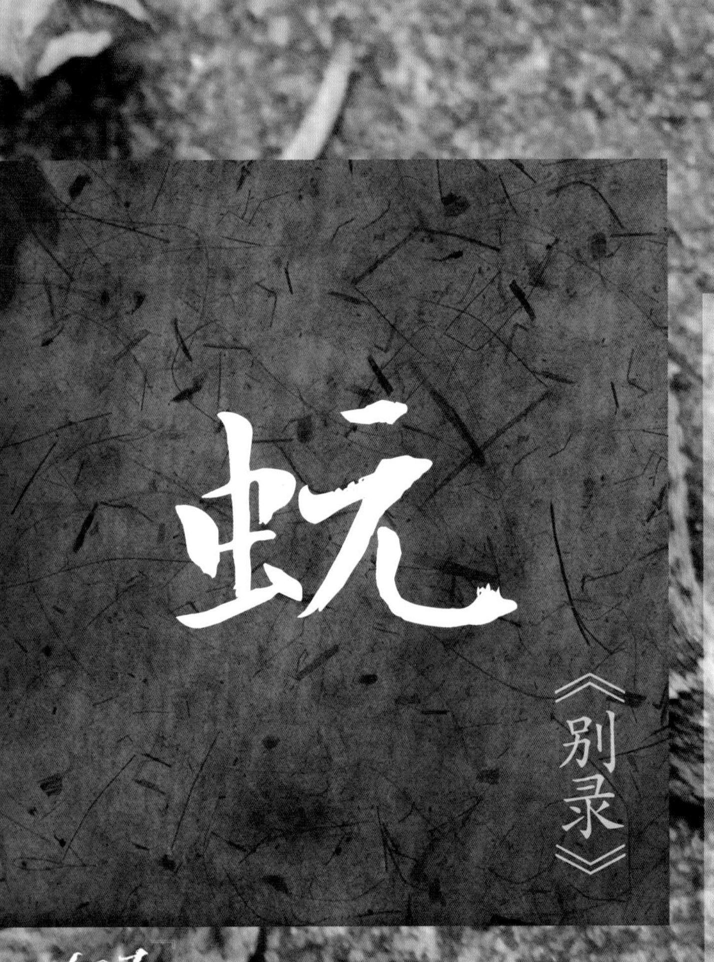

蚖《别录》

‖ **集解** ‖

[别录曰] 蚖类，一名蚖，短身土色而无文。[时珍曰] 蚖与蝮同类，即虺也。长尺余，蝮大而虺小，其毒则一。食经所谓虺色如土，小如蝮蛇者是也。详见蝮下。旧本作蚖类一名蚖，误矣。当作蚖，蝮类，一名虮。虮，即虺字。蚖、虮字象相近，传写脱误尔。陶氏注蝮即蚖，亦误矣。蚖既是蝮，别录不应两出。今并改正。

‖ **气味** ‖

缺。

‖ **主治** ‖

疗痹内漏。别录。**治破伤中风，大风恶疾**。时珍。

‖ **附方** ‖

新一。**破伤风**牙关紧急，口噤不开，口面㖞斜，肢体弛缓。用土虺蛇一条，去头、尾、肠、皮、骨，醋炙，地龙五条去泥，醋炙，天南星八钱重一枚炮，上为末，醋煮面糊丸如绿豆大。每服三丸至五丸，生姜酒下，仍食稀葱白粥，取汗即瘥。昔宫使明光祖，向任统制官，被重伤，服此得效。普济方。

△蝮蛇

‖ **基原** ‖

《纲目图鉴》认为本品可能为烙铁头属一种（*Trimeresurus sp.*）。

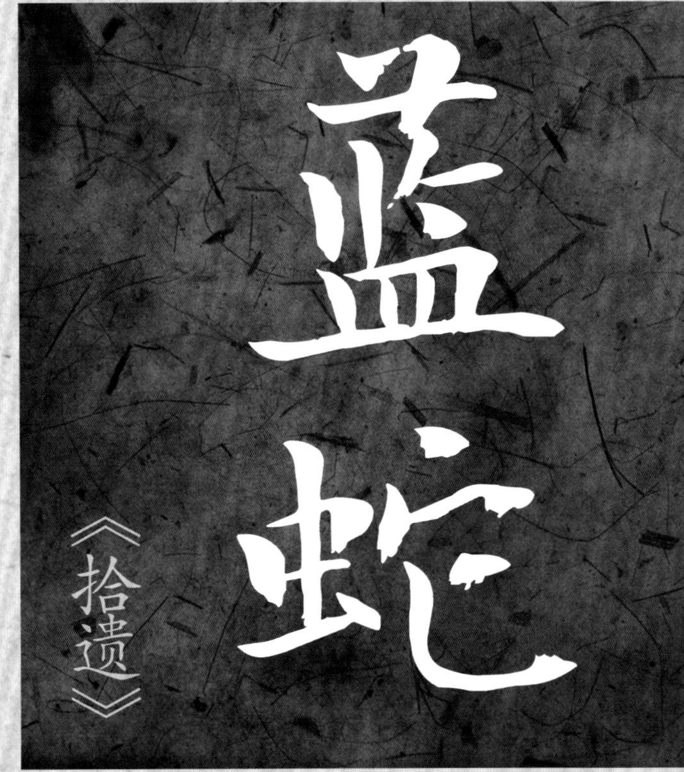

‖ **集解** ‖

[藏器曰] 出苍梧诸县。状如蝮有约，从约断之，头毒尾良。岭南人呼为蓝药。

‖ **主治** ‖

用头合毒药，毒人至死。以尾作脯，食之即解。藏器。

两头蛇

《拾遗》

‖ **基原** ‖

据《纲目图鉴》及相关考证 * 等综合分析，本品为游蛇科动物钝尾两头蛇 *Calamaria septentrionalis* Boulenger。分布于河南、贵州、安徽、浙江、江苏、江西等地。

* 赵尔宓 .《本草纲目》药用蛇类名称考证 [J]. 浙江中医学院学报，1978(04)：18.

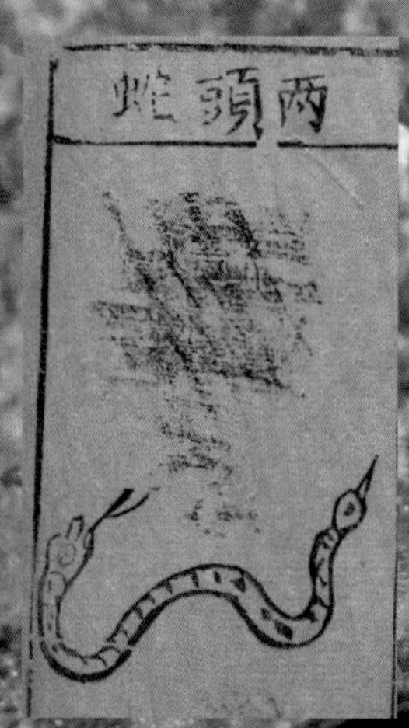

‖ **释名** ‖

枳首蛇尔雅**越王蛇。**[时珍曰] 枳，两也。郭璞云：会稽人言是越王弩絃所化，故名越王蛇。江东人名越王约发。博物志云：马鳖食牛血所化。然亦自有种类，非尽化生也。

‖ **集解** ‖

[藏器曰] 两头蛇大如指，一头无口目，两头俱能行。云见之不吉，故孙叔敖埋之，恐后人见之必死也。[时珍曰] 按尔雅中央有枳首蛇，中国之异气也。刘恂岭表录异云：岭外极多。长尺余，大如小指，背有锦文，腹下鳞红。人视为常，不以为异。罗愿尔雅翼云：宁国甚多，数十同穴，黑鳞白章。又一种夏月雨后出，如蚯蚓大，有鳞，其尾如首，亦名两头蛇。又张耒杂志云：黄州两头蛇，一名山蚓。云是老蚓所化，行不类蛇，宛转甚钝。此即罗氏所云者也。

肉

‖ **气味** ‖

[时珍曰] 按南越志云：无毒。夷人饵之。

‖ **主治** ‖

疟疾。山人收取干之。佩于项上。时珍。

△钝尾两头蛇（*Calamaria septentrionalis*）

‖ **基原** ‖

《纲目图鉴》认为本品可能为纽形动物一种（*Nemertinea sp.*）。

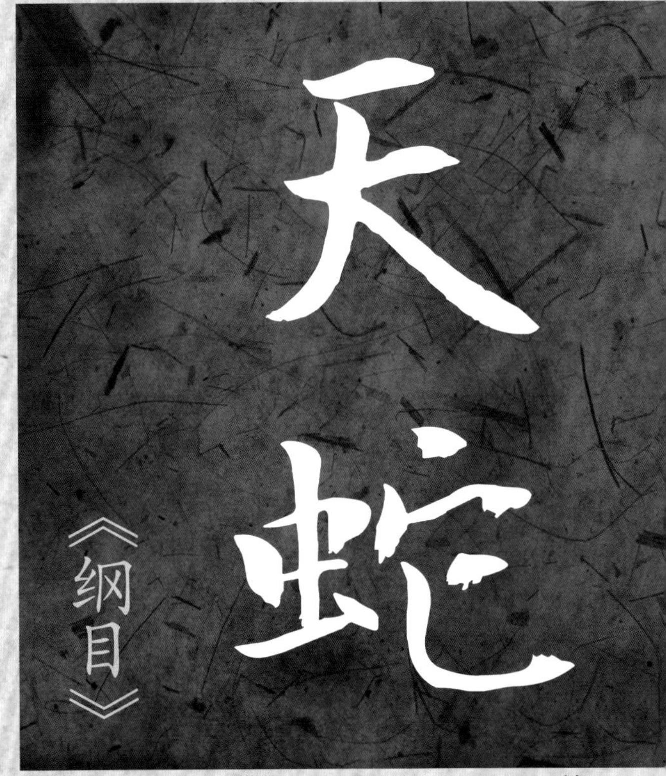

‖ **集解** ‖

[时珍曰] 按沈存中笔谈云：天蛇生幽阴之地，遇雨后则出，越人深畏之。其大如箸而匾，长三四尺，色黄赤。浇之以醋则消，或以石灰糁之亦死。又云：天蛇不知何物？人遭其螫，仍为露水所濡，则遍身溃烂。或云草间花蜘蛛者，非矣。广西一吏为虫所毒，举身溃烂。一医视云：天蛇所螫，不可为矣。仍以药傅其一有肿处，以钳拔出如蛇十余，而疾终不起。又钱塘一田夫忽病癞，通身溃烂，号呼欲绝。西溪寺僧视之，曰：此天蛇毒，非癞也。以秦皮煮汁一斗，令其恣饮。初日减半，三日顿愈。又水蛇治天蛇毒，见前。

‖ **基原** ‖

《纲目图鉴》认为本品为蜥蜴一种（*Eremias sp.*）。

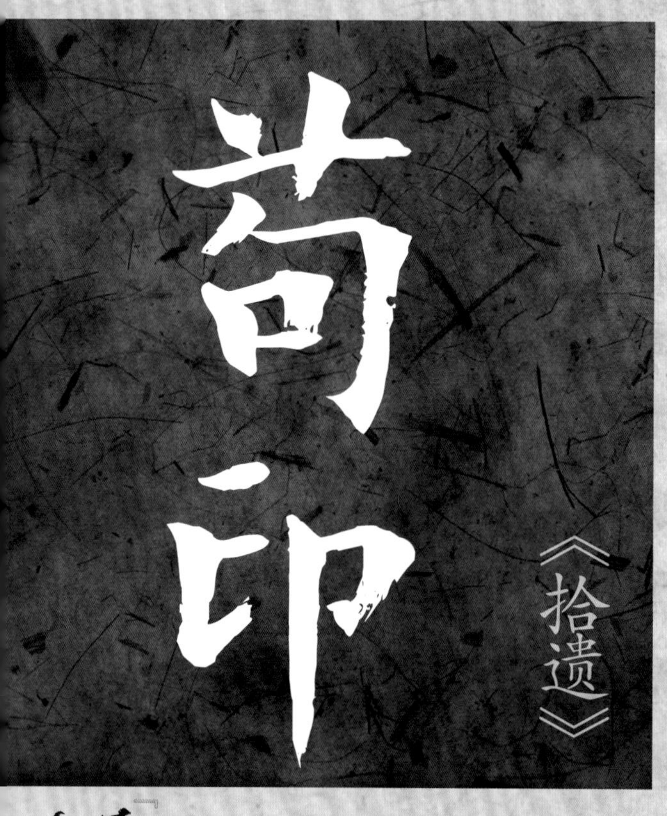

‖ **集解** ‖

[藏器曰] 苟印，一名苟斗，出潮州。如蛇有四足。

膏

‖ **主治** ‖

滴耳中，治聋，令左右耳彻。藏器。

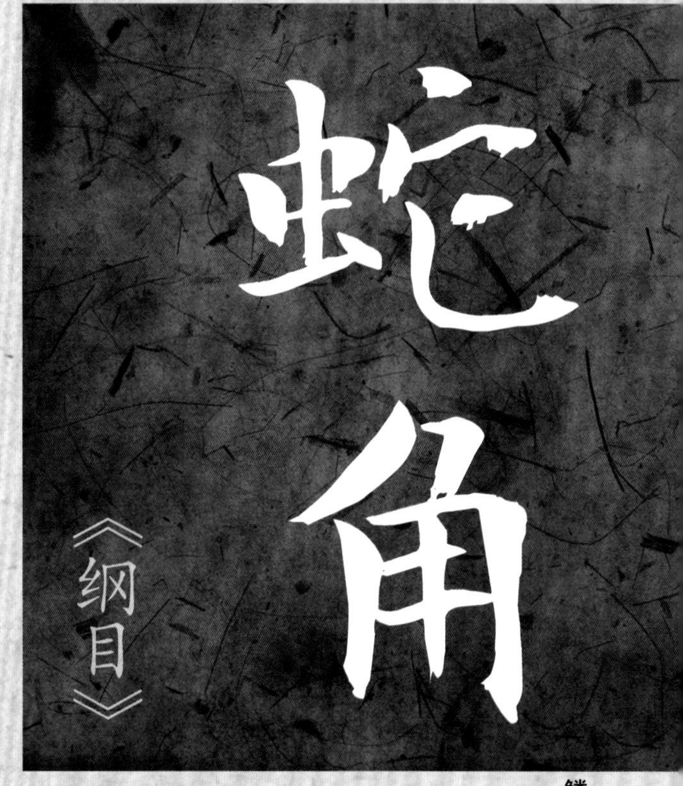

‖ **释名** ‖

骨咄犀亦作骨笃。**碧犀。**[时珍曰] 按陶九成辍耕录云：骨咄犀，大蛇之角也，当作蛊毒，谓其解蛊毒如犀角也。唐书有古都国亦产此，则骨咄又似古都之讹也。

‖ **集解** ‖

[时珍曰] 按大明会典云：蛇角出哈密卫。刘郁西使记云：骨笃犀即大蛇角，出西番。曹昭格古论云：骨笃犀、碧犀也。色如淡碧玉，稍有黄色，其文理似角，扣之声清越如玉，磨刮嗅之有香，烧之不臭，最贵重，能消肿解毒。洪迈松漠纪闻云：骨咄犀，犀不甚大，纹如象牙，带黄色。作刀靶者，已为无价之宝也。

‖ **气味** ‖

有毒。

‖ **主治** ‖

消肿毒，解诸毒蛊毒，以毒攻毒也。时珍。

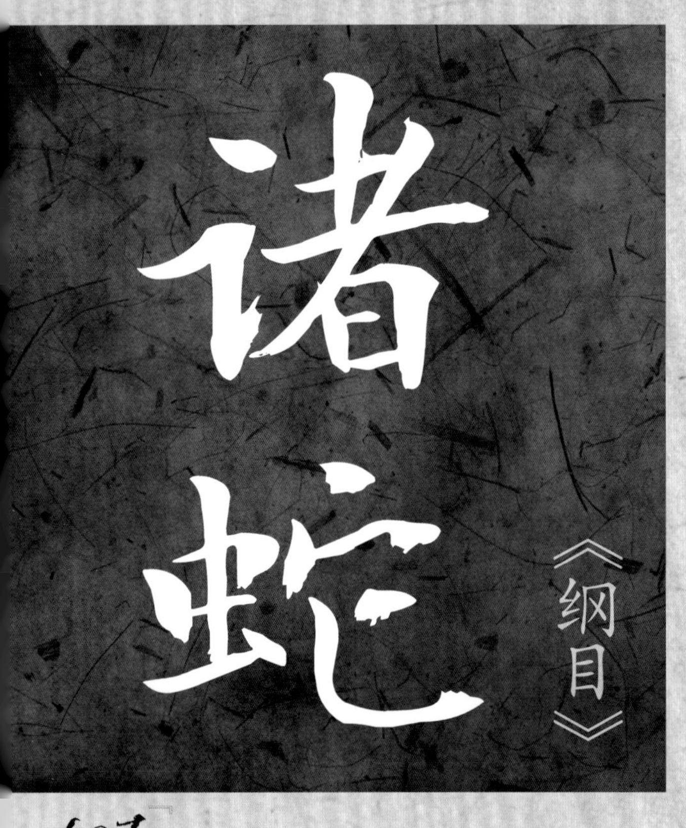

‖**释名**‖

[时珍曰] 蛇字古作它，俗作虵，有余、移、佗三音。篆文象其宛转屈曲之形。其行委佗，故名。岭南人食之，或呼为讹，或呼为茅鳝。按山海经云：海外西南人以虫为蛇，号蛇为鱼。则自古已然矣。

‖**集解**‖

[时珍曰] 蛇类琐语，不可类从者，萃族于左，以便考阅。**蛇在禽为翼火**，天文象形，居南方。**在卦为巽风**巳为蛇。**在神为玄武**，北方之神，玄龟、纁蛇相合也。**在物为毒虫**。出说文。**有水、火、草、木、土五种**，出北户录。**青、黄、赤、白、黑、金、翠、斑、花诸色**见各条。**毒虫也，而有无毒者**；金蛇、水蛇无毒。**鳞虫也，而有生毛者**；蝮蛇文间有毛。山海经云：长蛇毛如彘毫也。**卵生也，而有胎产者**；蝮蛇胎生。**腹行也，而有四足者**。鳞蛇、千岁蝮、苟印、蜥蜴皆有足。**又有冠者**，鸡冠蛇，头上有冠，最毒。**角者**，三角蛇，有角。**翼者**，西山经云：太华山有蛇，六足四翼，名曰肥螘。**飞者**；山海经云：柴桑多飞蛇。荀子云：螣蛇无足而飞。**兽首者**，大荒经云：肃慎国有琴蛇，兽首蛇身。**人面者**；江湖纪闻云：岭表有人面蛇，能呼人姓名，害人。惟畏蜈蚣。**两首者**，枳首蛇。**两身者**；北山经云：浑夕之山，有蛇曰肥遗，一首两身，见则大旱。管子曰：涸水之精，名曰蚴，状如蛇，一首两身长八尺。呼其名可取鱼鳖。**歧尾者**，广志云：出云南。**钩尾者**，张文仲云：钩蛇，尾如钩，能钩人兽入水食之。**熇尾者**；葛洪云：熇尾蛇似青蝰，其尾三四寸有异色，最毒。**舵形者**，张文仲云：舵蛇，形似舵，长七八尺，中人必死。削船舵，煮汁浸之。**杵形者**。即合木蛇。**又有青蝰**即竹根蛇。**白蝰、苍虺、文蝮、白颈、黑甲、赤目、黄口之类**。张文仲云：恶蛇甚多，四五月青蝰、苍虺、白颈、大蜴，六七月白蝰、文蝮、黑甲、赤目、黄口、反钩、三角之类，皆毒之猛烈者，又南方有蚼蛇，人若伤之不死，终身伺其主。虽百众人中，亦来取之。惟百里外乃免耳。**蛇出以春，出则食物**；蛇以春夏为

昼，秋冬为夜。**其蛰以冬，蛰则含土。**至春吐出，即蛇黄石。**其舌双，**物理论云：舌者心苗，火旺于巳，巳为蛇，故蛇双舌。**其耳聋。**埤雅云：蛇聋虎齆。**其听以目。**埤雅。**其蟠向壬。**淮南子。**其毒在涎，**弄蛇洗净涎，则无毒也。蛇涎着人，生蛇漠疮。吐涎成丝，能害人目。段成式云：蛇怒时，毒在头尾。**其珠在口。**陆佃云：龙珠在颔，蛇珠在口，怀珠之蛇，多喜投暗，见人张口，吐气如烬。**其行也纡，**淮南子云：蛇属纡行。**其食也吞。**有牙无齿。**皮数解蜕，**变化论云：龙易骨，蛇易皮。**性晓方药。**出稽圣赋。又异苑云：田父见蛇被伤，一蛇衔草傅之，遂去。其人采草治疮，名曰蛇衔。**蛇交蛇，则雄入雌腹；**交已即退出也。段成式云：人见蛇交，三年死。李鹏飞云：人见蛇交，主有喜。**蛇交雉，则生蜃及蟂。**详见蛟龙。鲁至刚云：蛇交雉生卵，遇雷入土，久则成蛟。不入土，但为雉耳。述异记云：江淮中有兽名能，乃蛇精所化也。冬则为雉，春复为蛇。**蛇以龟、鳖为雌，**埤雅云：大腰纯雌，以蛇为雄。蛇求于龟鳖，则生龟鳖；蛇求于雉，则生蜃蛟。物异而感同也。**又与鳢、鳝通气。**见本条。**入水，交石斑鱼；**见本条。**入山，与孔雀匹。**禽经云：鹊见蛇则噪而奔，孔见蛇则喜而跃。**竹化蛇，蛇化雉。**异苑云：大元中，汝南人伐木，见一竹，中央已成蛇形，而枝叶如故。又桐庐民伐竹，见蛇化雉，头项已就，身犹蛇也。乃知竹化蛇，蛇化雉。**蛇怜蛇，蛇怜风。**出庄子。**水蛇化鳝，**名蛇鳝，有毒。**螣蛇化龙。**神蛇能乘云雾，而飞游千里。**螣蛇听孕，**出变化论。又抱朴子云：螣蛇不交。**蟒蛇目圆。**出述异记。大蛇曰蟒。**巴蛇吞象**山海经云：巴蛇食象，三年而出其骨。**蚺蛇吞鹿，**详本条。**玄蛇吞麈。**大鹿也。出山海经。**活褥蛇，能捕鼠，**唐书云：贞观中，波斯国献之。状同鼠，色正青，能捕鼠。**食蛇鼠，能捕蛇。**唐书云：罽宾国有食蛇鼠，尖喙赤尾，能食蛇。被蛇螫者，以鼠嗅而尿之，立愈。**蛇吞鼠，而有啮蛇之鼠狼；**寇曰：尝见一乌蛇，长丈余。有鼠狼啮蛇头，曳之而去，亦相畏伏耳。**蛇吞蛙，而有制蛇之田父。**洽闻记云：蛤蟆大者名田父，见蛇则衔其尾。良久蛇死，尾后数寸，皮不损而肉已尽矣。**蛇令豹止，而有食蛇之貘；**淮南子云：蛇令豹止，物相制也。貘乃白豹，食蛇及铁。**龟蛇同气，而有呷蛇之龟。**见摄龟。**玄龟食蟒，**王起云：以小制大，禽之制在气也。**蝍蛆甘带。**出庄子。蝍蛆，蜈蚣也。带，蛇也。陆佃云：蜈蚣见大蛇，能以气禁之，啖其脑、眼，蟾蜍食蝍蛆，蝍蛆食蛇，蛇食蟾蜍，物畏其天也。墨客挥犀云：蜈蚣逐蛇，蛇即张口，乃入其腹食之。**鸩步则蛇出，鸡鸣则蛇结。**出禽经。鸩鸟能禹步禁咒，使大石自转，取蛇食之，蛇入口即糜也。鹳亦然。鸡，伯劳也。**鹳、鹤、鹰、鹘、鹙，皆鸟之食蛇者也；**蛇鹰、蛇鹘。余见本条。**虎、猴、麂、麝、牛，皆兽之食蛇者也。**玃猴食蛇。牛食蛇，则独肝有毒。**蛇所食之虫，则蛙、鼠、燕、雀、蝙蝠、鸟雏；所食之草，则芹、茄、石楠、茱萸、蛇粟。**噇子也。**所憎之物，则蘘荷、菴蕳、蛇网草、鹅粪；所畏之药，则雄黄、雌黄、羖羊角、蜈蚣。**千金云：入山佩武都雄黄、雌黄，或烧羖羊角烟，或筒盛蜈蚣，则蛇不敢近。**误触莴菜，则目不见物；**出续墨客挥犀。**炙以桑薪，则足可立出。**[藏器曰]蛇有足，见之不佳。惟桑薪火炙之则见，不足怪也。[陶弘景曰]五月五日烧地令热，以酒沃之，置蛇于上则足见。**蛇蟠人足，淋以热尿，或沃以热汤，则自解；蛇入人窍，灸以艾炷，或辣以椒末，则自出。**以艾炷灸蛇尾，或割破蛇尾，塞以椒末，即出。**内解蛇毒之药，则雄黄、贝母、大蒜、薤白、苍耳；外治蛇蠚之药，则大青、鹤虱、苦苣、堇菜、射罔、姜黄、干姜、白矾、黑豆叶、黄荆叶、蛇含草、犬粪、鹅粪、蔡苴机粪。**

本草纲目

鳞部第四十四卷

鳞之三鱼类三十二种

‖ **基原** ‖

据《纲目彩图》《动物药志》《中华本草》《纲目图鉴》等综合分析考证，本品为鲤科动物鲤 *Cyprinus carpio* Linnaeus。分布于黑龙江、长江、珠江、黄河等流域，及云南、新疆等湖泊、江河中。

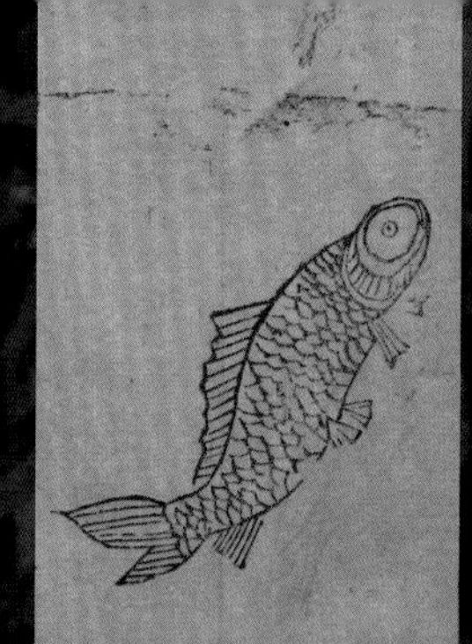

鲤鱼

《本经》上品

▷鲤（*Cyprinus carpio*）

‖ **释名** ‖

[时珍曰] 鲤鳞有十字文理，故名鲤。虽困死，鳞不反白。[颂曰] 崔豹云：兖州人呼赤鲤为玄驹，白鲤为白骥，黄鲤为黄骓。

‖ **集解** ‖

[别录曰] 生九江池泽。取无时。[颂曰] 处处有之。其胁鳞一道，从头至尾，无大小，皆三十六鳞，每鳞有小黑点。诸鱼惟此最佳，故为食品上味。[弘景曰] 鲤为诸鱼之长，形既可爱，又能神变，乃至飞越江湖，所以仙人琴高乘之也。山上水中有此，不可食。

肉

‖ **气味** ‖

甘，平，无毒。[日华曰] 凉，有小毒。[宗奭曰] 鲤，至阴之物，其鳞三十六。阴极则阳复，故素问言鱼热中。脉诀言热则生风，食之多能发风热。日华言凉，非也。风家食之，贻祸无穷。[时珍曰] 按丹溪朱氏言：诸鱼在水，无一息之停，皆能动风动火，不独鲤也。[诜曰] 鲤脊上两筋及黑血有毒，溪涧中者毒在脑，俱不可食。凡炙鲤鱼，不可使烟入目，损目光，三日内必验也。天行病后、下痢及宿癥，俱不可食。服天门冬、朱砂人不可食。不可合犬肉及葵菜食。

‖ **主治** ‖

煮食，治咳逆上气，黄疸，止渴。治水肿脚满，下气。别录。**治怀妊身肿，及胎气不安。**日华。**煮食，下水气，利小便。**时珍。**作鲙，温补，去冷气，痃癖气块，横关伏梁，结在心腹。**藏器。**治上气，咳嗽喘促。**心镜。**烧末，能发汗，定气喘咳嗽，下乳汁，消肿。米饮调服，治大人小儿暴痢。用童便浸煨，止反胃及恶风入腹。**时珍。

‖ **发明** ‖

[时珍曰] 鲤乃阴中之阳，其功长于利小便，故能消肿胀黄疸，脚气喘嗽，湿热之病。作鲙则性温，故能去痃结冷气之病。烧之则从火化，故能发散风寒，平肺通乳，解肠胃及肿毒之邪。按刘河间云：鲤之治水，鹜之利水，所谓因其气相感也。

‖ **附方** ‖

旧五，新八。**水肿**范汪用大鲤鱼一头，醋三升，煮干食。一日一作。外台用大鲤一尾，赤小豆一升，水二斗，煮食饮汁，一顿服尽，当下利尽即瘥。**妊娠水肿**方同上。**水肿胀满**赤尾鲤鱼一斤，破开，不见水及盐，以生矾五钱研末，入腹内，火纸包裹，外以黄土泥包，放灶内煨熟取出，去纸、泥，送粥。食头者上消，食身、尾者下消，一日用尽。屡试经验。杨拱医方摘要。**妊娠感寒**用鲤鱼一头烧末，酒服方寸匕，令汗出。秘录。**胎气不长**用鲤鱼肉同盐、枣煮汁，饮之。集验。**胎动不安**及妇人数伤胎，下血不止。鲤鱼一个治净，阿胶炒一两，糯米二合，水二升，入葱、姜、橘皮、盐各少许，煮臛食。五七日效。圣惠方。**乳汁不通**用鲤鱼一头烧末。每服一钱，酒调下。产宝。**咳嗽气喘**用鲤鱼一头去鳞，纸裹炮熟，去刺研末，同糯米煮粥，空心食。心镜。**恶风入腹**久肿恶风入腹，及女人新产，风入产户内，如马鞭，嘘吸短气咳嗽者。用

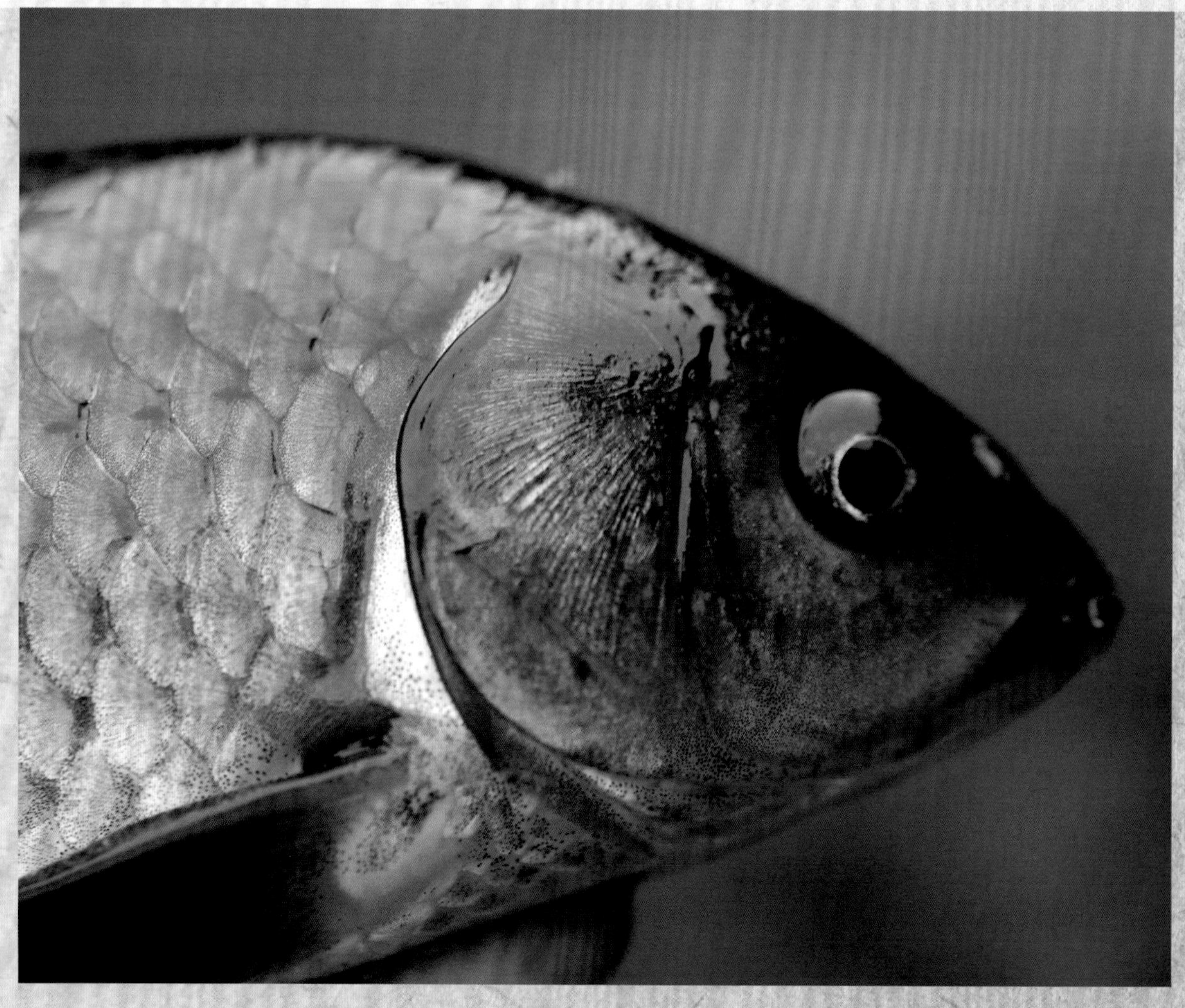

鲤鱼长一尺五寸，以尿浸一宿，平旦以木篦从头贯至尾，文火炙熟，去皮，空心顿食。勿用盐、醋。外台。**反胃吐食**用鲤鱼一头，童便浸一夜，炮焦研末，同米煮粥食之。寿域。**一切肿毒**已溃未溃者。用鲤鱼烧灰，醋和涂之，以愈为度。外台。**积年骨疽**一捏一汁出者。熬饴糖勃疮上，仍破生鲤鱼擒之。顷时刮视，虫出。更洗傅药，虫尽则愈。肘后。**小儿木舌**长大满口。鲤鱼肉切片贴之，以帛系定。圣惠。

鲊

‖气味‖

咸，平，无毒。[弘景曰] 不可合豆藿食，乃成消渴。

‖主治‖

杀虫。藏器。

‖附方‖

新一。**聤耳有虫**脓血日夜不止。用鲤鱼鲊三斤，鲤鱼脑一枚，鲤鱼肠一具洗切，乌麻子炒研一

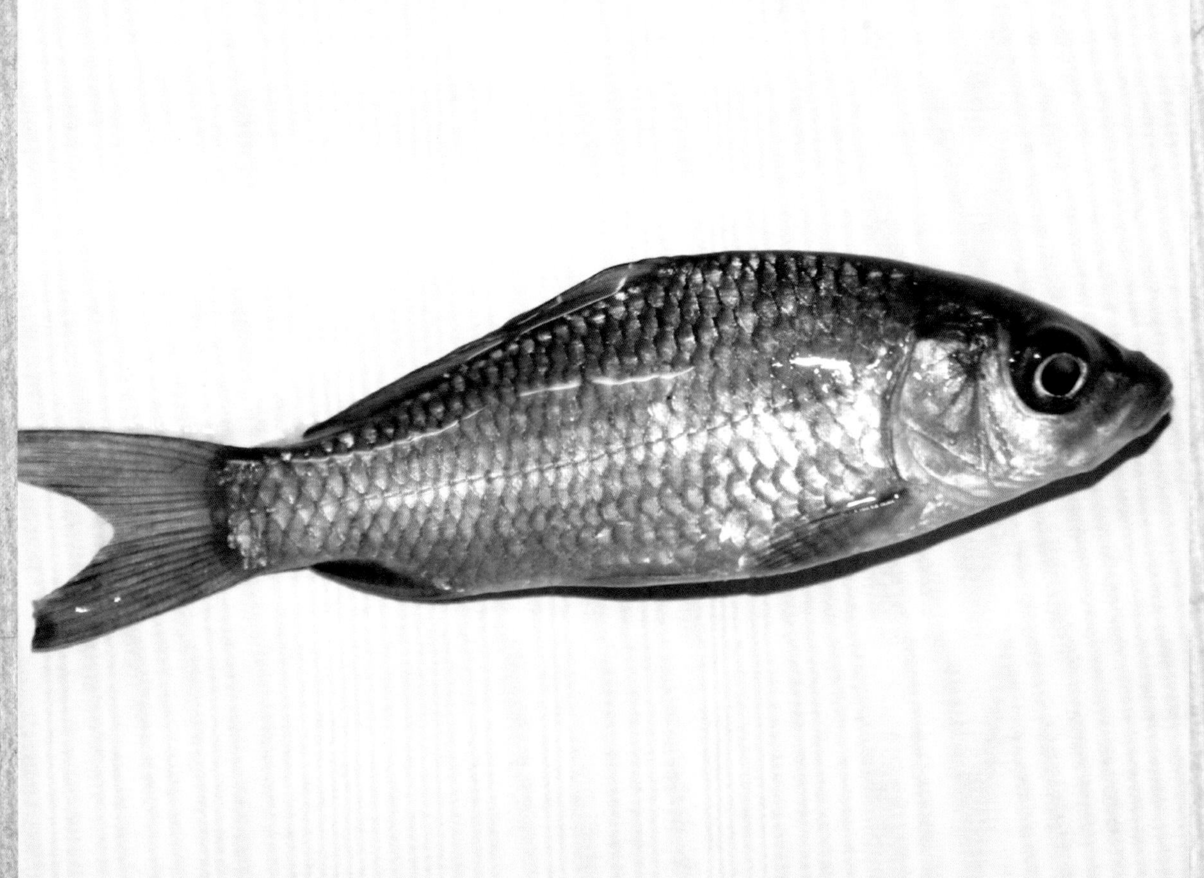

升，同捣，入器中，微火炙暖，布裹贴耳。两食顷，有白虫出，尽则愈。慎风寒。千金。

胆

‖**气味**‖

苦，寒，无毒。[之才曰] 蜀漆为使。

‖**主治**‖

目热赤痛，青盲，明目。久服强悍，益志气。本经。**点眼，治赤肿翳痛。涂小儿热肿。**甄权。**点雀目，燥痛即明。**肘后。**滴耳，治聋。**藏器。

‖**附方**‖

旧一，新三。**小儿咽肿**痹痛者。用鲤鱼胆二七枚，和灶底土，以涂咽外，立效。千金方。**大人阴痿**鲤鱼胆、雄鸡肝各一枚为末，雀卵和，丸小豆大。每吞一丸。千金方。**睛上生晕**不问久新。鲤鱼长一尺二寸者，取胆滴铜镜上，阴干，竹刀刮下。每点少许。总录。**赤眼肿痛**圣济总录用鲤鱼胆十枚，腻粉一钱，和匀瓶收，日点。十便良方用鲤胆五枚，黄连末半两，和匀，入蜂蜜少许，瓶盛，安饭上蒸熟。每用贴目眦，日五七度。亦治飞血赤脉。

脂

‖**主治**‖

食之，治小儿惊忤诸痫。大明。

脑髓

‖**主治**‖

诸痫。苏恭。**煮粥食，治暴聋。**大明。**和胆等分，频点目眦，治青盲。**时珍。

‖**附方**‖

新二。**耳卒聋**竹筒盛鲤鱼脑，于饭上蒸过，注入耳中。千金。**耳脓有虫**鲤鱼脑和桂末捣匀，绵裹塞之。千金方。

血

‖**主治**‖

小儿火疮，丹肿疮毒，涂之立瘥。苏恭。

肠

‖**主治**‖

小儿肌疮。苏恭。**聤耳有虫，同酢捣烂，帛裹塞之。痔瘘有虫，切断炙熟，帛裹坐之。俱以虫尽为度。**时珍。

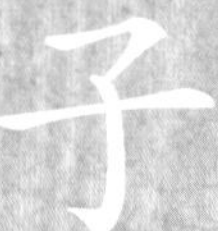

子

[弘景曰] 合猪肝食，害人。

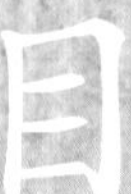

目

‖**主治**‖

刺疮伤风、伤水作肿，烧灰傅之，汁出即愈。藏器。

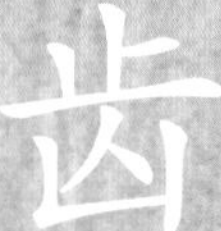

齿

‖**主治**‖

石淋。别录。[颂曰] 古今录验：治石淋。用齿一升研末，以三岁醋和。分三服，一日服尽。外台：治卒淋，用酒服。[时珍曰] 古方治石淋多用之，未详其义。

骨

‖**主治**‖

女子赤白带下。别录。**阴疮，鱼鲠不出。**苏恭。

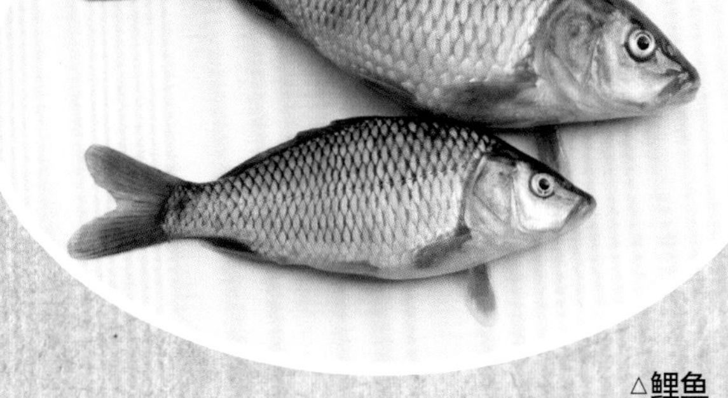

△鲤鱼

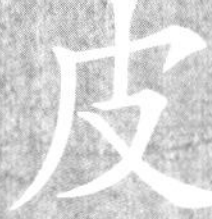

皮

‖**主治**‖

瘾疹。苏恭。**烧灰水服，治鱼鲠六七日不出者。日二服。**录验。

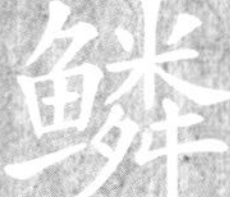

鳞

‖**主治**‖

产妇滞血腹痛，烧灰酒服。亦治血气。苏颂。**烧灰，治吐血，崩中漏下，带下痔瘘，鱼鲠。**时珍。

‖**发明**‖

[时珍曰]古方多以皮、鳞烧灰，入崩漏、痔瘘药中，盖取其行滞血耳。治鱼鲠者，从其类也。

‖**附方**‖

新三。**痔漏疼痛**鲤鱼鳞二三片，绵裹如枣形，纳入坐之，其痛即止。儒门事亲。**诸鱼骨鲠**鲤脊三十六鳞，焙研，凉水服之，其刺自跳出，神妙。笔峰杂兴。**鼻衄不止**鲤鱼鳞炒成灰。每冷水服二钱。普济方。

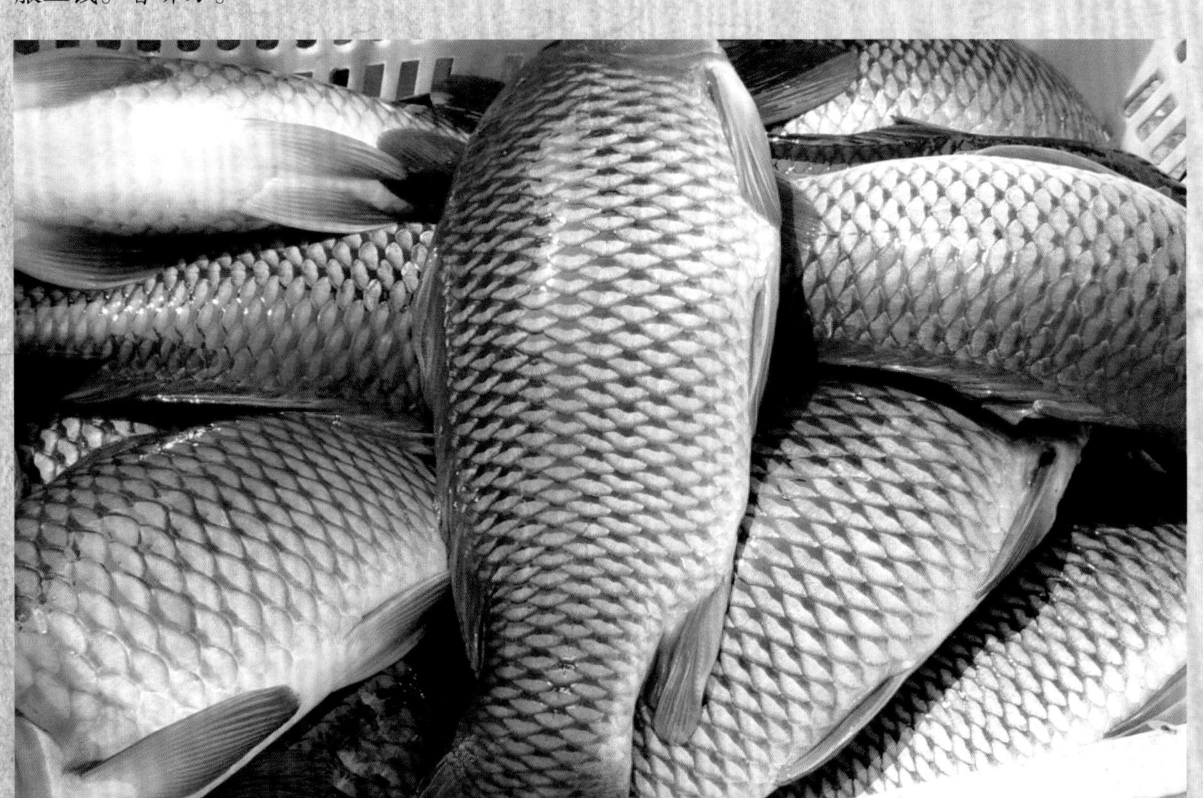

‖ **基原** ‖

据《动物药志》《纲目图鉴》《中华本草》《大辞典》等综合分析考证，本品为鲤科动物白鲢 *Hypophthalmichthys molitrix*。分布于长江、珠江、黄河、黑龙江等水域。

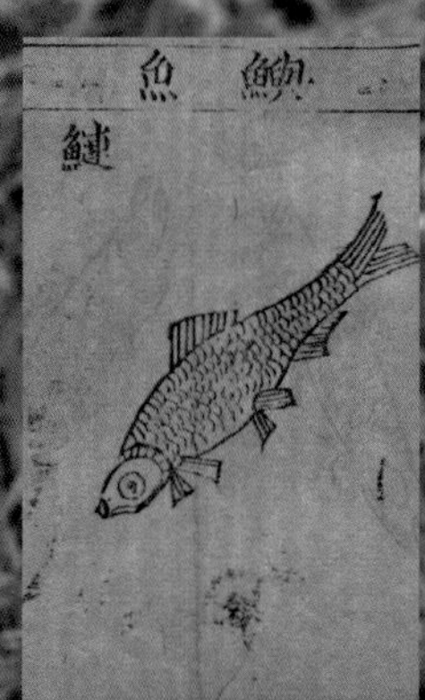

鱮鱼

《纲目》

音序。

▷白鲢（*Hypophthalmichthys molitrix*）

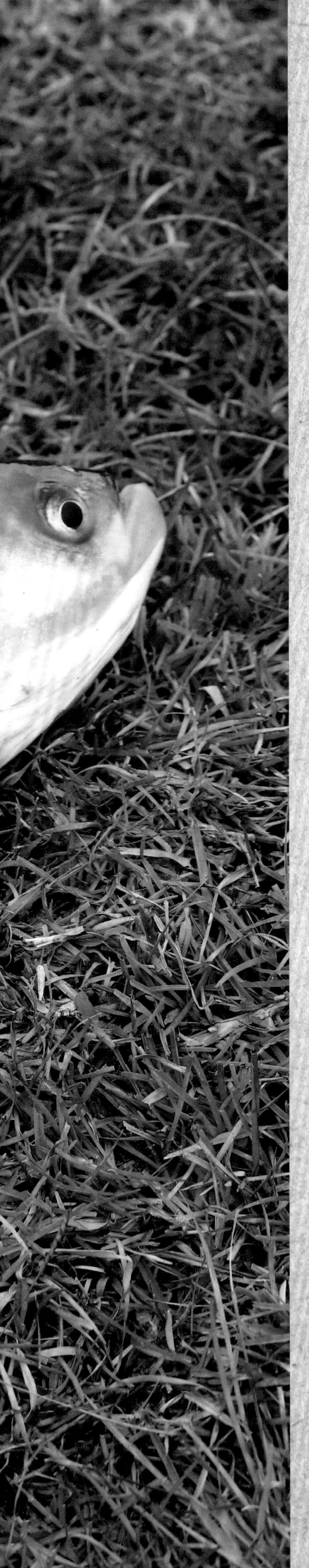

‖ **释名** ‖

鲢鱼。[时珍曰] 酒之美者曰醑，鱼之美者曰𬶋。陆佃云：𬶋，好群行相与也，故曰𬶋；相连也，故曰鲢。传云：鱼属连行是矣。

‖ **集解** ‖

[时珍曰] 𬶋鱼，处处有之。状如鳙，而头小形扁，细鳞肥腹。其色最白，故西征赋云：华鲂跃鳞，素𬶋扬鬐。失水易死，盖弱鱼也。

肉

‖ **气味** ‖

甘，温，无毒。

‖ **主治** ‖

温中益气。多食，令人热中发渴，又发疮疥。时珍。

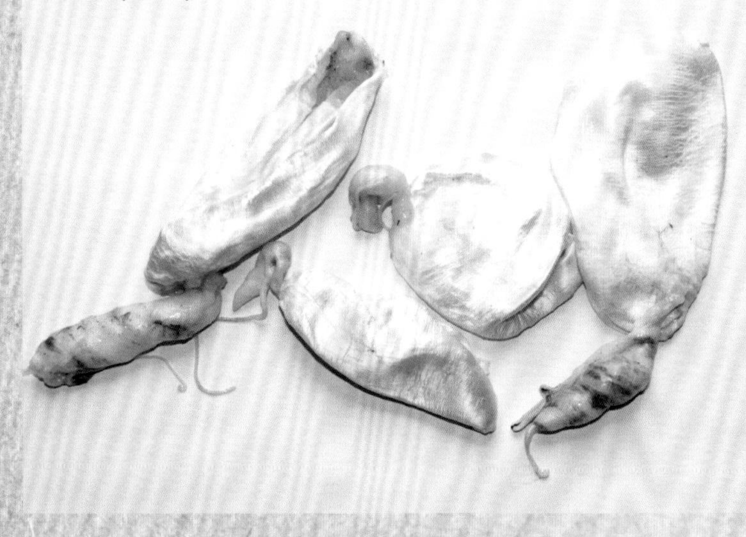

▽白鲢（鱼鳔）

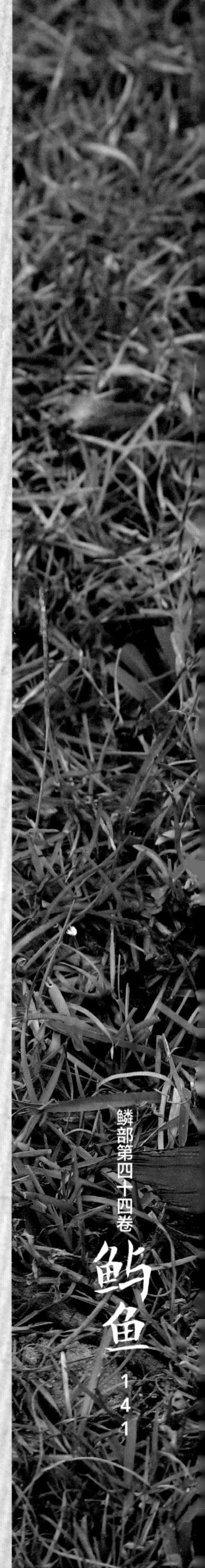

鳙鱼

音庸。《拾遗》

‖ **基原** ‖

据《中华本草》《纲目图鉴》《动物药志》《大辞典》等综合分析考证，本品为鲤科动物鳙鱼 *Aristichthys nobilis* (Rich)。分布于长江、珠江、黄河、黑龙江等流域，现全国大部分地区均有饲养。

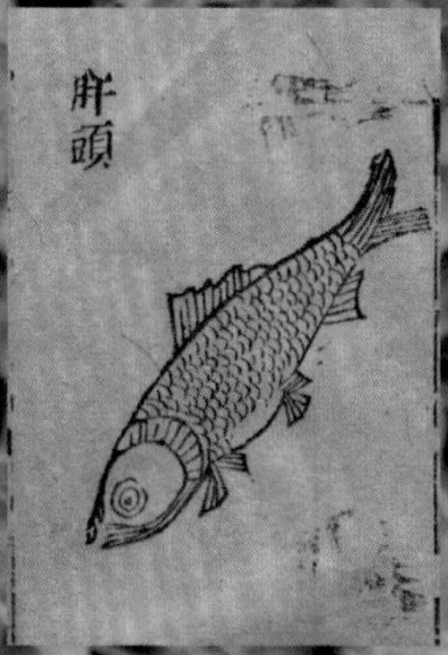

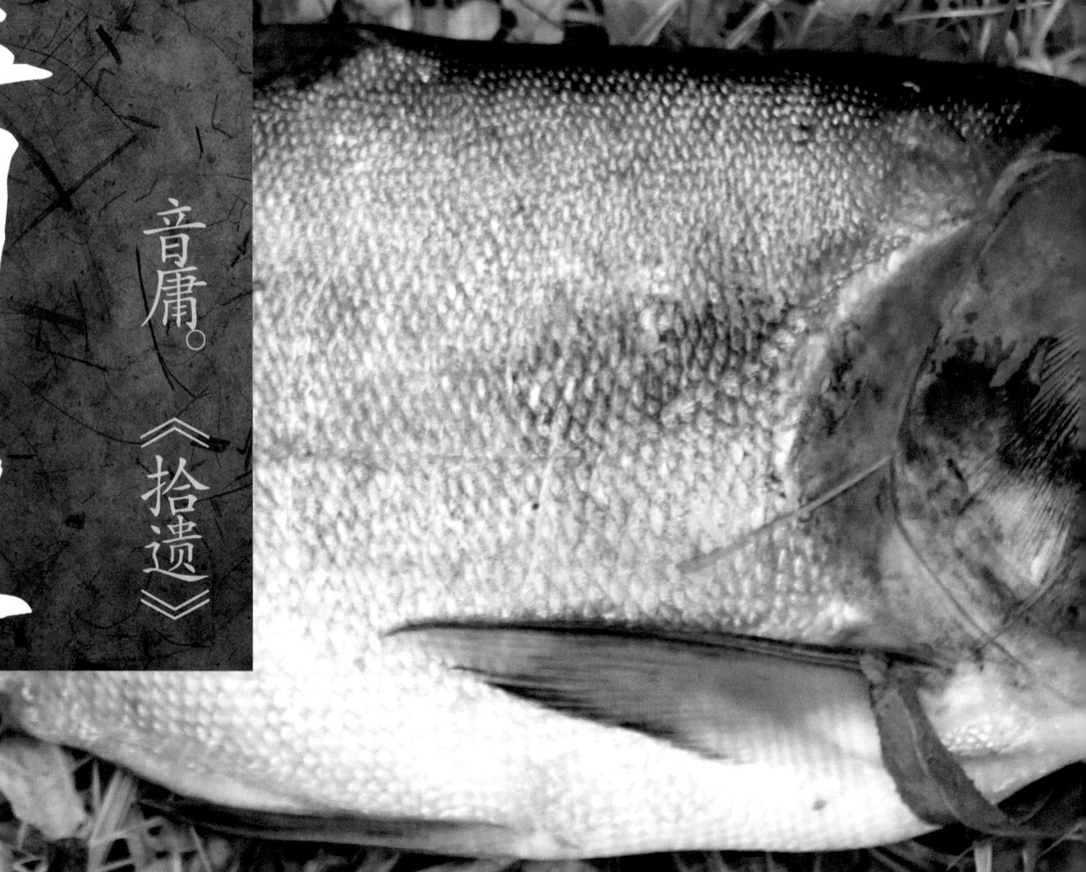

䱇頭

▷鳙鱼（*Aristichthys nobilis*）

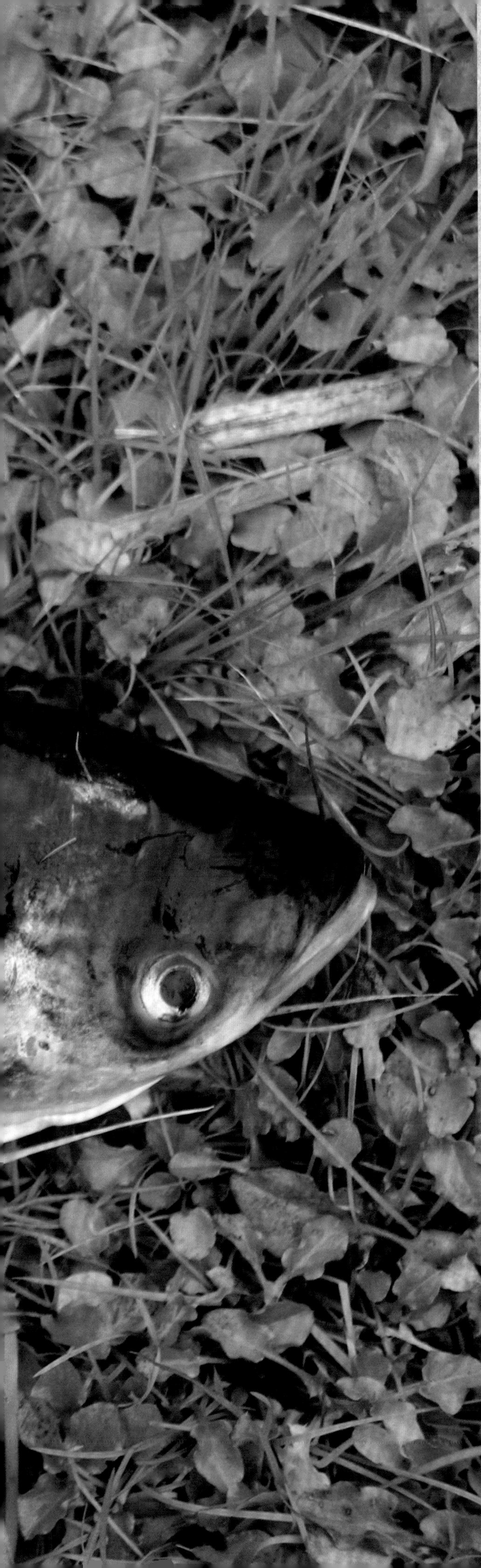

‖**释名**‖

鳙鱼音秋。山海经。[时珍曰] 此鱼中之下品，盖鱼之庸常以供馐食者，故曰鳙、曰鳙。郑玄作鳍鱼。

‖**集解**‖

[藏器曰] 陶注鲍鱼云：今以鳙鱼长尺许者，完作淡干鱼，都无臭气。其鱼目旁，有骨名乙，礼记云食鱼去乙是矣。然刘元绍言，海上鳙鱼，其臭如尸，海人食之。当别一种也。[时珍曰] 处处江湖有之，状似鲢而色黑。其头最大，有至四五十斤者，味亚于鲢。鲢之美在腹，鳙之美在头。或以鲢、鳙为一物，误矣。首之大小，色之黑白，大不相侔。山海经云：鳙鱼似鲤，大首，食之已疣，是也。

肉

‖**气味**‖

甘，温，无毒。[藏器曰] 只可供食，别无功用。

‖**主治**‖

暖胃益人。汪颖。**食之已疣。多食，动风热，发疮疥。**时珍。

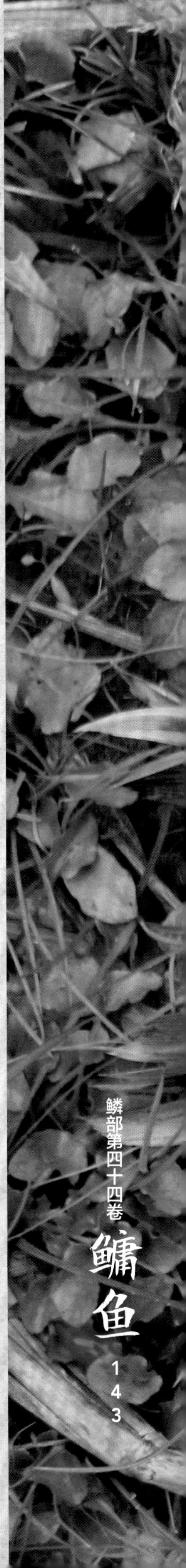

‖ **基原** ‖

据《纲目图鉴》《纲目彩图》《大辞典》《中华本草》等综合分析考证，本品为赤眼鳟 *Squaliobarbus curriculus* (Rich.)。除西北、西南地区以外，各水系均有分布。

鱒魚

赤眼

鳟鱼

《纲目》

▷赤眼鳟（*Squaliobarbus curriculus*）

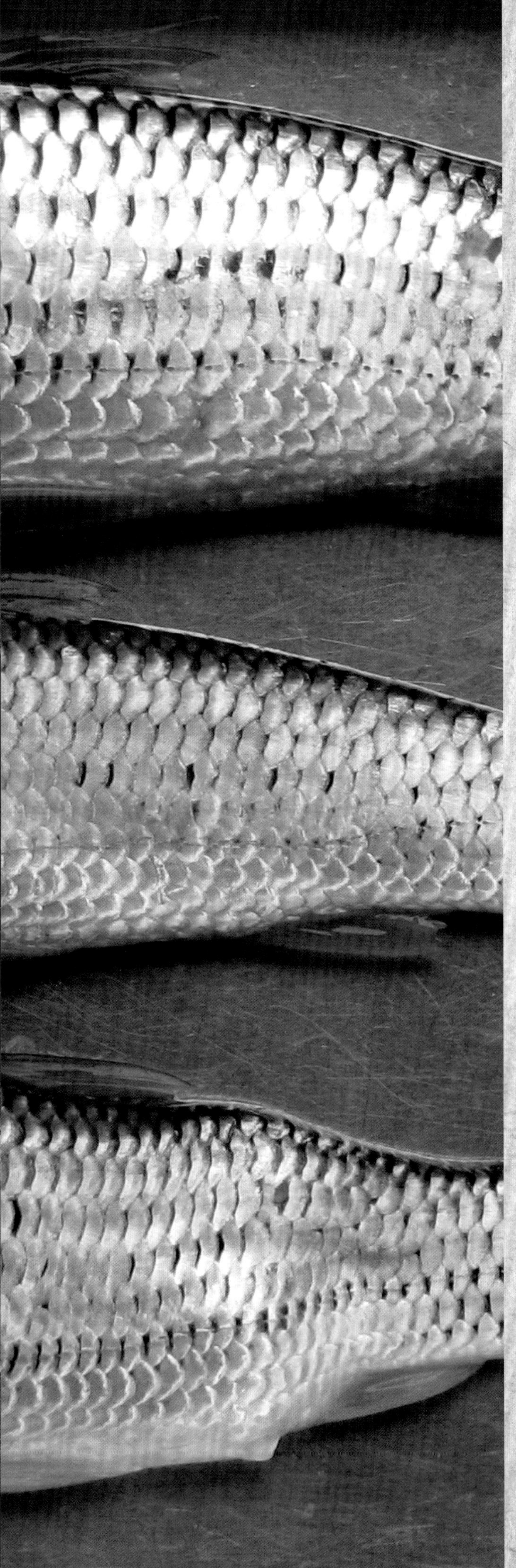

‖ **释名** ‖

鲹鱼必。**赤眼鱼**。[时珍曰] 说文云：鳟鲹，赤目鱼也。孙炎云：鳟好独行。尊而必者，故字从尊从必。

‖ **集解** ‖

[时珍曰] 处处有之。状似鲩而小，赤脉贯瞳，身圆而长，鳞细于鲩，青质赤章。好食螺、蚌，善于遁网。

肉

‖ **气味** ‖

甘，温，无毒。

‖ **主治** ‖

暖胃和中。多食，动风热，发疥癣。时珍。

鳟鱼

‖ **基原** ‖

据《纲目彩图》《中华本草》《动物药志》等综合分析考证，本品为鲤科动物草鱼 *Ctenopharyngodon idellus* (Rich.)。分布较广，北起黑龙江、南至珠江各水系均产。

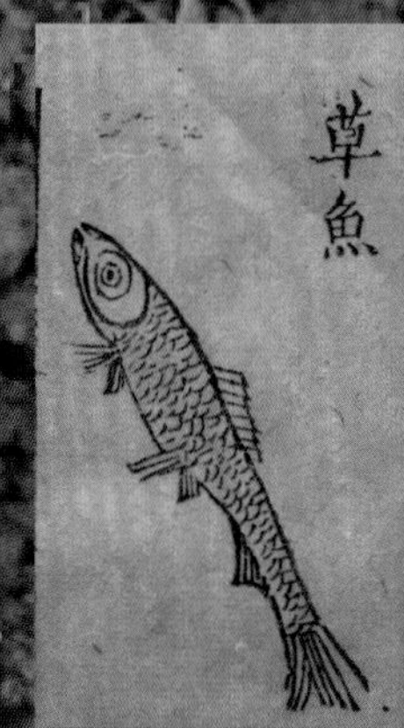

鲩鱼

音患。《拾遗》

▷草鱼（*Ctenopharyngodon idellus*）

‖**释名**‖

鲩鱼音缓。**草鱼**。[时珍曰] 鲩又音混，郭璞作鲆。其性舒缓，故曰鲩，曰鲩。俗名草鱼，因其食草也。江、闽畜鱼者，以草饲之焉。

‖**集解**‖

[藏器曰] 鲩生江湖中，似鲤。[时珍曰] 郭璞云鲆子似鳟而大是矣。其形长身圆，肉厚而松，状类青鱼。有青鲩、白鲩二色。白者味胜，商人多鲃之。

肉

‖**气味**‖

甘，温，无毒。[时珍曰] 李鹏飞云：能发诸疮。

‖**主治**‖

暖胃和中。时珍。

胆

腊月收取阴干。

‖**气味**‖

苦，寒，无毒。

‖**主治**‖

喉痹飞尸，水和搅服。藏器。**一切骨鲠、竹木刺在喉中，以酒化二枚，温呷取吐。**时珍。

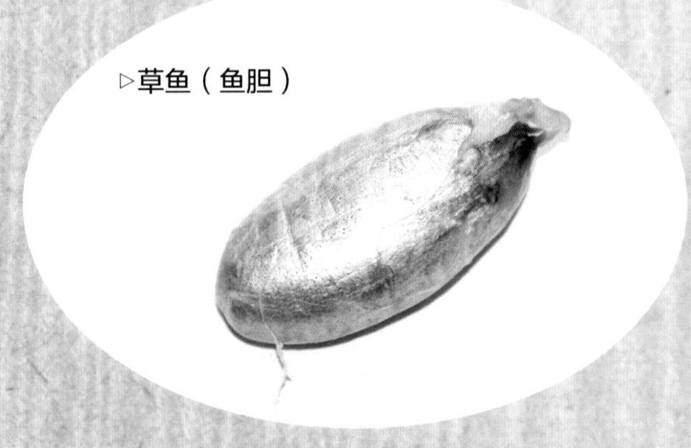

▷草鱼（鱼胆）

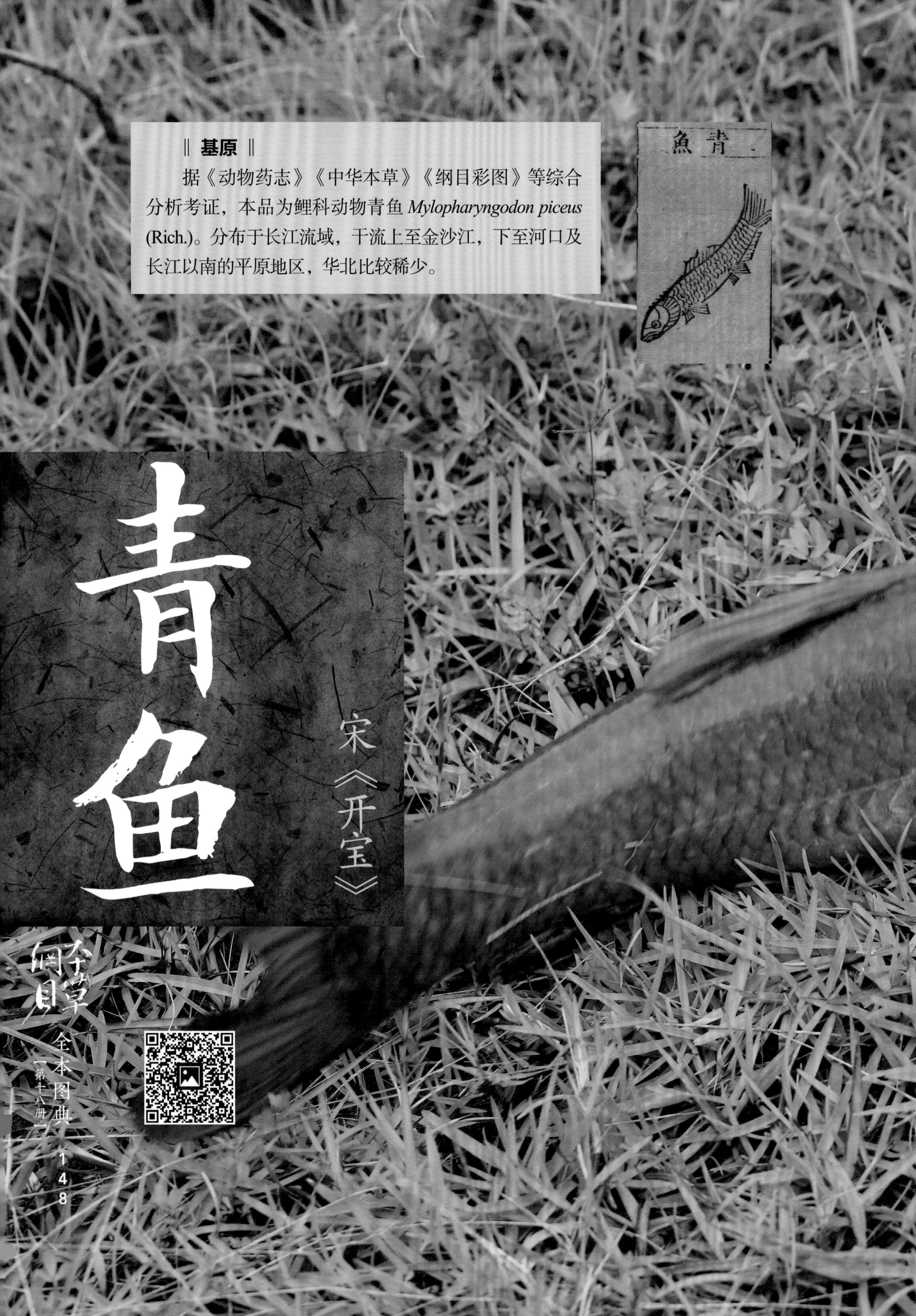
‖ 基原 ‖
据《动物药志》《中华本草》《纲目彩图》等综合分析考证，本品为鲤科动物青鱼 *Mylopharyngodon piceus* (Rich.)。分布于长江流域，干流上至金沙江，下至河口及长江以南的平原地区，华北比较稀少。
青魚
青鱼
宋《开宝》

‖ **释名** ‖

[时珍曰] 青亦作鲭，以色名也。大者名鲮鱼。

‖ **集解** ‖

[颂曰] 青鱼生江湖间，南方多有，北地时或有之，取无时。似鲩而背正青色。南人多以作鲊，古人所谓五侯鲭即此。其头中枕骨蒸令气通，曝干状如琥珀。荆楚人煮拍作酒器、梳、篦，甚佳。旧注言可代琥珀者，非也。

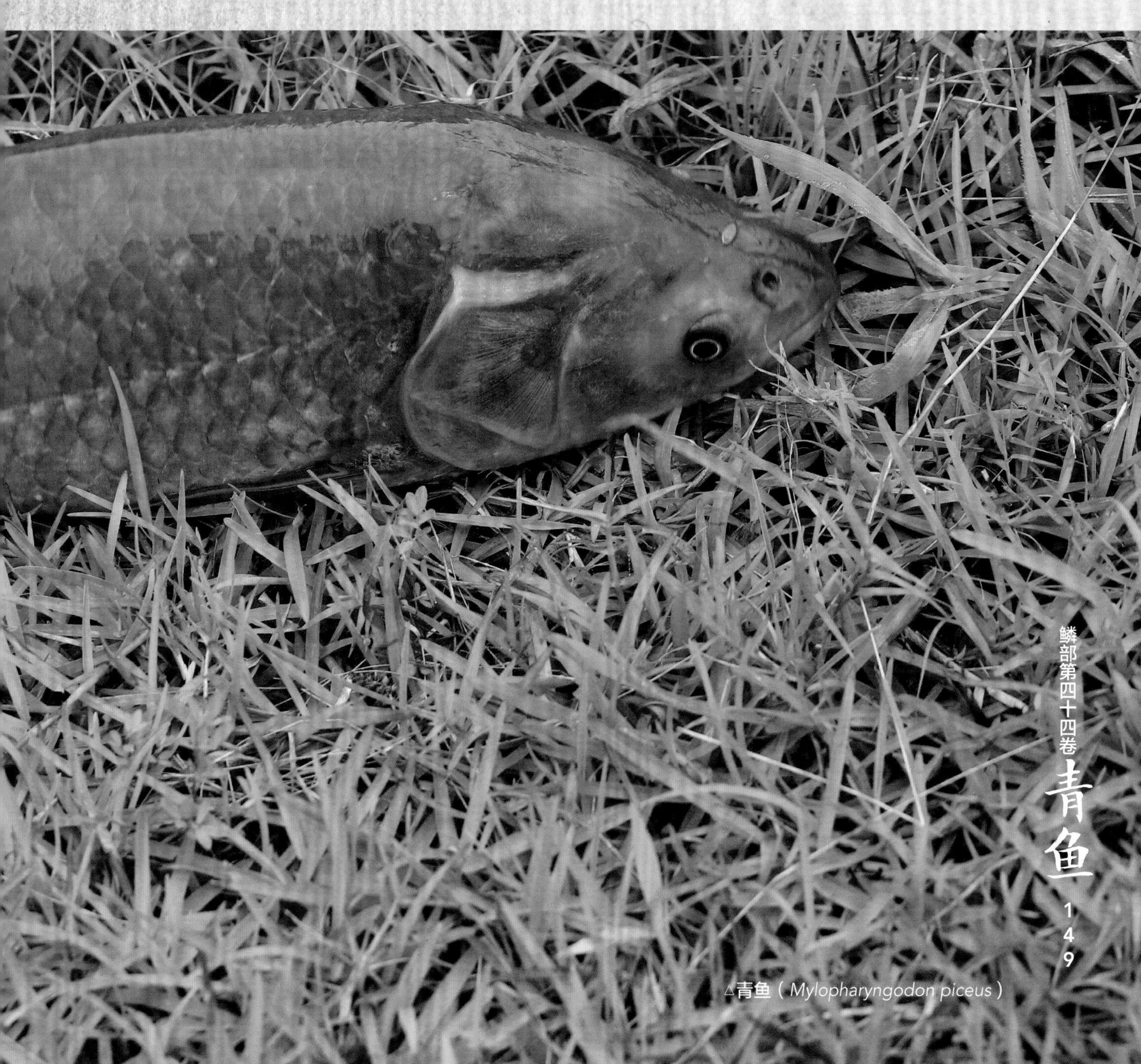

△青鱼（*Mylopharyngodon piceus*）

肉

‖ **气味** ‖

甘，平，无毒。[日华曰] 微毒。服术人忌之。

‖ **主治** ‖

脚气湿痹。开宝。**同韭白煮食，治脚气脚弱烦闷，益气力。**张鼎。

鲊

‖ **气味** ‖

与服石人相反。开宝。[弘景曰] 不可合生胡荽、生葵菜、豆藿、麦酱同食。

头中枕

‖ **主治** ‖

水磨服，主心腹卒气痛。开宝。**治血气心痛，平水气。**日华。**作饮器，解蛊毒。**时珍。

眼睛汁

‖ **主治** ‖

注目，能夜视。开宝。

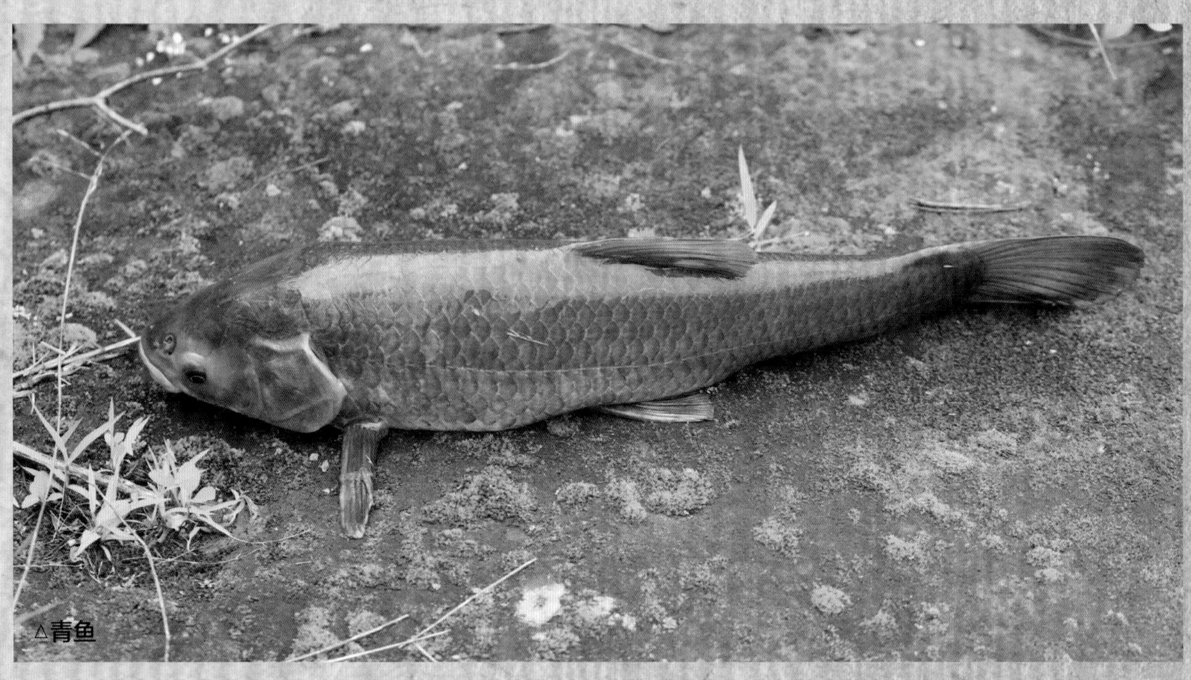

△青鱼

胆

腊月收取阴干。

‖ **气味** ‖

苦，寒，无毒。

‖ **主治** ‖

点暗目，涂热疮。开宝。**消赤目肿痛，吐喉痹痰涎及鱼骨鲠，疗恶疮。**时珍。

‖ **发明** ‖

[时珍曰] 东方青色，入通肝胆，开窍于目。用青鱼胆以治目疾，盖取此义。其治喉痹骨鲠，则取漏泄系乎酸苦之义也。

‖ **附方** ‖

新三。**乳蛾喉痹**青鱼胆含咽。一方：用汁灌鼻中，取吐。万氏：用胆矾盛青鱼胆中，阴干。每用少许，吹喉取吐。一方：用朴消代胆矾。**赤目障翳**青鱼胆频频点之。一方：加黄连、海螵蛸末等分。龚氏易简用黄连切片，井水熬浓，去滓待成膏，入大青鱼胆汁和就，入片脑少许，瓶收密封。每日点之，甚妙。**一切障翳**鱼胆丸：用青鱼胆、鲤鱼胆、青羊胆、牛胆各半两，熊胆二钱半，麝香少许，石决明一两，为末，糊丸梧子大。每空心茶下十丸。龙木论。

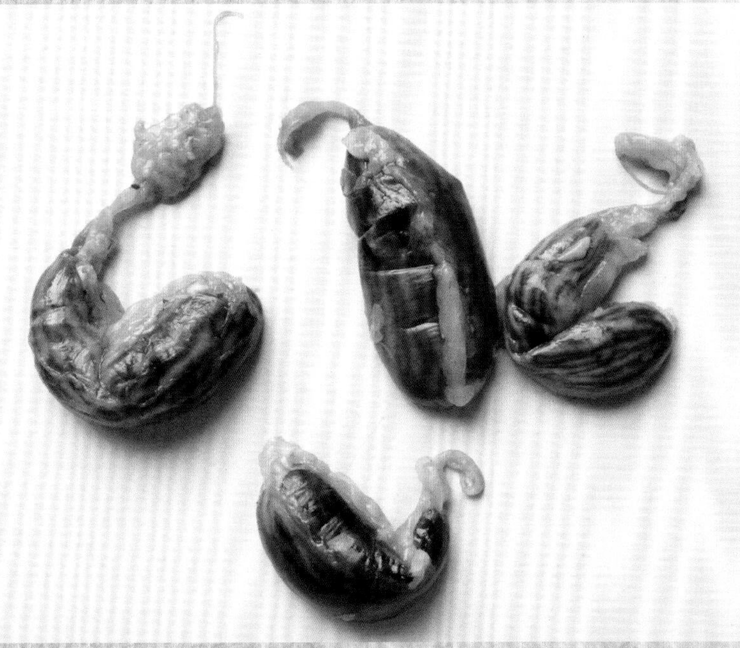

△青鱼（鱼胆）

‖ **基原** ‖

《纲目图鉴》《动物药志》认为本品为鲤科动物华鲮 *Sinilabeo rendahli* (Mimura)，分布于四川境内长江的干、支流中。《中华本草》《大辞典》认为其为同属动物野鲮鱼 *S. decorus decorus* (Peters)，分布于长江上游和中游的支流上游，以及珠江上游等地。

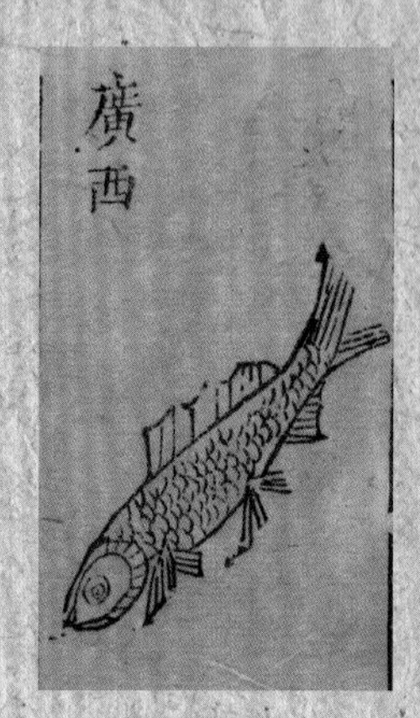

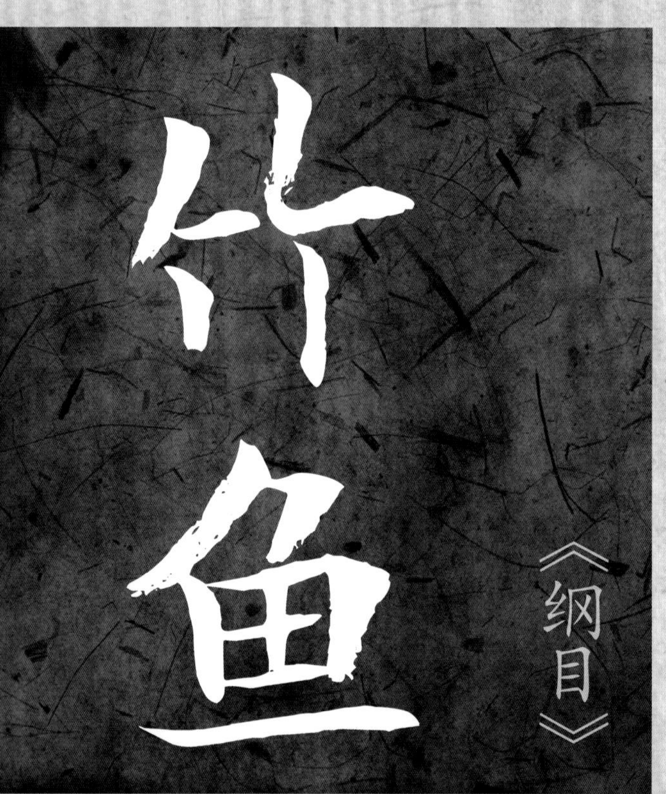

‖ **集解** ‖

[时珍曰] 出桂林湘、漓诸江中。状如青鱼，大而少骨刺。色如竹色，青翠可爱，鳞下间以朱点。味如鳜鱼肉，为广南珍品。

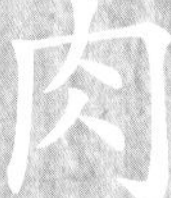

‖ **气味** ‖

甘，平，无毒。

‖ **主治** ‖

和中益气，除湿气。时珍。

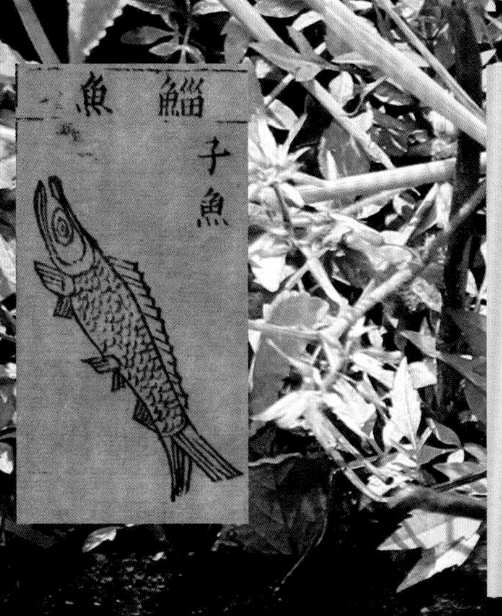

‖ **基原** ‖

据《纲目图鉴》《动物药志》《纲目彩图》等综合分析考证，本品为鲻科动物鲻 *Mugil cephalus* Linnaeus。我国沿海均有分布。《中华本草》《大辞典》认为还包括硬头骨鲻 *Osteomugil strongylocephalus*、棱鲻 *Liza carinatus* (Cuvier et Valenciennes)、 鲅 *L. haematocheila* (Temminck et Schlegel) 及黄鲻 *Ellochelon vaigiensis* (Quoy et Gaimard) 等多种近缘动物；鲅分布于我国沿海，硬头骨鲻、棱鲻分布于我国东海、南海，黄鲻分布于南海。

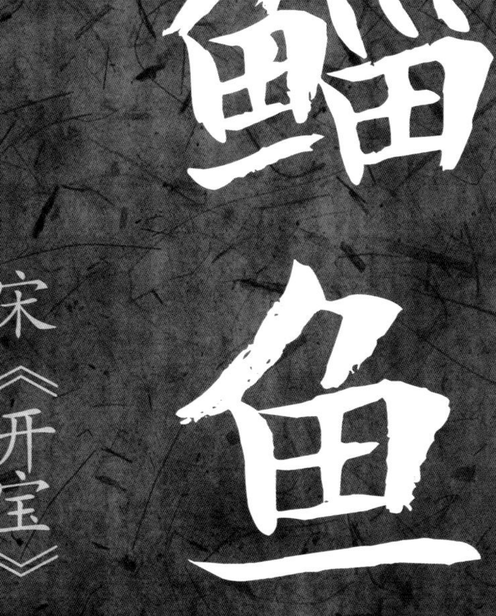

鲻鱼

宋《开宝》

‖ **释名** ‖

子鱼。[时珍曰] 鲻，色缁黑，故名。粤人讹为子鱼。

‖ **集解** ‖

[志曰] 鲻鱼生江河浅水中。似鲤，身圆头扁，骨软，性喜食泥。[时珍曰] 生东海。状如青鱼，长者尺余。其子满腹，有黄脂味美，獭喜食之。吴越人以为佳品，腌为鲞腊。

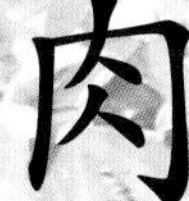

肉

‖ **气味** ‖

甘，平，无毒。

‖ **主治** ‖

开胃，利五脏，令人肥健。与百药无忌。 开宝。

△鲻（*Mugil cephalus*）

‖ 基原 ‖

据《纲目彩图》《纲目图鉴》等综合分析考证，本品为鲤科动物红鳍鲌 *Erythroculter erythropterus* (Basilewsky)。我国各大江河均有分布。《中华本草》《动物药志》《大辞典》认为还包括同属动物翘嘴红鲌 *E. ilishaeformis* (Bleeker)；为广布性鱼类之一，长江、黑龙江、黄河、辽河等干支流及其附属湖泊均有分布。

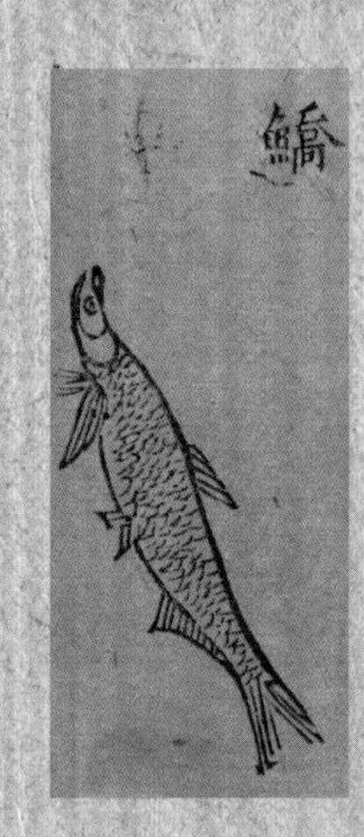

白鱼

宋《开宝》

‖ 释名 ‖

鲚鱼音乔去声。[时珍曰] 白亦作鲌。白者，色也。鲚者，头尾向上也。

‖ 集解 ‖

[刘翰曰] 生江湖中。色白头昂，大者长六七尺。[时珍曰] 鲌形窄，腹扁，鳞细，头尾俱向上，肉中有细刺。武王白鱼入舟即此。

肉

‖ 气味 ‖

甘，平，无毒。[诜曰] 鲜者宜和豉作羹，虽不发病，多食亦泥人。经宿者勿食，令人腹冷。炙食，亦少动气。或腌，或糟藏，皆可食。[瑞曰] 多食生痰。与枣同食，患腰痛。

‖ 主治 ‖

开胃下气，去水气，令人肥健。开宝。**助脾气，调五脏，理十二经络，舒展不相及气。**食疗。**治肝气不足，补肝明目，助血脉。灸疮不发者，作鲙食之，良。患疮疖人食之，发脓。**日华。

‖ 发明 ‖

[时珍曰] 白鱼比他鱼似可食，亦能热中发疮。所谓补肝明目，调五脏，理十二经络者，恐亦溢美之词，未足多信。当以开宝注为正。

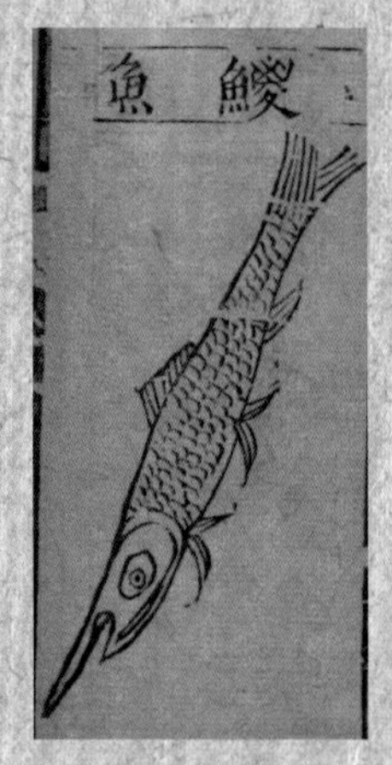

‖ **基原** ‖

据《纲目图鉴》《中华本草》《动物药志》等综合分析考证，本品为鲤科动物鯮鱼（尖头鳡）*Luciobrama macrocephalus* (Lacepede)。分布于长江、珠江等水系。

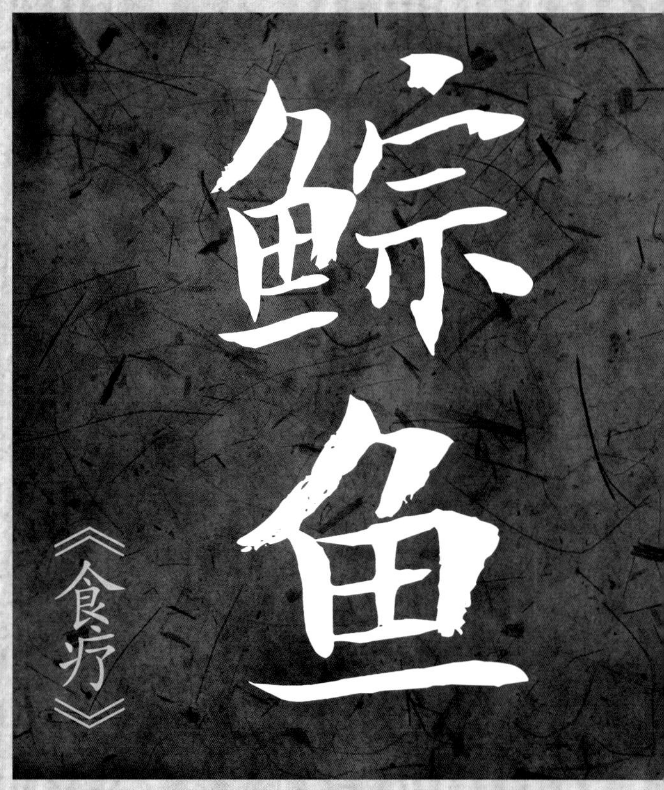

‖ **释名** ‖

[时珍曰] 鯼性啖鱼，其目騣视，故谓之鯼。异物志以为石首鱼，非也。食疗作鯮，古无此字。

‖ **集解** ‖

[时珍曰] 鯮生江湖中。体圆厚而长，似鳡鱼而腹稍起，扁额长喙，口在颔下，细鳞腹白，背微黄色。亦能啖鱼。大者二三十斤。

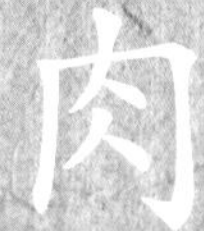

‖ **气味** ‖

甘，平，无毒。

‖ **主治** ‖

补五脏，益筋骨，和脾胃。多食宜人，作鲊尤宜，曝干香美，亦不发病。孟诜。

‖ **基原** ‖

据《中华本草》《动物药志》《纲目彩图》《大辞典》等综合分析考证，本品为鲤鱼科动物鳡 *Elopichthys bambusa* (Rich.)。分布于西北、西南高原区以外的南北各水系。

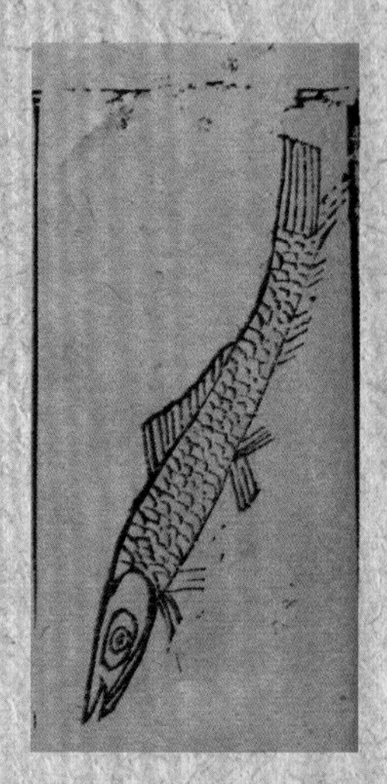

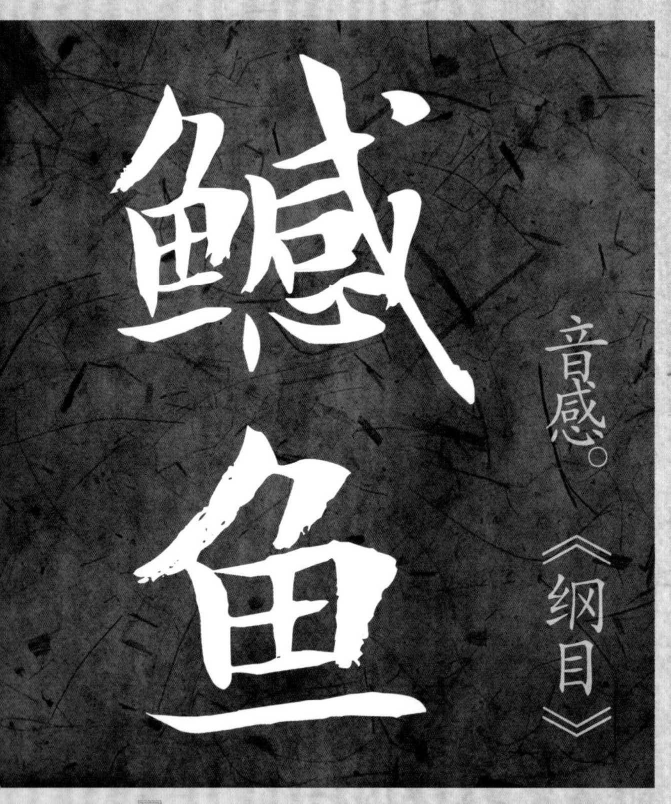

‖ **释名** ‖

鲐鱼音绀。**鳏鱼　黄颊鱼。**[时珍曰] 鳡，敢也。鲐，䐄也。䐄音陷，食而无厌也。健而难取，吞啗同类，力敢而䐄物者也。其性独行，故曰鳏。诗云：其鱼鲂、鳏是矣。

‖ **集解** ‖

[时珍曰] 鳡生江湖中，体似鲟而腹平，头似鲩而口大，颊似鲇而色黄，鳞似鳟而稍细。大者三四十斤，啖鱼最毒，池中有此，不能畜鱼。东山经云：姑儿之水多鳡鱼是也。异苑云：诸鱼欲产，鲐䱇以头冲其腹，世谓之众鱼生母。然诸鱼生子，必雄鱼冲其腹，仍尿白以盖其子，不必尽是鲐鱼也。

肉

‖ **气味** ‖

甘，平，无毒。

‖ **主治** ‖

食之已呕，暖中益胃。时珍。

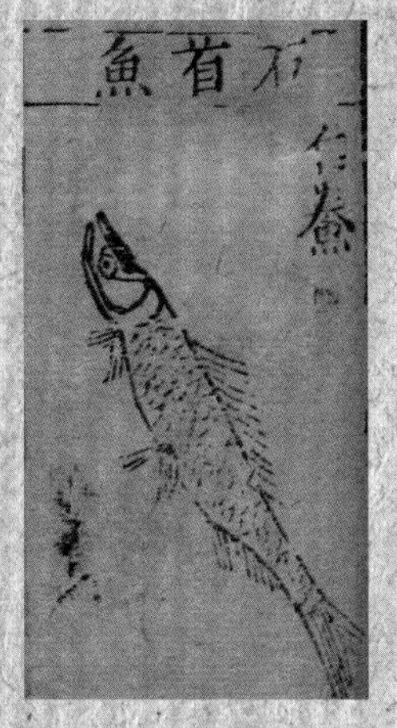

‖ **基原** ‖

据《纲目彩图》《动物药志》《纲目图鉴》等综合分析考证，本品为石首鱼科动物大黄鱼 *Larimichthys crocea* (Rich.)。分布于我国黄海、东海和南海。《中华本草》《大辞典》认为还包括同属动物小黄鱼 *L. polyactis* Bleeker，分布于渤海、黄海和东海。

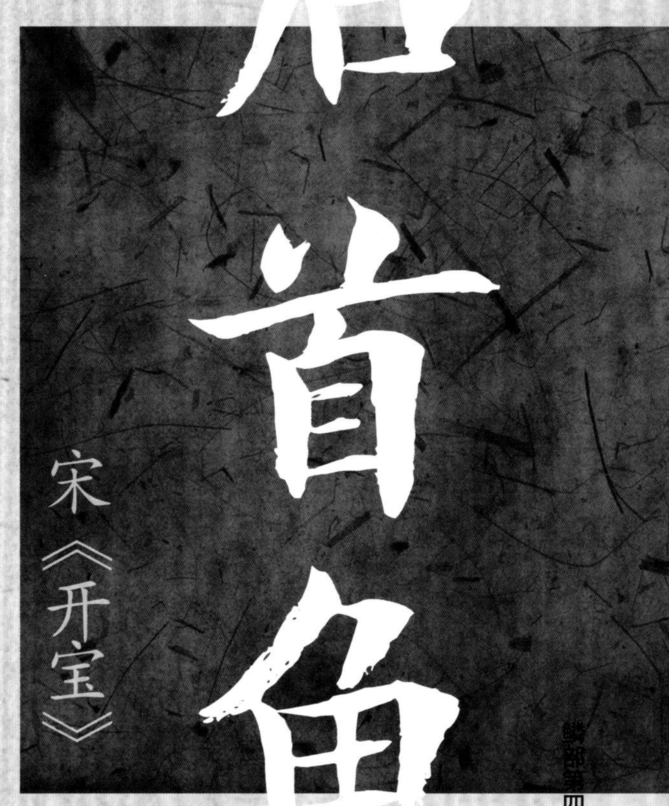

‖ **释名** ‖

石头鱼岭表录**鮸鱼**音免。拾遗录**江鱼**浙志**黄花鱼**临海志**干者名鲞鱼**音想。亦作鲞。[时珍曰] 鲞能养人，人恒想之，故字从养。罗愿云：诸鱼薧干者皆为鲞，其美不及石首，故独得专称。以白者为佳，故呼白鲞。若露风则变红色，失味也。

‖ **集解** ‖

[志曰] 石首鱼，出水能鸣，夜视有光，头中有石如棋子。一种野鸭，头中有石，云是此鱼所化。[时珍曰] 生东南海中。其形如白鱼，扁身弱骨，细鳞黄色如金。首有白石二枚，莹洁如玉。至秋化为冠凫，即野鸭有冠者也。腹中白鳔可作胶。临海异物志云：小者名踏水，其次名春来。田九成游览志云：每岁四月，来自海洋，绵亘数里，其声如雷。海人以竹筒探水底，闻其声乃下网，截流取之。泼以淡水，皆圉圉无力。初水来者甚佳，二水三水来者，鱼渐小而味渐减矣。

肉

‖ **气味** ‖

甘，平，无毒。

‖ **主治** ‖

合莼菜作羹，开胃益气。开宝。

鲞

‖ **主治** ‖

炙食，能消瓜成水，治暴下痢，及卒腹胀不消。开宝。消宿食，主中恶。鲜者不及。张鼎。

‖ **发明** ‖

[时珍曰] 陆文量菽园杂记云：痢疾最忌油腻、生冷，惟白鲞宜食。此说与本草主下痢相合。盖鲞饮咸水而性不热，且无脂不腻。故无热中之患，而消食理肠胃也。

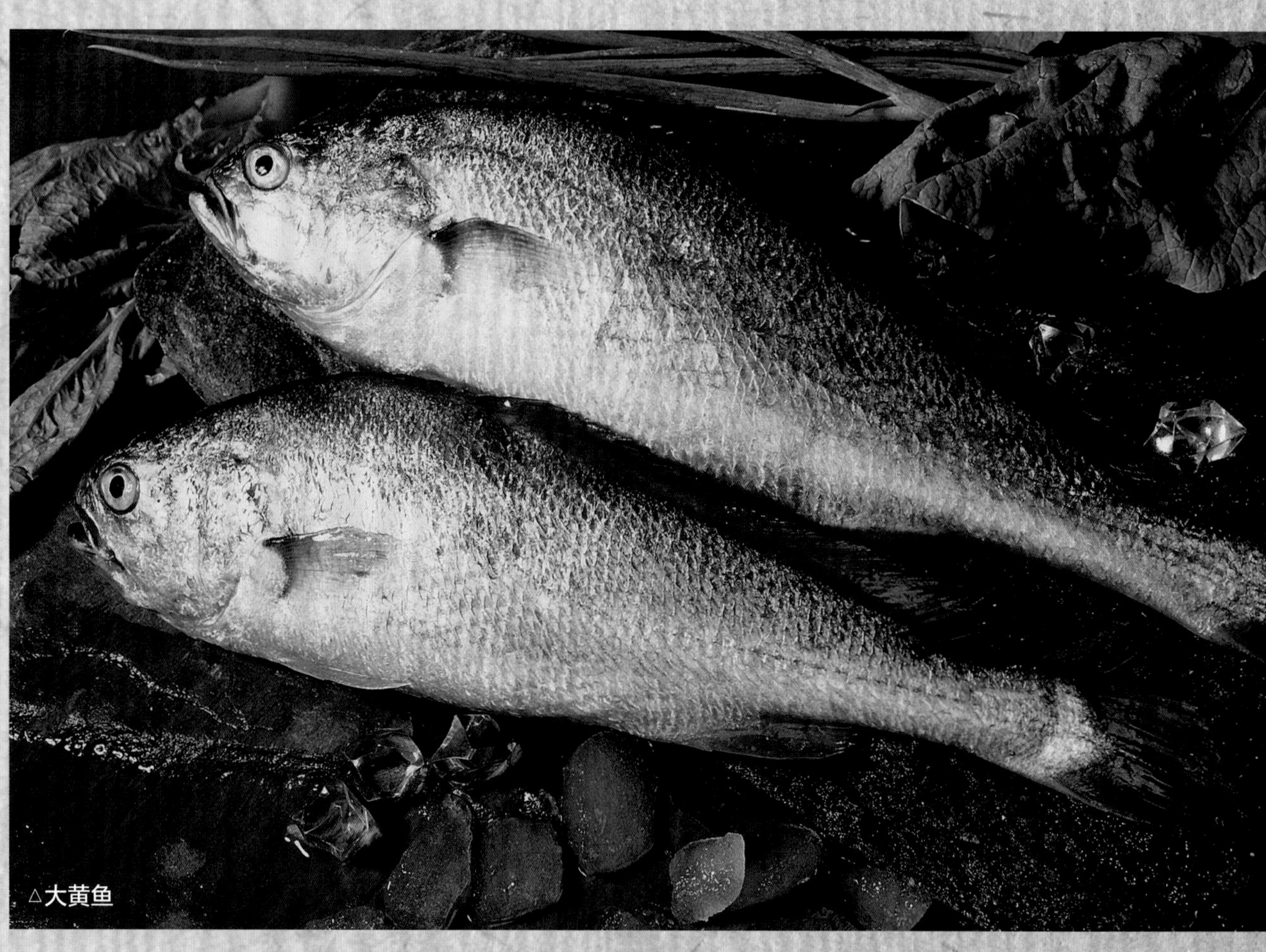

△大黄鱼

‖ **附方** ‖

新一。**蜈蚣咬伤**白鲞皮贴之。集成。

头中石魫

‖ **主治** ‖

下石淋，水磨服，亦烧灰饮服，日三。开宝。**研末或烧研水服，主淋沥，小便不通。煮汁服，解砒霜毒、野菌毒、蛊毒。**时珍。

‖ **附方** ‖

新二。**石淋诸淋**石首鱼头石十四个，当归等分，为末。水二升，煮一升，顿服立愈。外台秘要方。**聤耳出脓**石首鱼魫研末，或烧存性研，掺耳。集简方。

‖ **附录** ‖

墨头鱼【时珍曰】四川嘉州出之。状类鲆子，长者及尺。其头黑如墨，头上有白子二枚。又名北斗鱼。常以二三月出，渔人以火夜照叉之。

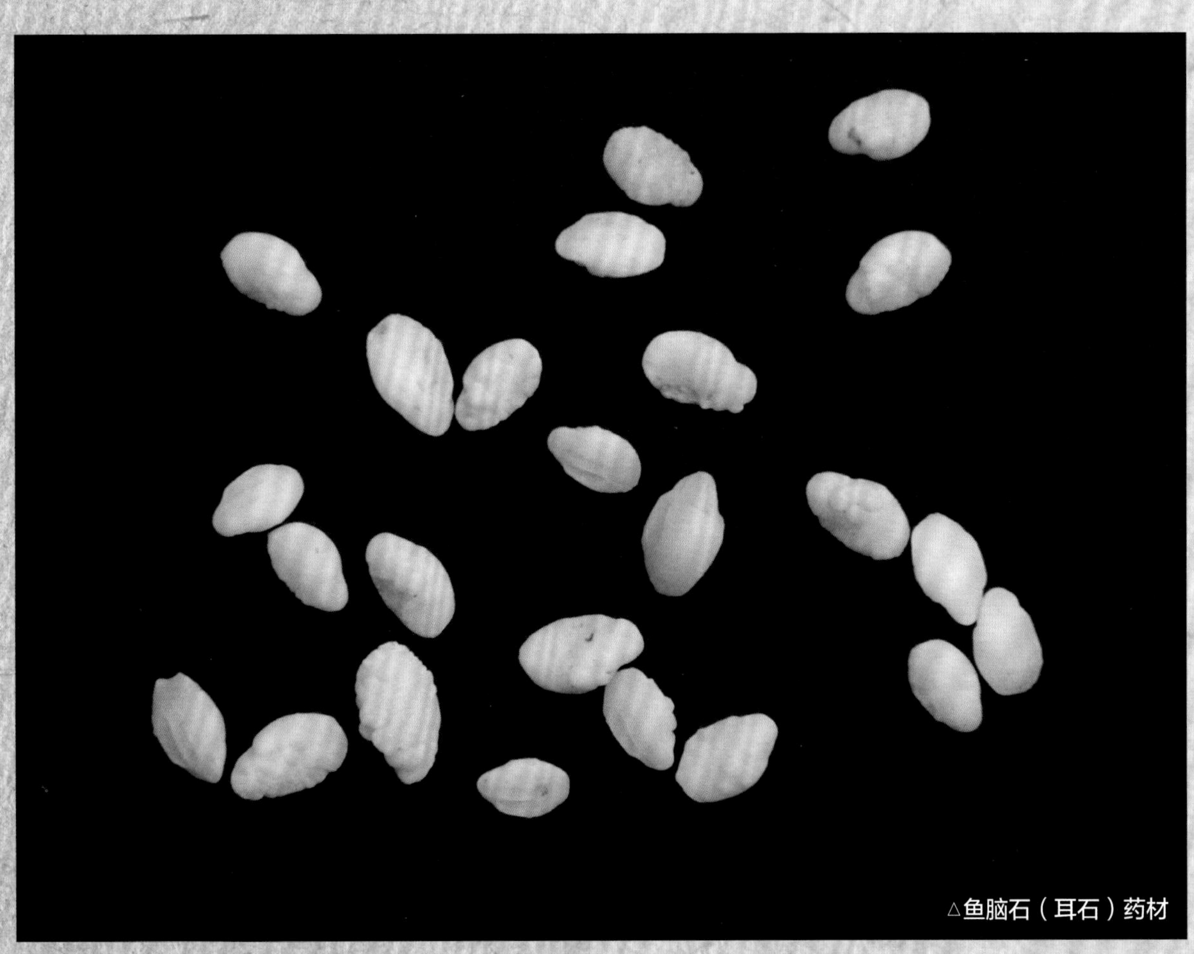

△鱼脑石（耳石）药材

‖ **基原** ‖

据《中华本草》《纲目图鉴》《动物药志》《大辞典》等综合分析考证，本品为鲱科动物鳓鱼 *Ilisha elongata* (Bennett)。我国从北到南沿海均有分布。

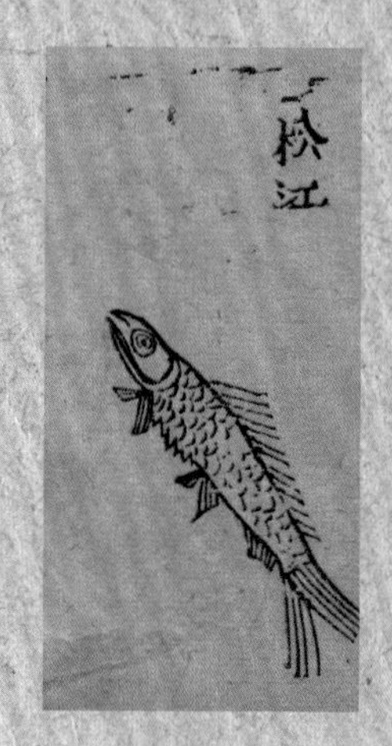

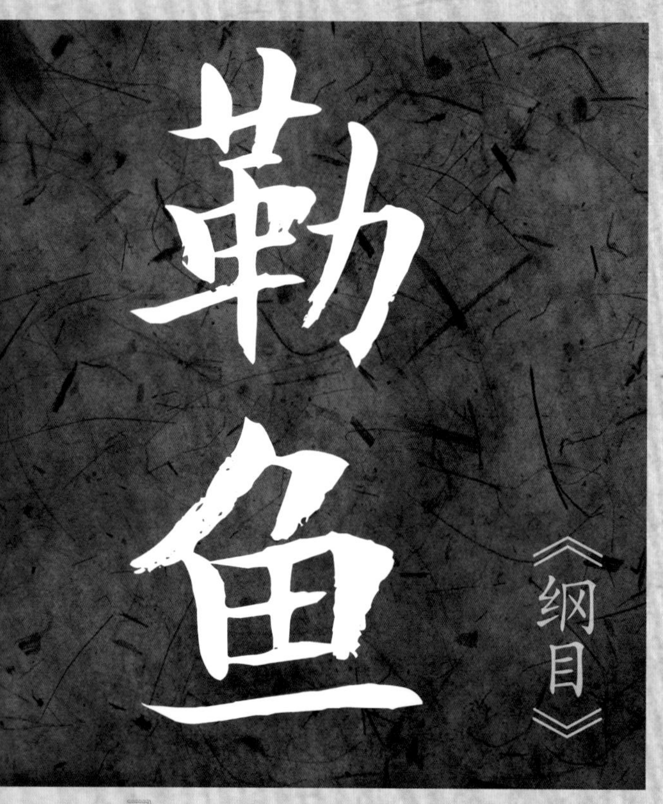

勒鱼《纲目》

‖ **释名** ‖

[时珍曰] 鱼腹有硬刺勒人，故名。

‖ **集解** ‖

[时珍曰] 勒鱼出东南海中，以四月至。渔人设网候之，听水中有声，则鱼至矣。有一次、二次、三次乃止。状如鲥鱼，小首细鳞。腹下有硬刺，如鲥腹之刺。头上有骨，合之如鹤喙形。干者谓之勒鲞，吴人嗜之。甜瓜生者，用勒鲞骨插蒂上，一夜便熟。石首鲞骨亦然。

肉

‖ **气味** ‖

甘，平，无毒。

‖ **主治** ‖

开胃暖中。作鲞尤良。时珍。

鳃

‖ **主治** ‖

疟疾。以一寸入七宝饮，酒、水各半煎，露一夜服。时珍。摘玄方。

‖ **基原** ‖

据《动物药志》《纲目图鉴》《纲目彩图》等综合分析考证，本品为鳀科动物鲚鱼（刀鲚）*Coilia ectenes* Jordan et Seale。分布于黄海、渤海、东海，长江流域中下游及其附属的湖泊中。《中华本草》《大辞典》认为还包括同属动物凤鲚 *C. mystus* (Linnaeus)、七丝鲚 *C. grayii* Richardson 等近缘物种。

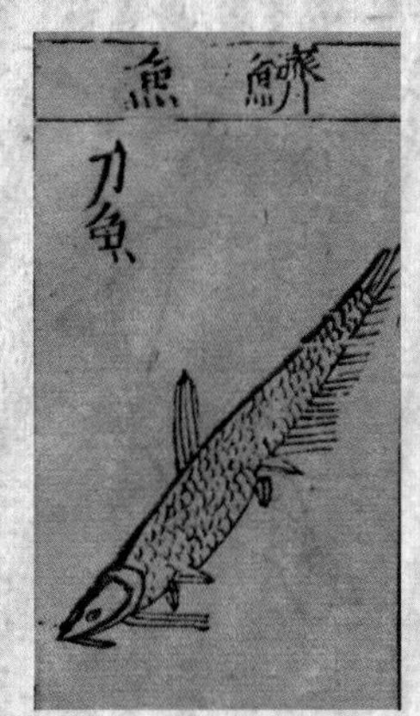

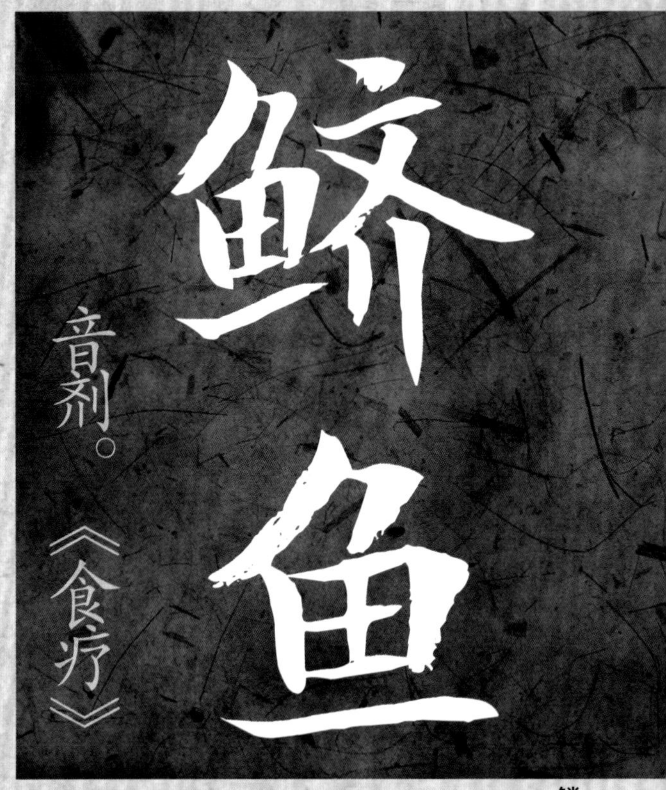

‖ **释名** ‖

鮆鱼音剂。**鮤鱼**音列。**鱴刀**音篾。**魛鱼**音刀。**鰽鱼**广韵音遒，亦作鮂。**望鱼。**[时珍曰] 鱼形如剂物裂篾之刀，故有诸名。魏武食制谓之望鱼。

‖ **集解** ‖

[时珍曰] 鲚生江湖中，常以三月始出。状狭而长薄，如削木片，亦如长薄尖刀形。细鳞白色。吻上有二硬须，腮下有长鬣如麦芒。腹下有硬角刺，快利若刀。腹后近尾有短鬣，肉中多细刺。煎、炙或作鲊、鳙食皆美，烹煮不如。淮南子云：鮆鱼饮而不食，鳣鲔食而不饮。又异物志云：鰽鱼初夏从海中泝流而上。长尺余，腹下如刀，肉中细骨如鸟毛。云是鰽鸟所化，故腹内尚有鸟肾二枚。其鸟白色，如鹥群飞。至初夏，鸟藏鱼出，变化无疑。然今鲚鱼亦自生子，未必尽鸟化也。

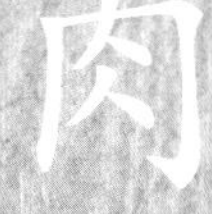

‖ **气味** ‖

甘，温，无毒。[诜曰] 发疥，不可多食。[源曰] 助火，动痰，发疾。

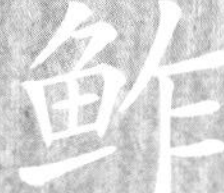

‖ **主治** ‖

贴痔瘘。时珍。

‖ **附方** ‖

新一。**瘘有数孔**用耕垡土烧赤，以苦酒浸之，合壁土令热，以大鮆鲊展转染土贴之。每日一次。千金方。

‖ 基原 ‖

据《纲目彩图》《动物药志》《纲目图鉴》等综合分析考证，本品为鲱科动物鲥鱼 *Macrura reevesii* (Rich.)。我国沿海及长江、钱塘江、珠江等水系均有分布。《中华本草》还收载有同属动物花点鲥 *M. kelee* (Cuvier)，分布于东海和南海。

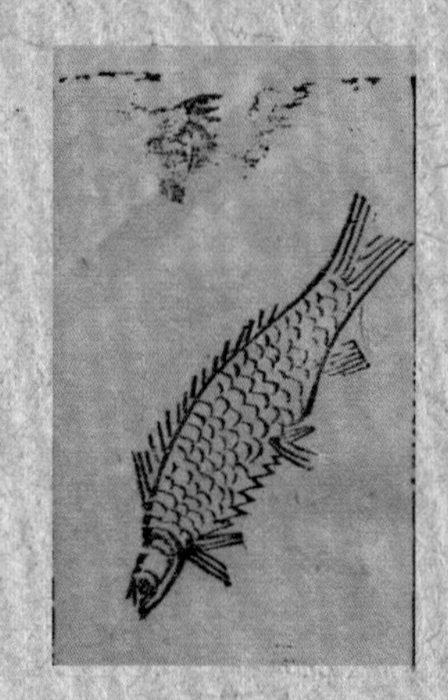

鲥鱼《食疗》

‖ 释名 ‖

[宁源曰] 初夏时有，余月则无，故名。

‖ 出产 ‖

[时珍曰] 按孙愐云：鲥出江东。今江中皆有，而江东独盛。故应天府以充御贡。每四月鲚鱼出后即出，云从海中泝上，人甚珍之。惟蜀人呼为瘟鱼，畏而不食。

‖ 集解 ‖

[时珍曰] 鲥，形秀而扁，微似鲂而长，白色如银，肉中多细刺如毛，其子甚细腻。故何景明称其银鳞细骨，彭渊材恨其美而多刺也。大者不过三尺，腹下有三角硬鳞如甲，其肪亦在鳞甲中，自甚惜之。其性浮游，渔人以丝网沉水数寸取之，一丝挂鳞，即不复动。才出水即死，最易馁败。故袁达禽虫述云：鲥鱼挂网而不动，护其鳞也。不宜烹煮，惟以笋、苋、芹、荻之属，连鳞蒸食乃佳，亦可糟藏之。其鳞与他鱼不同，石灰水浸过，晒干层层起之，以作女人花钿甚良。

肉

‖ 气味 ‖

甘，平，无毒。[诜曰] 发疳痼。

‖ 主治 ‖

补虚劳。孟诜。**蒸下油，以瓶盛埋土中，取涂汤火伤，甚效。**宁源。

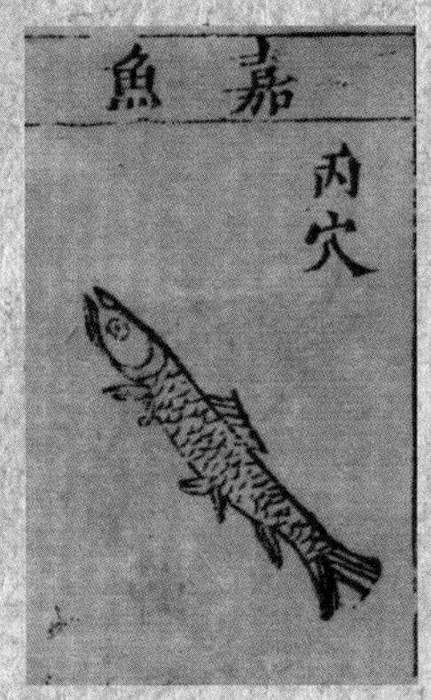

‖ 基原 ‖

据《纲目图鉴》《纲目彩图》等综合分析考证，本品为鲑科动物哲罗鱼 *Hucho bleekeri* Kemura。产于四川岷江一带等地区。

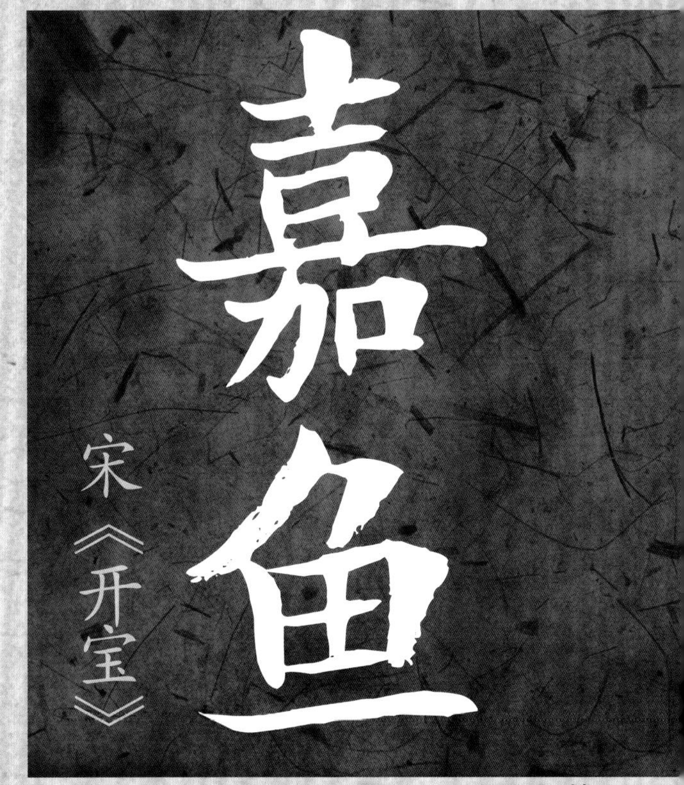

‖ 释名 ‖

鮇鱼音味。**拙鱼**纲目**丙穴鱼。**[藏器曰] 左思蜀都赋云：嘉鱼出于丙穴。李善注云：鱼以丙日出穴。或云：穴向丙耳，鱼岂能择日出入耶。按抱朴子云：燕避戊己，鹤知夜半。鱼岂不知丙日乎？[时珍曰] 嘉，美也。杜甫诗云鱼知丙穴由来美是矣。河阳呼为鮇鱼，言味美也；蜀人呼为拙鱼，言性钝也。丙穴之说不一。按文选注云：丙穴在汉中沔县北，有二所，常以三八月取之。丙，地名也。水经云：丙水出丙穴。穴口向丙，故名。嘉鱼常以三月出穴，十月入穴。黄鹤云：蜀中丙穴甚多，不独汉中也。嘉州、雅州、梁山、大邑、顺政诸县，皆有丙穴。嘉鱼常以春末出游，冬月入穴。

‖ **集解** ‖

[志曰] 嘉鱼，乃乳穴中小鱼也。常食乳水，所以益人。[时珍曰] 按任豫益州记云：嘉鱼，蜀郡处处有之。状似鲤，而鳞细如鳟，肉肥而美，大者五六斤。食乳泉，出丙穴。二三月随水出穴，八九月逆水入穴。夔州志云：嘉鱼，春社前出，秋社后归。首有黑点，长身细鳞，肉白如玉。味颇咸，食盐泉故也。范成大虞衡志云：嘉鱼，状如鲥而多脂，味极美，梧州人以为鲊饷远。刘恂岭表录异云：苍梧戎县江水口出嘉鱼，似鳟而肥美，众鱼莫及。每炙食以芭蕉隔火，恐脂滴火中也。又可为脡。

肉

‖ **气味** ‖

甘，温，无毒。[诜曰] 微有毒，而味多珍美。

‖ **主治** ‖

食之，令人肥健悦泽。开宝。**煮食，治肾虚消渴，劳瘦虚损。**藏器。

‖ **发明** ‖

[志曰] 此鱼食乳水，功用同乳。能久食之，力强于乳，有似英鸡。[诜曰] 常于崖石下孔中，食乳石沫，故补益也。

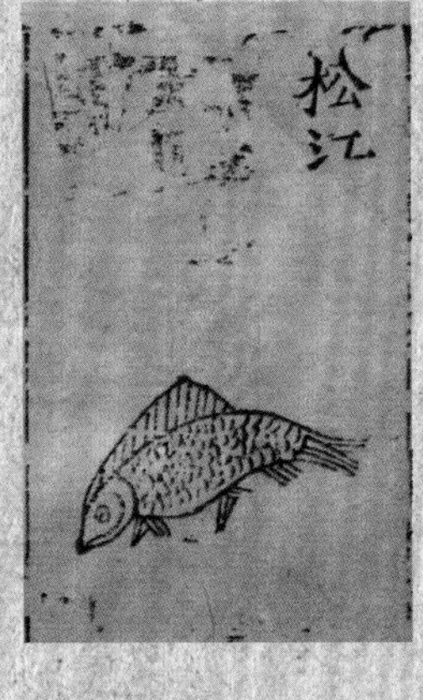

‖ **基原** ‖

据《纲目图鉴》《纲目彩图》等综合分析考证，本品为鲳科动物银鲳 *Stromateoides argenteus* (Euphrasen)。分布于渤海、黄海、东海、南海。《动物药志》《中华本草》《大辞典》认为还包括同属动物燕尾鲳 *S. nozawae* (Ishikawa) 等，分布于东海和南海。

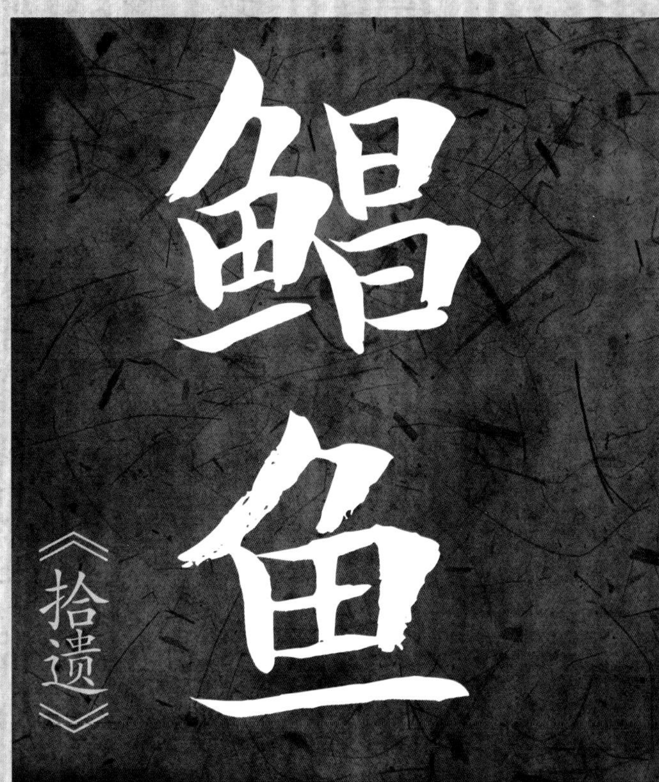

‖ **释名** ‖

鲶鱼录异**鲳鯸鱼**拾遗**昌鼠**藏器。[时珍曰] 昌，美也，以味名。或云：鱼游于水，群鱼随之，食其涎沫，有类于娼，故名。闽人讹为鲶鱼。广人连骨煮食，呼为狗瞌睡鱼。

‖ **集解** ‖

[藏器曰] 鲳鱼生南海。状如鲫，身正圆，无硬骨，作炙食至美。[时珍曰] 闽、浙、广南海中，四五月出之。岭表录异云：鲶鱼形似鳊鱼，脑上突起，连背而身圆肉厚，白如鳜肉，只有一脊骨。治之以葱、姜，缶之以粳米，其骨亦软而可食。

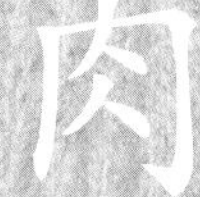

‖ **气味** ‖

甘，平，无毒。

‖ **主治** ‖

令人肥健，益气力。藏器。

‖ **气味** ‖

有毒。令人痢下。藏器。

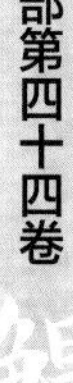

‖ **基原** ‖

据《纲目彩图》《中华本草》《纲目图鉴》《动物药志》等综合分析考证，本品为鲤科动物鲫鱼 *Carassius auratus* (Linnaeus)。除西部高原地区外，各地均有分布。

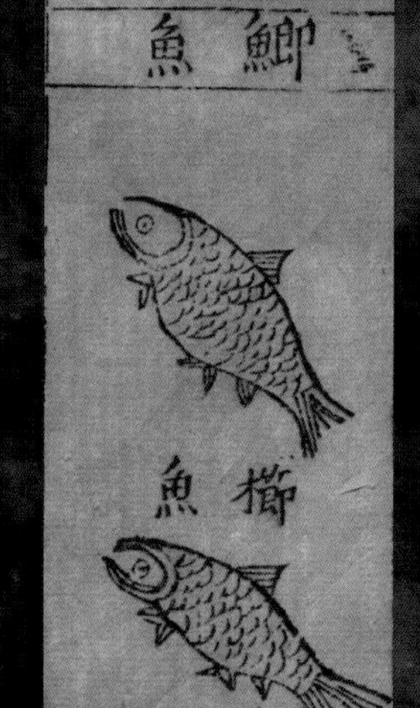

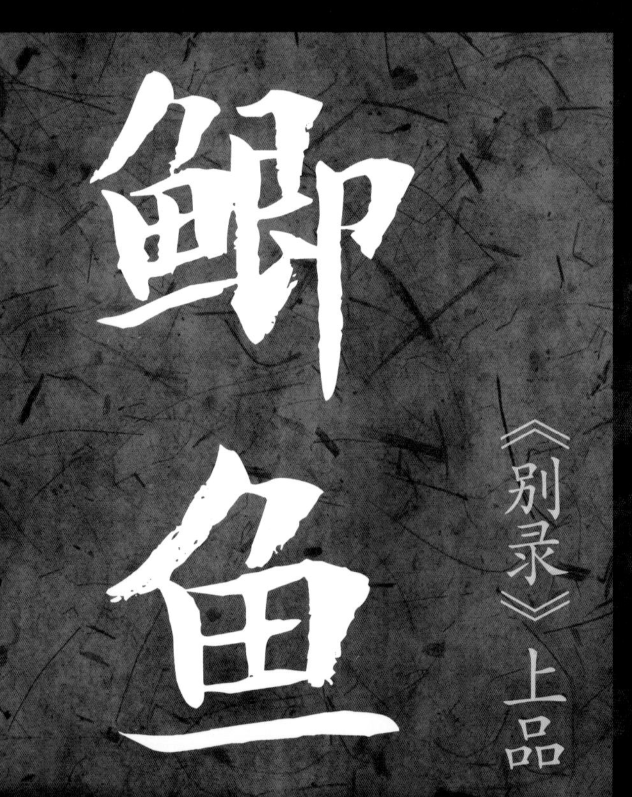

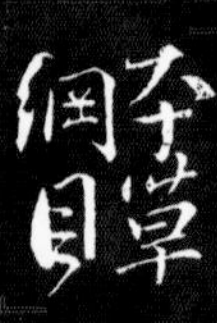

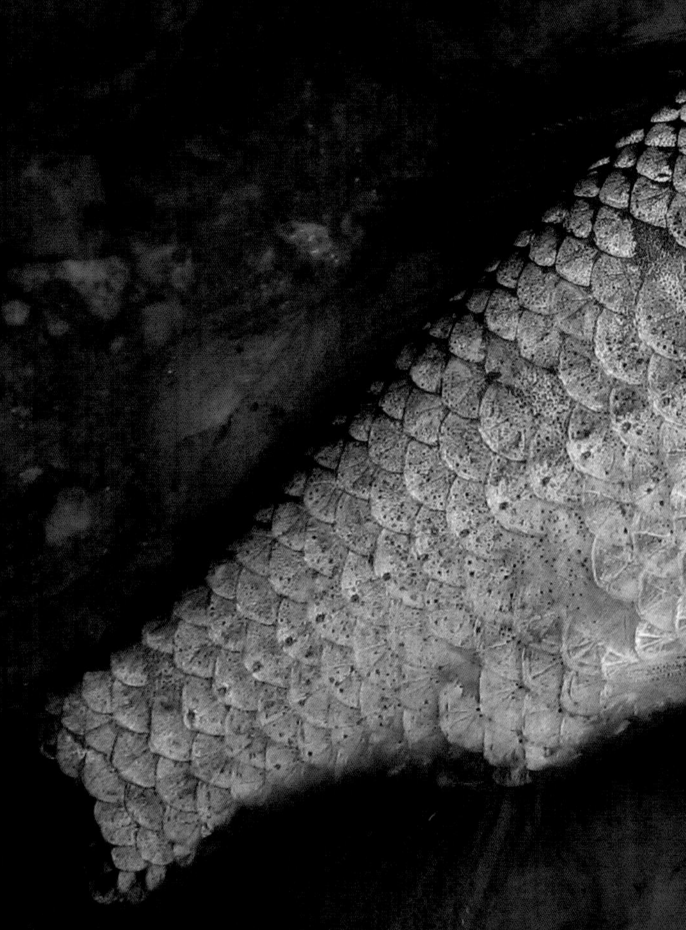

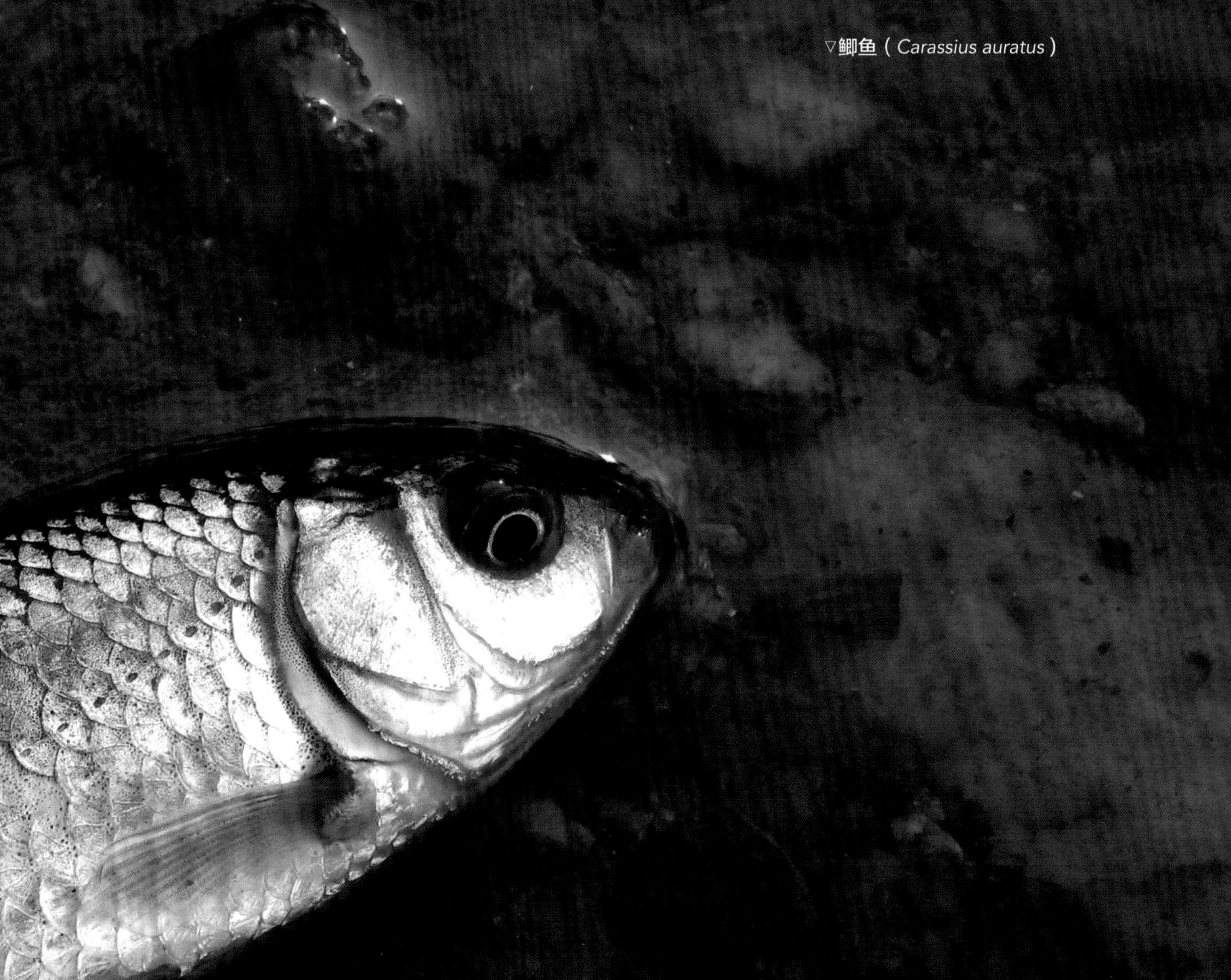

▽鲫鱼（*Carassius auratus*）

‖ **释名** ‖

鲋鱼音附。时珍按：陆佃埤雅云鲫鱼旅行，以相即也，故谓之鲫；以相附也，故谓之鲋。

‖ **集解** ‖

[保升曰] 鲫，所在池泽有之。形似小鲤，色黑而体促，肚大而脊隆。大者至三四斤。[时珍曰] 鲫喜偎泥，不食杂物，故能补胃。冬月肉厚子多，其味尤美。郦道元水经注云：蕲州广齐青林湖鲫鱼，大二尺，食之肥美，辟寒暑。东方朔神异经云：南方湖中多鲫鱼，长数尺，食之宜暑而辟风寒。吕氏春秋云：鱼之美者，有洞庭之鲋。观此，则鲫为佳品，自古尚矣。

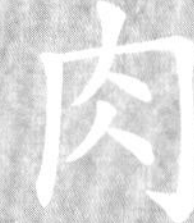

‖ **气味** ‖

甘，温，无毒。［鼎曰］和蒜食，少热；同沙糖食，生疳虫；同芥菜食，成肿疾；同猪肝、鸡肉、雉肉、鹿肉、猴肉食，生痈疽；同麦门冬食，害人。

‖ **主治** ‖

合五味煮食，主虚羸。藏器。**温中下气。**大明。**止下痢肠痔。**保升。夏月热痢有益，冬月不宜。**合莼作羹，主胃弱不下食，调中益五脏。合茭首作羹，主丹石发热。**孟诜。**生捣，涂恶核肿毒不散及瘑疮。同小豆捣，涂丹毒。烧灰，和酱汁，涂诸疮十年不瘥者。以猪脂煎灰服，治肠痈。**苏恭。**合小豆煮汁服，消水肿。炙油，涂妇人阴疳诸疮，杀虫止痛。酿白矾烧研饮服，治肠风血痢。酿硫黄煅研，酿五倍子煅研，酒服，并治下血。酿茗叶煨服，治消渴。酿胡蒜煨研饮服，治膈气。酿绿矾煅研饮服，治反胃。酿盐花烧研，掺齿疼。酿当归烧研，揩牙乌髭止血。酿砒烧研，治急疳疮。酿白盐煨研，搽骨疽。酿附子炙焦，同油涂头疮白秃。**时珍。

‖ **发明** ‖

［震亨曰］诸鱼属火，独鲫属土，有调胃实肠之功。若多食，亦能动火。

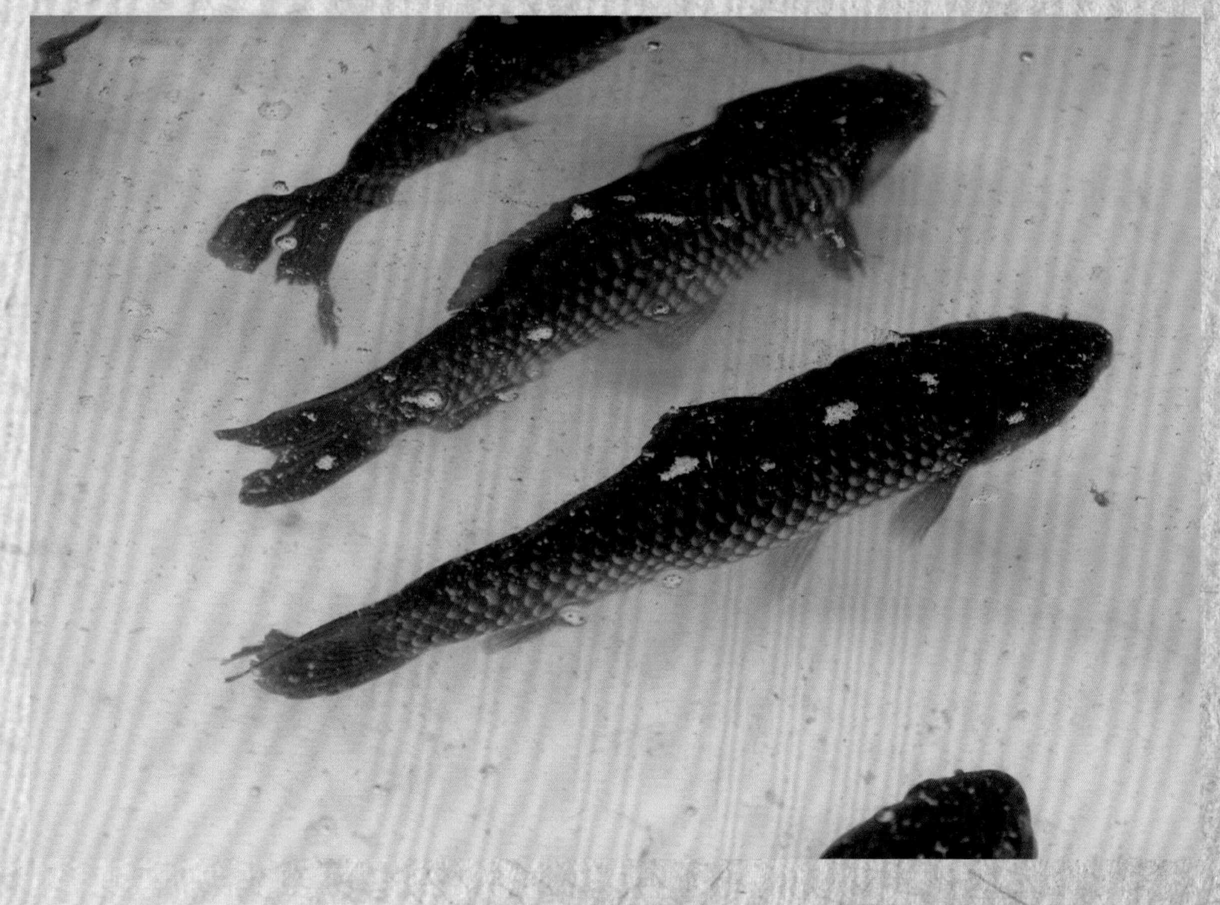

‖ **附方** ‖

旧五，新三十二。**鹘突羹**治脾胃虚冷不下食。以鲫鱼半斤切碎，用沸豉汁投之，入胡椒、莳萝、姜、橘末，空心食之。心镜。**卒病水肿**用鲫鱼三尾，去肠留鳞，以商陆、赤小豆等分，填满扎定，水三升，煮糜去鱼，食豆饮汁。二日一作，不过三次，小便利，愈。肘后方。**消渴饮水**用鲫鱼一枚，去肠留鳞，以茶叶填满，纸包煨熟食之。不过数枚即愈。吴氏心统。**肠风下血**百一方用活鲫一大尾，去肠留鳞，入五倍子末填满，泥固煅存性，为末。酒服一钱或饭丸，日三服。又用硫黄一两，如上法煅服，亦效。**酒积下血**酒煮鲫鱼，常食最效。便民食疗方。**肠痔滴血**常以鲫鱼作羹食。外台。**肠风血痔**用活鲫鱼，翅侧穿孔，去肠留鳞，入白矾末二钱，以棕包纸裹煨存性，研末。每服二钱，米饮下，每日二服。直指方。**血痢噤口**方同上。**反胃吐食**用大鲫鱼一尾，去肠留鳞，入绿矾末令满，泥固煅存性，研末。每米饮服一钱，日二。本事。**膈气吐食**用大鲫鱼去肠留鳞，切大蒜片填满，纸包十重，泥封，晒半干，炭火煨熟，取肉和平胃散末一两杵，丸梧子大，密收。每服三十丸，米饮下。经验。**小肠疝气**每顿用鲫鱼十个，同茴香煮食。久食自愈。生生编。**妊娠感寒**时行者。用大鲫一头烧灰，酒服方寸匕，无汗腹中缓痛者，以醋服，取汗。产乳。**热病目暗**因瘥后食五辛而致。用鲫鱼作臛食之。集验方。**目生弩肉**鲜鲫鱼，取一片，中央开窍，贴于眶上。日三五度。圣济总录。**妇人血崩**鲫鱼一个，长五寸者，去肠，入血竭、乳香在内，绵包烧存性，研末。每服三钱，热酒调下。叶氏摘玄方。**小儿齁喘**活鲫鱼七个，以器盛，令儿自便尿养之。待红，煨熟食，甚效。一女年十岁用此，永不发也。集简方。**小儿舌肿**鲜鲫鱼切片贴之，频换。总微论。**小儿丹毒**从髀起流下，阴头赤肿出血。用鲫鱼肉切五合，赤小豆末二合，捣匀，入水和，傅之。千金方。**小儿秃疮**千金用鲫鱼烧灰，酱汁和涂。一用鲫鱼去肠，入皂矾烧研搽。危氏：用大鲫去肠，入乱发填满，烧研，入雄黄末二钱。先以齑水洗拭，生油调搽。**小儿头疮**昼开出脓，夜即复合。用鲫鱼长四寸一枚，去肠，大附子一枚，去皮研末填入，炙焦研傅，捣蒜封之，效。圣惠。**走马牙疳**用鲫鱼一个去肠，入砒一分，生地黄一两，纸包烧存性，入枯白矾、麝香少许，为末掺之。**牙疳出血**大鲫鱼一尾，去肠留鳞，入当归末，泥固烧存性，入煅过盐和匀，日用。圣惠方。**揩牙乌须**方同上。**刮骨取牙**用鲫鱼一个去肠，入砒在内，露于阴地，待有霜刮下，瓶收。以针搜开牙根，点少许，咳嗽自落。又方：用硇砂入鲫鱼肉，煨过瓶收，待有霜刮取，如上法用。**诸疮肿毒**鲫鱼一斤者去肠，柏叶填满，纸裹泥包煅存性，入轻粉二钱，为末。麻油调搽。普济方。**恶疮似癞**十余年者。鲫鱼烧研，和酱清傅之。千金。**浸淫毒疮**凡卒得毒气攻身，或肿痛，或赤痒，上下周匝，烦毒欲死，此浸淫毒疮也。生鲫鱼切片，和盐捣贴，频易之。圣惠方。**骻上便毒**鲫鱼一枚，山药五钱，同捣敷之，即消。医林集要。**骨疽脓出**黑色鲫鱼一个去肠，入白盐令满扎定，以水一盏，石器内煮至干焦为末。猪油调搽，少痛勿怪。危氏方。**手足瘭疽**累累如赤豆，剥之汁出。大鲫鱼长三四寸者，乱发一鸡子大，猪脂一升，同煎膏，涂之。千金方。**臁胫生疮**用中鲫鱼三尾洗净，穿山甲二钱，以长皂荚一挺，劈开两片夹住扎之，煨存性，研末。先以井水洗净脓水，用白竹叶刺孔贴之，候水出尽，以麻油、轻粉调药傅之，日一次。直指方。**小儿撮口**出白沫。以艾灸口之上下四壮。鲫鱼烧研，酒调少许灌之。仍掐手足。儿一岁半，则以鱼网洗水灌之。小儿方。**妇人阴疮**方见主治。

鲙

‖**主治**‖

久痢赤白，肠澼痔疾，大人小儿丹毒风眩。藏器。治脚风及上气。思邈。温脾胃，去寒结气。时珍。

鲊

‖**主治**‖

瘑疮。批片贴之，或同桃叶捣傅，杀其虫。时珍。

‖**附方**‖

新一。**赤痢不止**鲫鱼鲊二脔切，秫米一把，薤白一虎口切，合煮粥，食之。圣惠方。

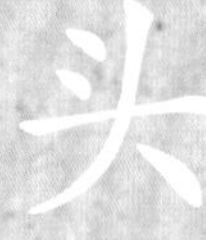

‖**主治**‖

小儿头疮口疮，重舌目翳。苏恭。烧研饮服，疗咳嗽。藏器。烧研饮服，治下痢。酒服，治脱肛及女人阴脱，仍以油调搽之。酱汁和，涂小儿面上黄水疮。时珍。

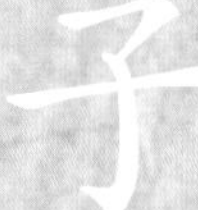

忌猪肝。

‖**主治**‖

调中，益肝气。张鼎。

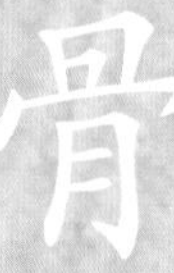

‖**主治**‖

䘌疮。烧灰傅，数次即愈。张鼎。

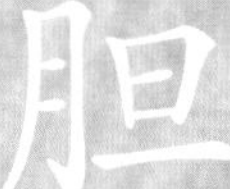

‖**主治**‖

取汁，涂疳疮、阴蚀疮，杀虫止痛。点喉中，治骨鲠竹刺不出。时珍。

‖ **附方** ‖

旧一，新二。**小儿脑疳**鼻痒，毛发作穗，黄瘦。用鲫鱼胆滴鼻中，三五日甚效。圣惠。**消渴饮水**用浮石、蛤蚧、蝉蜕等分，为末。以鲫鱼胆七枚，调服三钱，神效。本事。**滴耳治聋**鲫鱼胆一枚，乌驴脂少许，生麻油半两，和匀，纳入楼葱管中，七日取滴耳中，日二次。圣惠方。

脑

‖ **主治** ‖

耳聋。以竹筒蒸过，滴之。圣惠。

‖ **附录** ‖

鲈鱼 [诜曰] 一种鲈鱼，与鲫颇同而味不同，功亦不及。云鲈是栉化；鲫是稷米所化，故腹尚有米色。宽大者是鲫，狭小者是鲈也。[时珍曰] 孟氏言鲫、鲈皆栉、稷化成者，殊为谬说。惟鼢鼠化鲈，鲈化鼢鼠，刘绩霏雪录中尝书之，时珍亦尝见之，此亦生生化化之理。鲫、鲈多子，不尽然尔。鲈鱼即尔雅所谓鳜鳎，郭璞所谓妾鱼、婢鱼，崔豹所谓青衣鱼，世俗所谓鳑鲏鲫也。似鲫而小，且薄黑而扬赤。其行以三为率，一前二后，若婢妾然，故名。[颂曰] 黔中一种重唇石鲫鱼，味美，亦鲫之类也。

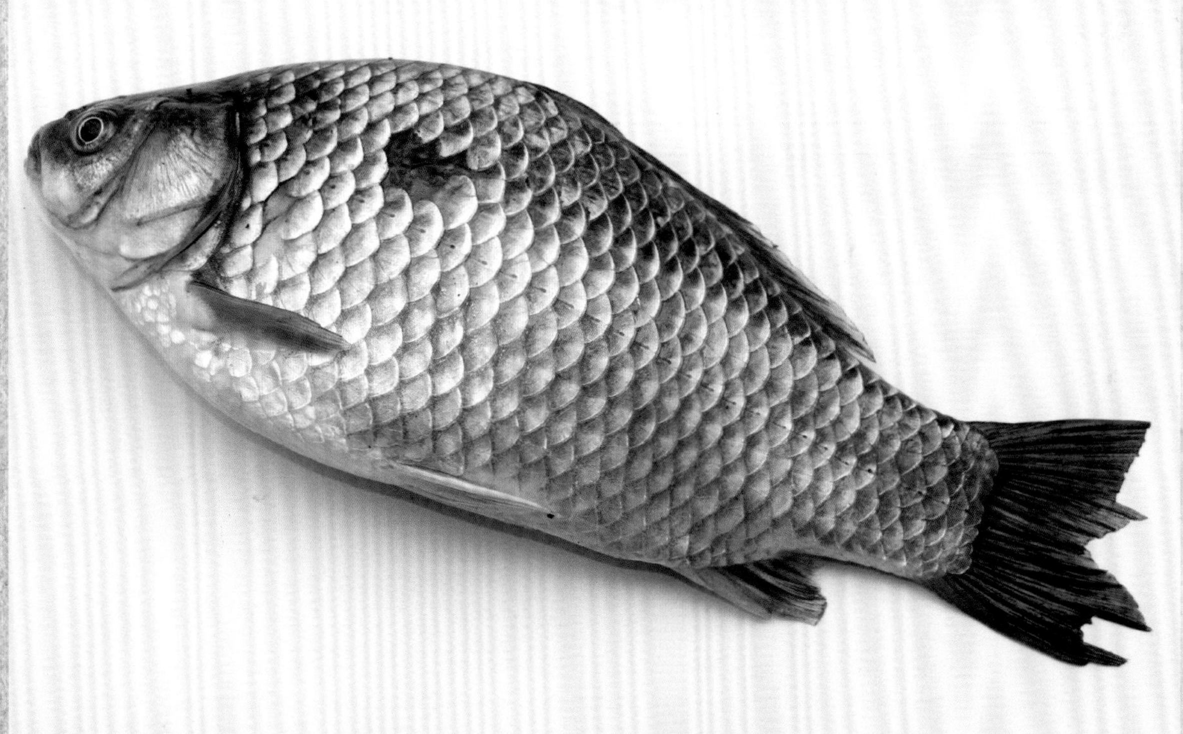

鲂鱼

音房。《食疗》

‖ **基原** ‖

据《中华本草》《纲目图鉴》《大辞典》《动物药志》等综合分析考证，本品为鲤科动物三角鲂 *Megalobrama terminalis* (Rich.)。除西北等高原地区外，我国各大河流、湖泊中均有分布。

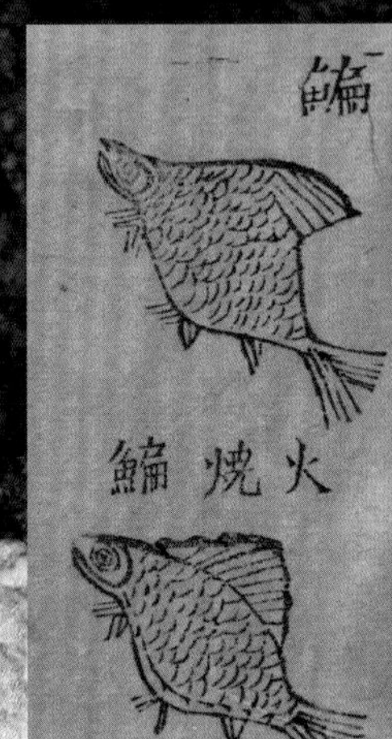

▷三角鲂（*Megalobrama terminalis*）

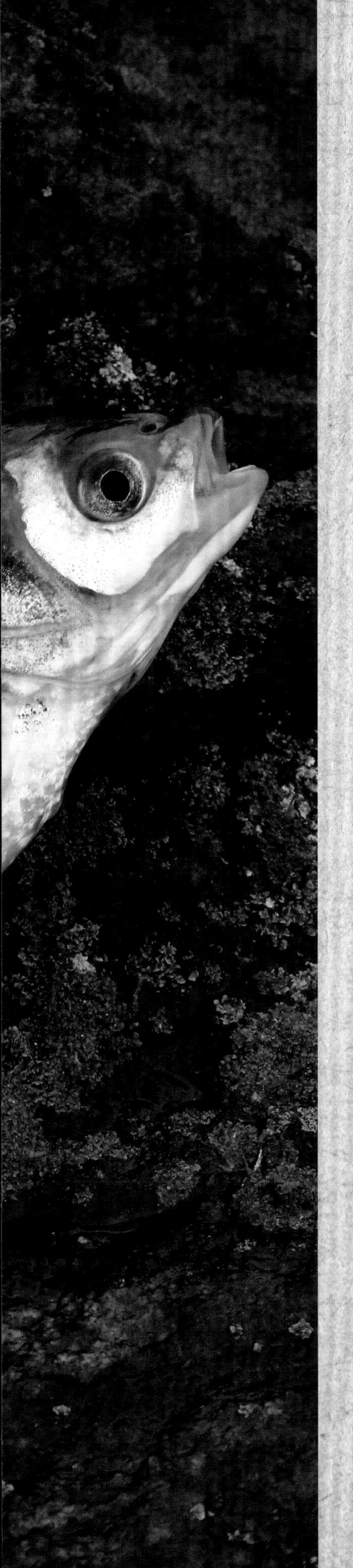

‖ **释名** ‖

鳊鱼音编。[时珍曰] 鲂，方也。鳊，扁也。其状方，其身扁也。

‖ **集解** ‖

[时珍] 鲂鱼处处有之，汉沔尤多。小头缩项，穹脊阔腹，扁身细鳞，其色青白。腹内有肪，味最腴美。其性宜活水。故诗云：岂其食鱼，必河之鲂。俚语云：伊洛鲤鲂，美如牛羊。又有一种火烧鳊，头尾俱似鲂，而脊骨更隆，上有赤鬣连尾，如蝙蝠之翼，黑质赤章，色如烟熏，故名。其大有至二三十斤者。

肉

‖ **气味** ‖

甘，温，无毒。

‖ **主治** ‖

调胃气，利五脏。和芥食之，能助肺气，去胃风，消谷。作鲙食之，助脾气，令人能食。作羹臛食，宜人，功与鲫同。疳痢人勿食。孟诜。

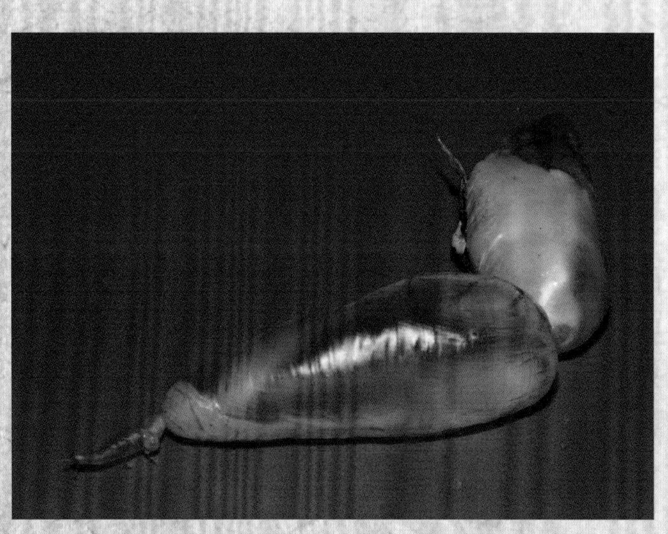

鲈鱼

宋《嘉祐》

‖ **基原** ‖

《纲目图鉴》《纲目彩图》认为本品为杜父鱼科动物松江鲈鱼 *Trachidermus fasciatus* Heckel。分布于黄海、渤海及东海；进入内陆水系者，以松江为多。《动物药志》《中华本草》《大辞典》认为其为鮨科动物鲈鱼 *Lateolabrax japonicus* (Cuvier et Valenciennes)；分布于我国沿海地区，北起渤海，南到南海，各处均有。

▷松江鲈鱼（*Trachidermus fasciatus*）

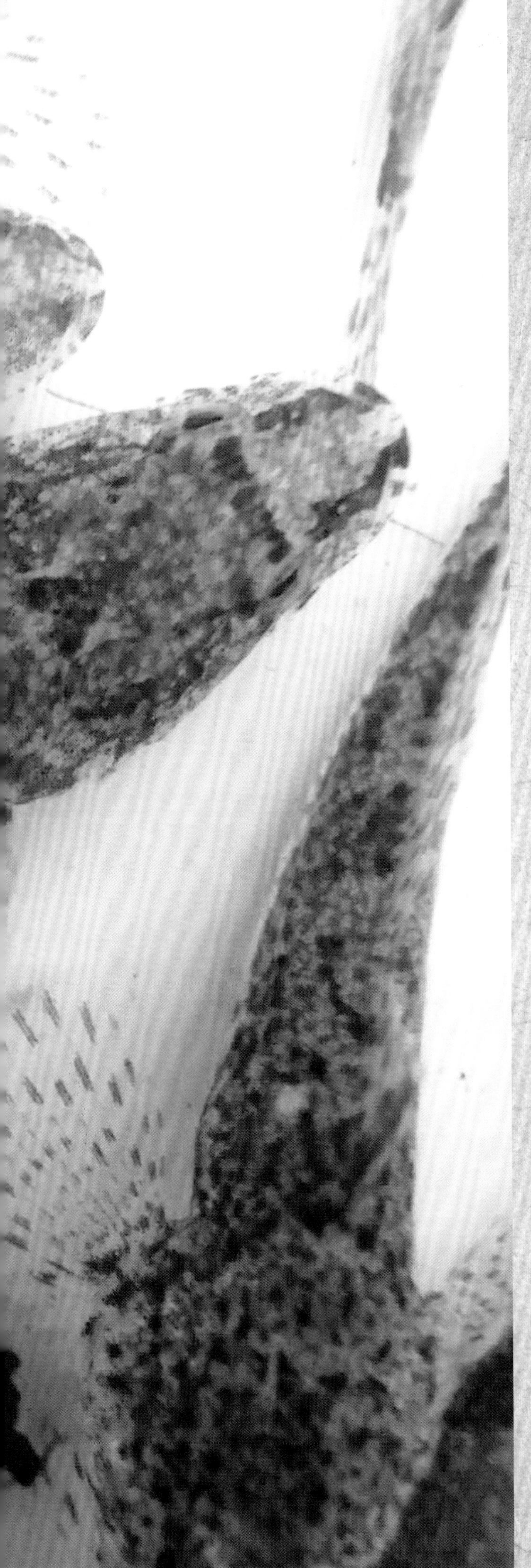

‖ **释名** ‖

四鳃鱼。[时珍曰] 黑色曰卢。此鱼白质黑章，故名。淞人名四鳃鱼。

‖ **集解** ‖

[时珍曰] 鲈出吴中，淞江尤盛，四五月方出。长仅数寸，状微似鳜而色白，有黑点，巨口细鳞，有四鳃。杨诚斋诗颇尽其状，云：鲈出鲈乡芦叶前，垂虹亭下不论钱。买来玉尺如何短，铸出银梭直是圆。白质黑章三四点，细鳞巨口一双鲜。春风已有真风味，想得秋风更迥然。南郡记云：吴人献淞江鲈鲙于隋炀帝。帝曰：金齑玉鲙，东南佳味也。

肉

‖ **气味** ‖

甘，平，有小毒。[宗奭曰] 虽有小毒，不甚发病。[禹锡曰] 多食，发痃癖疮肿。不可同乳酪食。李鹏飞云：肝不可食，剥人面皮。[诜曰] 中鲈鱼毒者，芦根汁解之。

‖ **主治** ‖

补五脏，益筋骨，和肠胃，治水气。多食宜人，作鲊尤良。曝干甚香美。嘉祐。**益肝肾。**宗奭。**安胎补中。作鲙尤佳。**孟诜。

‖ 基原 ‖

据《纲目图鉴》《中华本草》《动物药志》《大辞典》等综合分析考证，本品为鮨科动物鳜鱼 *Siniperca chuatsi* (Basilewsky)。除西部高原地区外，均有分布。

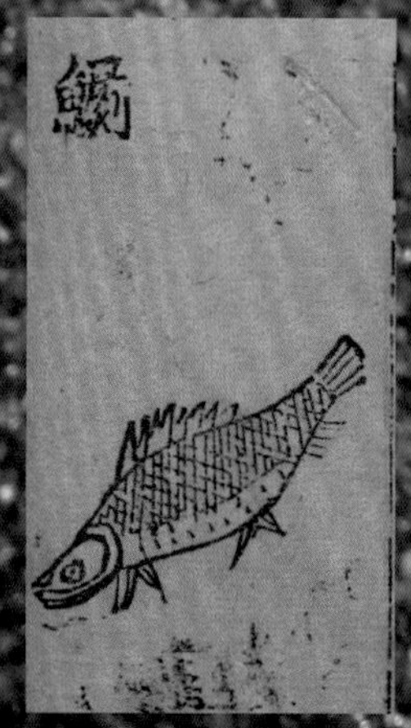

鳜鱼

居卫切。《开宝》

‖ **释名** ‖

罽鱼音蓟。**石桂鱼**开宝**水豚**。[时珍曰] 鳜，蹶也，其体不能屈曲如僵蹶也。罽，𦇧也，其纹斑如织𦇧也。[大明曰] 其味如豚，故名水豚，又名鳜豚。[志曰] 昔有仙人刘凭，常食石桂鱼。桂、鳜同音，当即是此。

‖ **集解** ‖

[时珍曰] 鳜生江湖中，扁形阔腹，大口细鳞。有黑斑，采斑色明者为雄，稍晦者为雌，背有鬐鬣刺人。厚皮紧肉，肉中无细刺。有肚能嚼亦啖小鱼。夏月居石穴，冬月偎泥罧，鱼之沉下者也。小者味佳，至三五斤者不美。李鹏飞延寿书云：鳜，鬐刺凡十二，以应十二月。误鲠害人，惟橄榄核磨水可解，盖鱼畏橄榄故也。

肉

‖ **气味** ‖

甘，平，无毒。[日华曰] 微毒。

‖ **主治** ‖

腹内恶血，去腹内小虫，益气力，令人肥健。

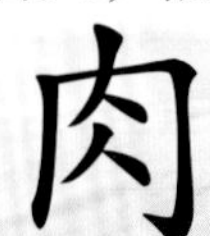

▷鳜鱼（*Siniperca chuatsi*）

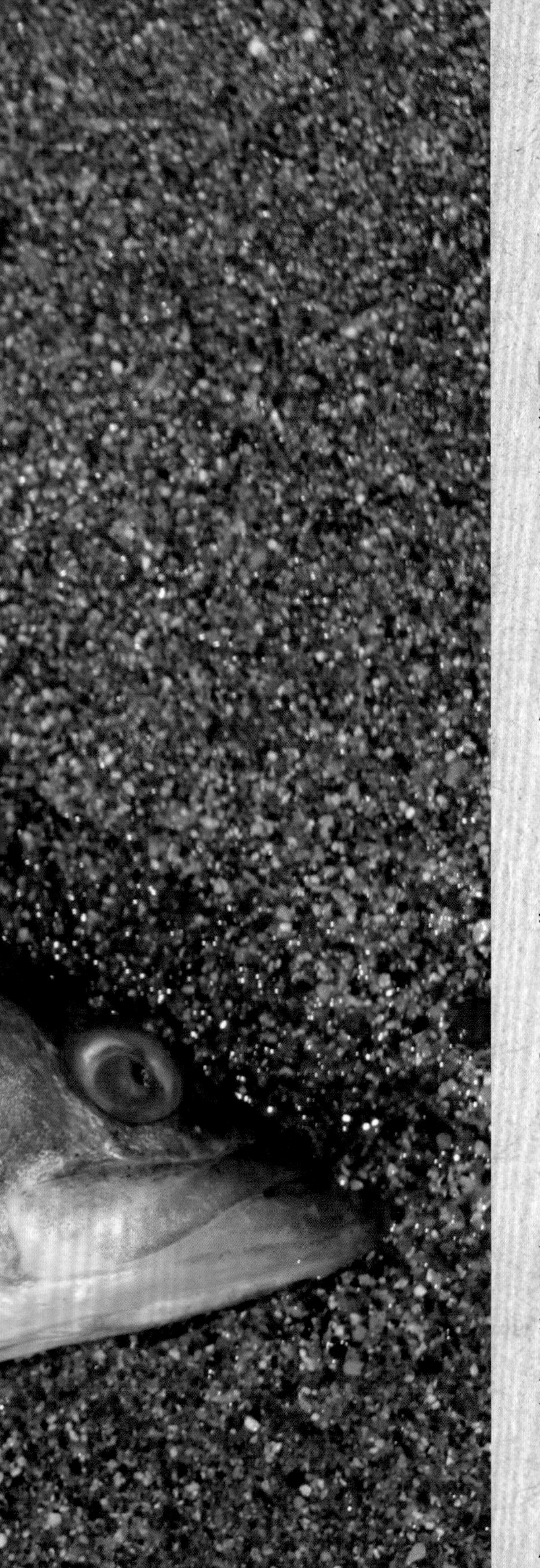

开宝。**补虚劳，益脾胃。**孟诜。**治肠风泻血。**日华。

‖ **发明** ‖

[时珍曰] 按张杲医说云：越州邵氏女年十八，病劳瘵累年，偶食鳜鱼羹遂愈。观此，正与补劳、益胃、杀虫之说相符，则仙人刘凭、隐士张志和之嗜此鱼，非无谓也。

尾

‖ **主治** ‖

小儿软疖，贴之良。时珍。

胆

‖ **气味** ‖

苦，寒，无毒。

‖ **主治** ‖

骨鲠，不拘久近。时珍。

‖ **附方** ‖

旧一。**骨鲠竹木**刺入咽喉，不拘大人小儿，日久或入脏腑，痛刺黄瘦甚者，服之皆出。腊月收鳜鱼胆，悬北檐下令干。每用一皂子，煎酒温呷。得吐，则鲠随涎出；未吐再服，以吐为度。酒随量饮，无不出者。蠡、鲩、鲫胆皆可。胜金方。

‖ **附录** ‖

螣鱼 [时珍曰] 按山海经云：洛水多螣鱼。状如鳜，居于逵，苍文赤尾。食之不痈，可以治瘘。郭注云：螣音滕。逵乃水中穴道交通者。愚按：螣之形状、居止、功用，俱与鳜同，亦鳜之类也。日华子谓鳜为水豚者，岂此螣欤。

‖ **基原** ‖

《纲目图鉴》认为本品为鲤科动物吻鮈 *Rhinogobio typus* Bleeker。分布于长江中上游以及闽江水系。

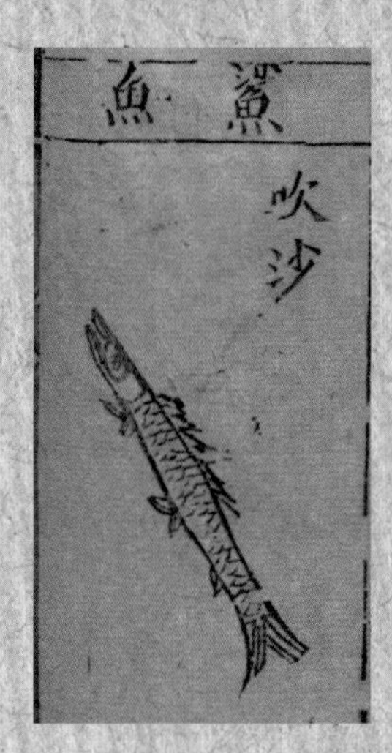

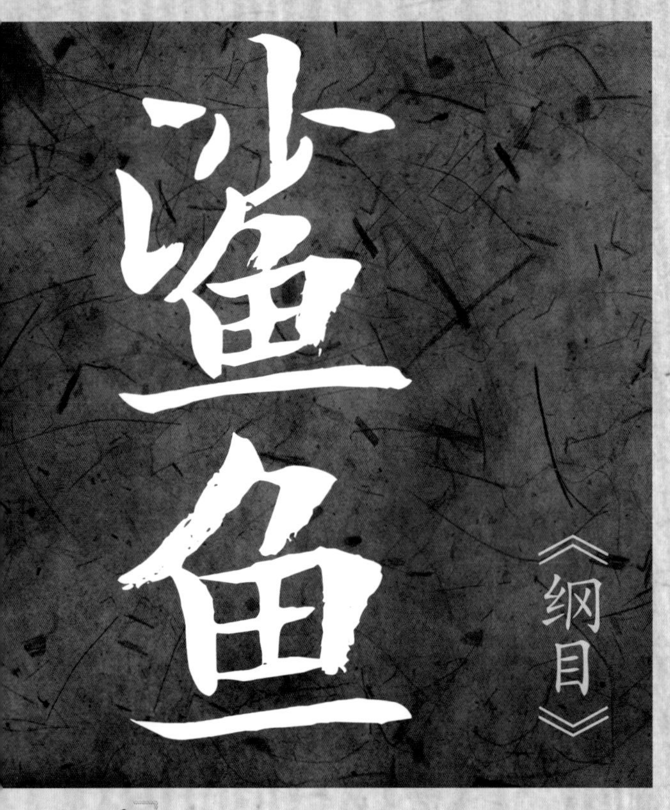

‖ **释名** ‖

鮀鱼尔雅**吹沙**郭璞**沙沟鱼**俗名**沙鰮**音问。[时珍曰] 此非海中沙鱼，乃南方溪涧中小鱼也。居沙沟中，吹沙而游，咂沙而食。鮀者，肉多形圆，陀陀然也。

‖ **集解** ‖

[时珍曰] 鲨鱼，大者长四五寸，其头尾一般大。头状似鳟，体圆似鳝，厚肉重唇。细鳞，黄白色，有黑斑点文。背有鬐刺甚硬。其尾不歧，小时即有子。味颇美，俗呼为呵浪鱼。

肉

‖ **气味** ‖

甘，平，无毒。

‖ **主治** ‖

暖中益气。时珍。

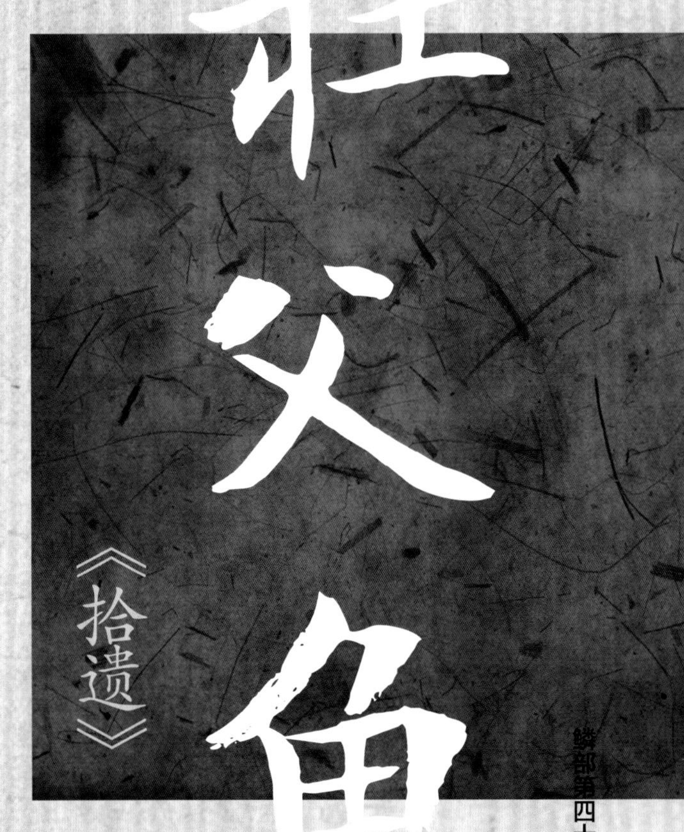

杜父鱼《拾遗》

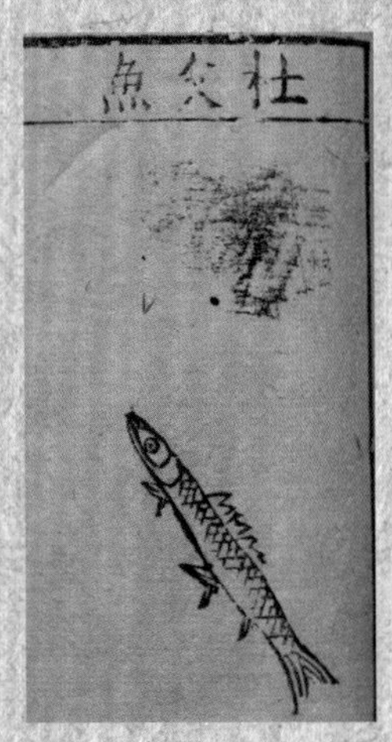

‖ **基原** ‖

《纲目图鉴》《纲目彩图》认为本品为塘鳢科动物黄黝鱼 *Hypseleotris swinhonis* (Gunther)，广泛分布于我国南北各淡水水域中。《中华本草》认为其为杜父鱼科动物松江鲈 *Trachidermus fasciatus* Hechel，分布于渤海、黄海和东海。

‖ **释名** ‖

渡父鱼纲目**黄𫚥鱼**音幺。**船碇鱼**纲目**伏念鱼**临海志。[时珍曰] 杜父当作渡父。溪涧小鱼，渡父所食也。见人则以喙插入泥中，如船碇也。

‖ **集解** ‖

[藏器曰] 杜父鱼生溪涧中，长二三寸，状如吹沙而短，其尾岐，大头阔口，其色黄黑有斑。脊背上有鬐刺，螫人。

‖ **气味** ‖

甘，温，无毒。

‖ **主治** ‖

小儿差颓。用此鱼擘开，口咬之，七下即消。藏器。差颓，阴核大小也。

‖ **基原** ‖

《纲目图鉴》《纲目彩图》认为本品为鮨科动物点带石斑鱼 *Epinephelus malabaricus* (Bloch et Schneider)，分布于南海及东海南部。但《中华本草》《动物药志》认为本品并非今之生于近海处的鮨科石斑鱼类，收载石斑鱼药材为鮨科动物鲑点石斑鱼 *E. fario* (Thunberg)、青石斑鱼 *E. awoara* (Temm. et Schl.)、点带石斑鱼、指印石斑鱼 *E. megachir* (Richardson) 等的肉。

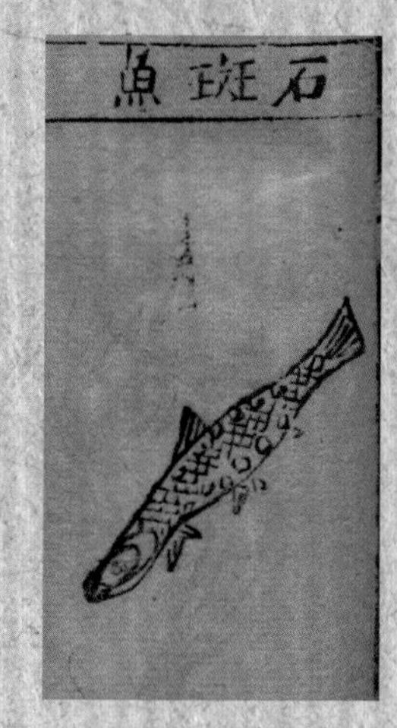

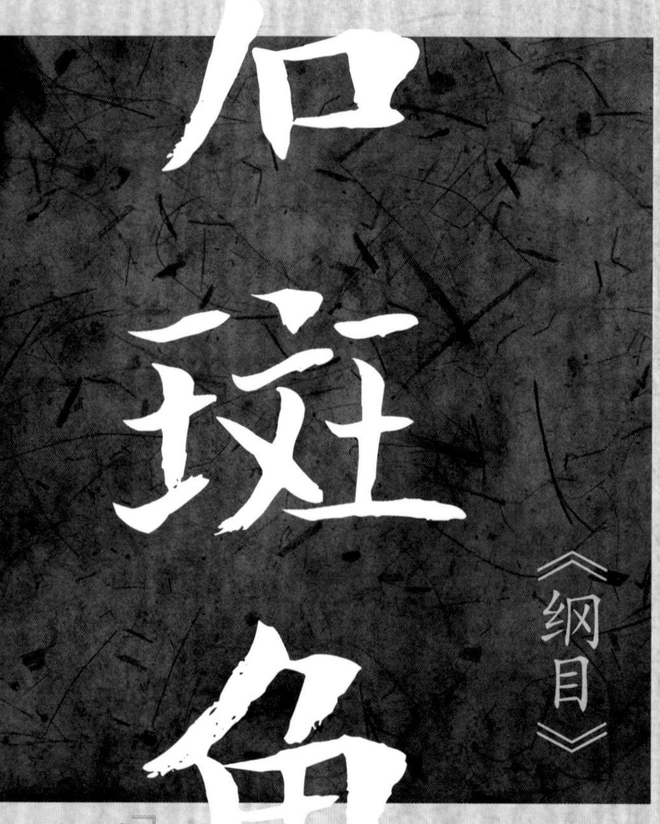

石斑鱼《纲目》

‖ **释名** ‖

石矾鱼延寿书**高鱼**。

‖ **集解** ‖

[时珍曰] 石斑生南方溪涧水石处。长数寸，白鳞黑斑。浮游水面，闻人声则划然深入。临海水土记云：长者尺余，其斑如虎文而性淫，春月与蛇医交牝，其子有毒。南方异物志云：高鱼似鳟，有雌无雄，二三月与蜥蜴合于水上，其胎毒人。酉阳杂俎云：石斑与蛇交。南方有土蜂，土人杀此鱼标树上，引鸟食之，蜂窠皆尽也。

子及肠

‖ **气味** ‖

有毒，令人吐泻。医说云：用鱼尾草汁，少许解之。

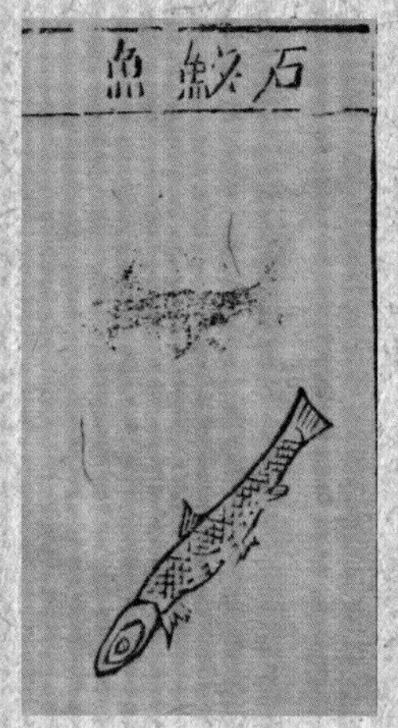

‖ **基原** ‖

据《纲目图鉴》《动物药志》《中华本草》等综合分析考证，本品为鲤科动物宽鳍鱲 *Zacco platypus* (Temminck et Schlegel)，分布于长江中下游、黑龙江、珠江流域及台湾。

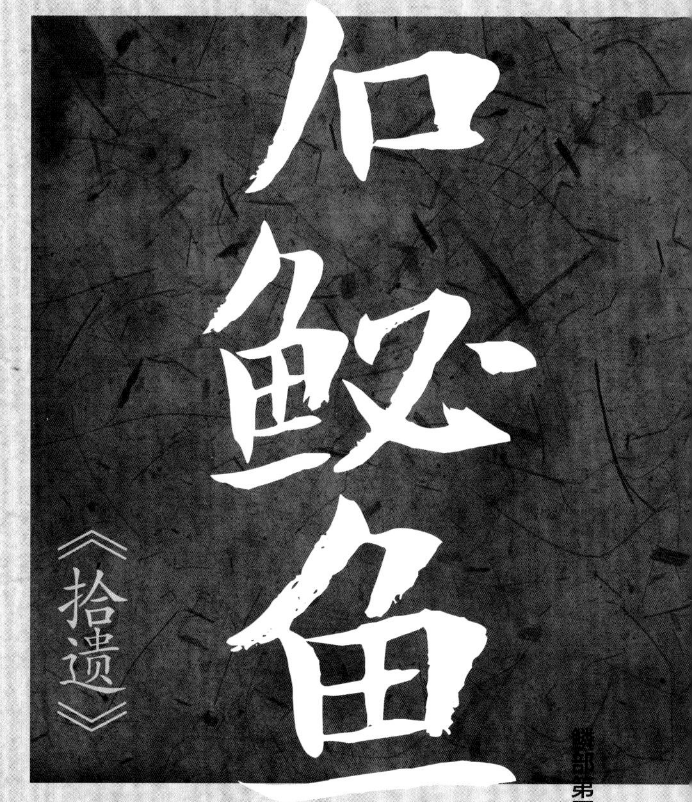

‖ **集解** ‖

[藏器曰] 生南方溪涧中，长一寸，背黑腹下赤。南人以作鲊，云甚美。

‖ **气味** ‖

甘，平，有小毒。

‖ **主治** ‖

疮疥癣。藏器。

‖ **基原** ‖

据《中华本草》《纲目图鉴》《纲目彩图》等综合分析考证，本品为鲤科动物黄尾鲴 *Xenocypris davidi* (Bleeker)。分布于长江流域，甘肃、山西、河北、山东、福建等地亦有。《动物药志》认为还包括同属动物银鲴 *X. argentea* Gunther，分布于黑龙江、辽河、黄河、长江和珠江各流域。

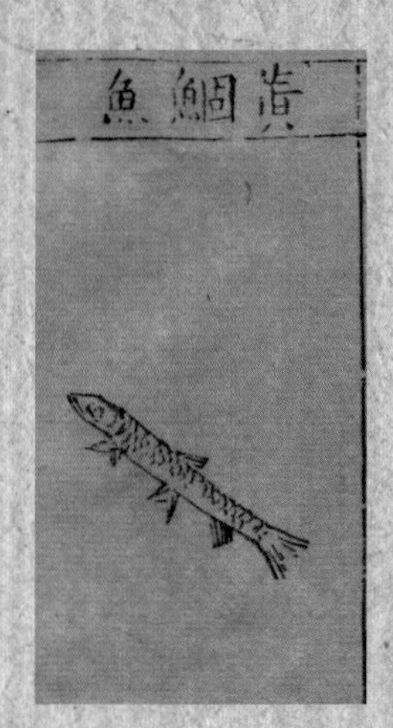

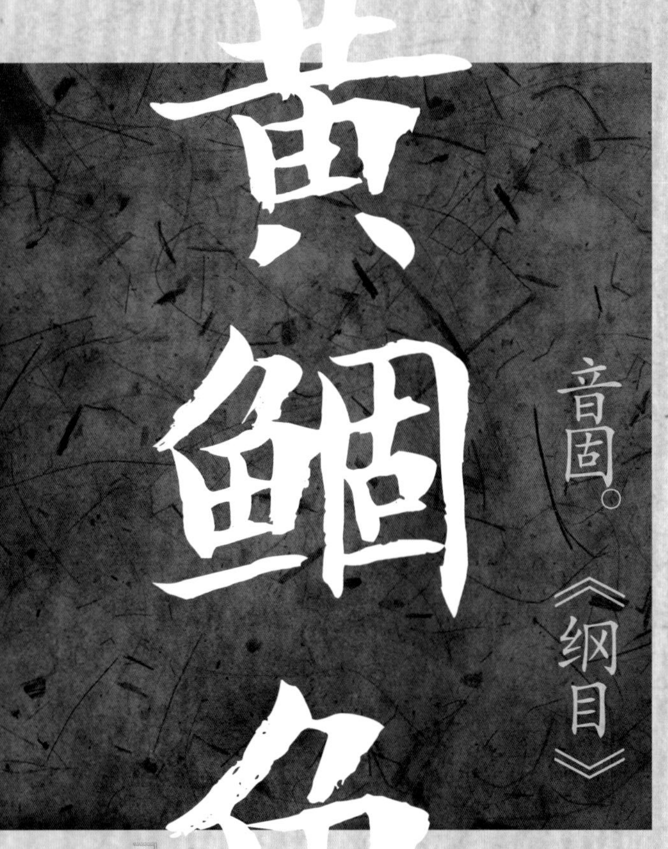

黄鲴鱼

音固。《纲目》

‖ **释名** ‖

黄骨鱼。[时珍曰] 鱼肠肥曰鲴。此鱼肠腹多脂，渔人炼取黄油然灯，甚腥也。南人讹为黄姑，北人讹为黄骨鱼。

‖ **集解** ‖

[时珍曰] 生江湖中小鱼也。状似白鱼，而头尾不昂，扁身细鳞，白色。阔不逾寸，长不近尺。可作鲊菹，煎炙甚美。

肉

‖ **气味** ‖

甘，温，无毒。

‖ **主治** ‖

白煮汁饮，止胃寒泄泻。时珍。

油

‖ **主治** ‖

疮癣有虫。然灯，昏人目。时珍。

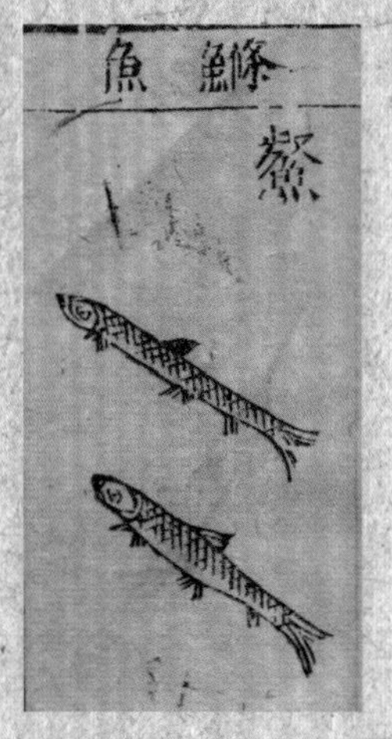

‖ **基原** ‖

据《纲目彩图》《中华本草》《动物药志》《大辞典》等综合分析考证，本品为鲤科动物白鲦 *Hemiculter leucisculus* (Basilewsky)。除我国西部高原外，其余地区的诸河流、湖泊等天然水体中均有分布。

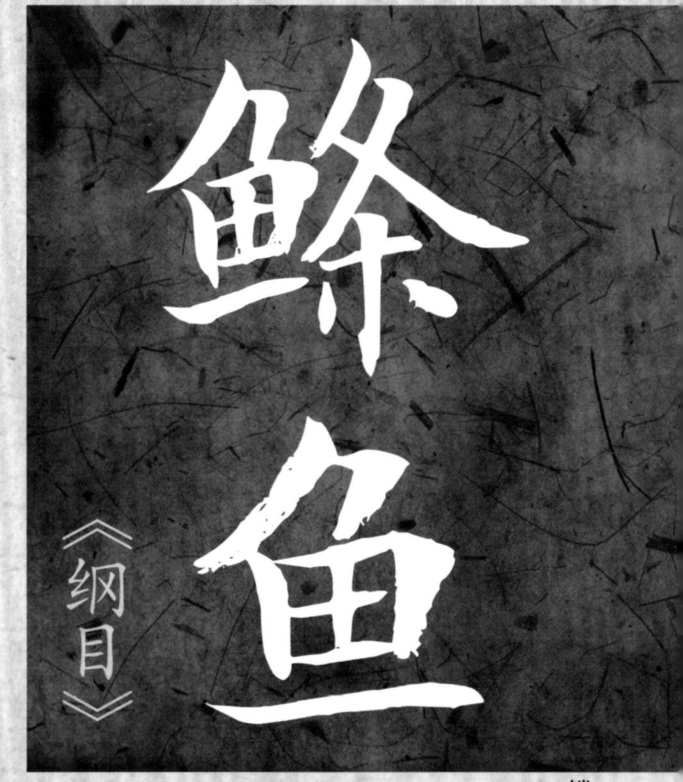

‖ **释名** ‖

白鲦音条。**鲹鱼**音餐。**鮂鱼**音囚。[时珍曰] 鲦，条也。鲹，粲也。鮂，囚也。条，其状也。粲，其色也。囚，其性也。

‖ **集解** ‖

[时珍曰] 鲦，生江湖中小鱼也。长仅数寸，形狭而扁，状如柳叶，鳞细而整，洁白可爱，性好群游。[荀子曰] 鲦浮阳之鱼也。最宜鲊菹。

‖ **气味** ‖

甘，温，无毒。

‖ **主治** ‖

煮食，已忧暖胃，止冷泻。时珍。

‖ **基原** ‖

据《纲目图鉴》《纲目彩图》等综合分析考证，本品为银鱼科动物尖头银鱼 *Salanx acuticeps* Regan。分布于渤海、黄海、东海、南海。《动物药志》认为还包括同属动物长鳍银鱼 *S. longianalis* (Regan)，分布于渤海、黄海、东海。但《中华本草》《大辞典》认为本品为银鱼科太湖新银鱼 *Neosalanx tankankeii taihuensis* Chen，主要分布于江苏太湖及沿长江中、下游的许多湖泊内。

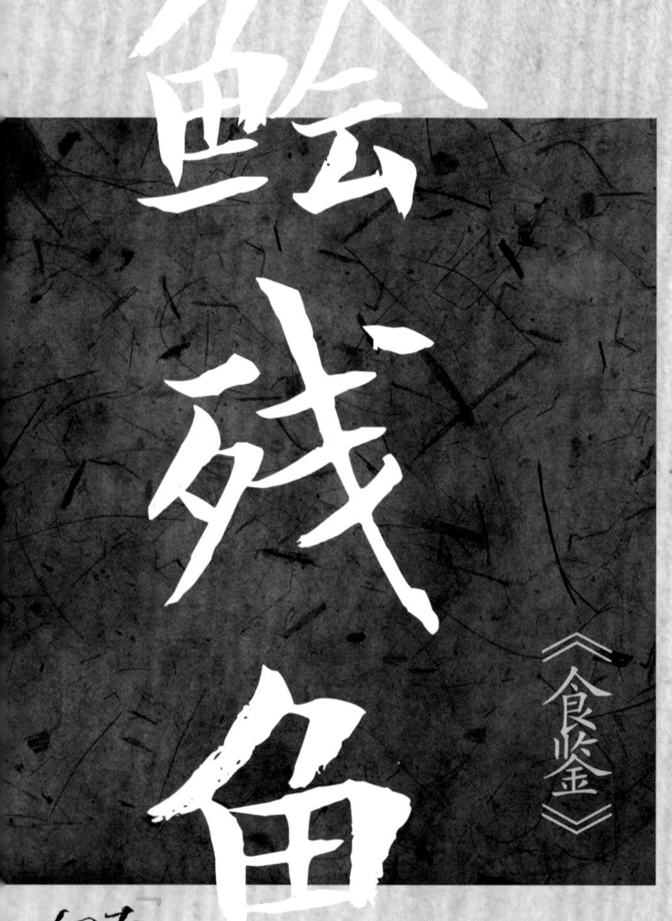

‖ **释名** ‖

王余鱼纲目 **银鱼**。[时珍曰] 按博物志云：吴王阖闾江行，食鱼鲙，弃其残余于水，化为此鱼，故名。或又作越王及僧宝志者，益出傅会，不足致辩。

‖ **集解** ‖

[时珍曰] 鲙残出苏、淞、浙江。大者长四五寸，身圆如筯，洁白如银，无鳞。若已鲙之鱼，但目有两黑点尔，彼人尤重小者，曝干以货四方。清明前有子，食之甚美；清明后子出而瘦，但可作鲊腊耳。

‖ **气味** ‖

甘，平，无毒。

‖ **主治** ‖

作羹食，宽中健胃。宁源。

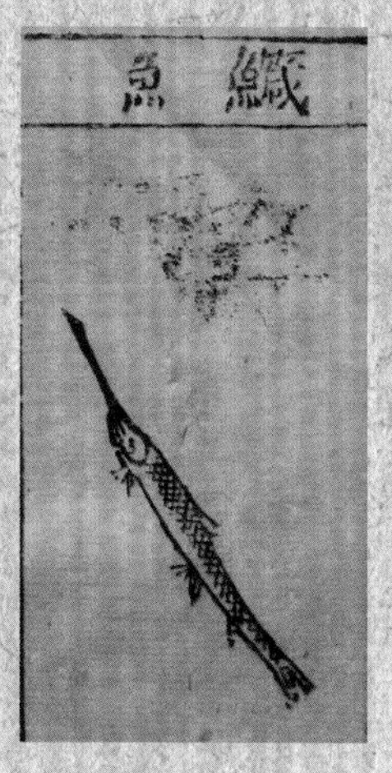

‖ 基原 ‖

据《纲目图鉴》《纲目彩图》《动物药志》等综合分析考证，本品为鱵科动物鱵鱼 *Hemirhamphus sajori* (Temminck et Schlegel)。分布于黄海、渤海、东海及长江等各大河口。《动物药志》《中华本草》还收载有同属动物乔氏鱵 *H. georigii* Cuv. Et Val.、斑鱵 *H. far* (Forskal) 等，均分布于东南沿海。

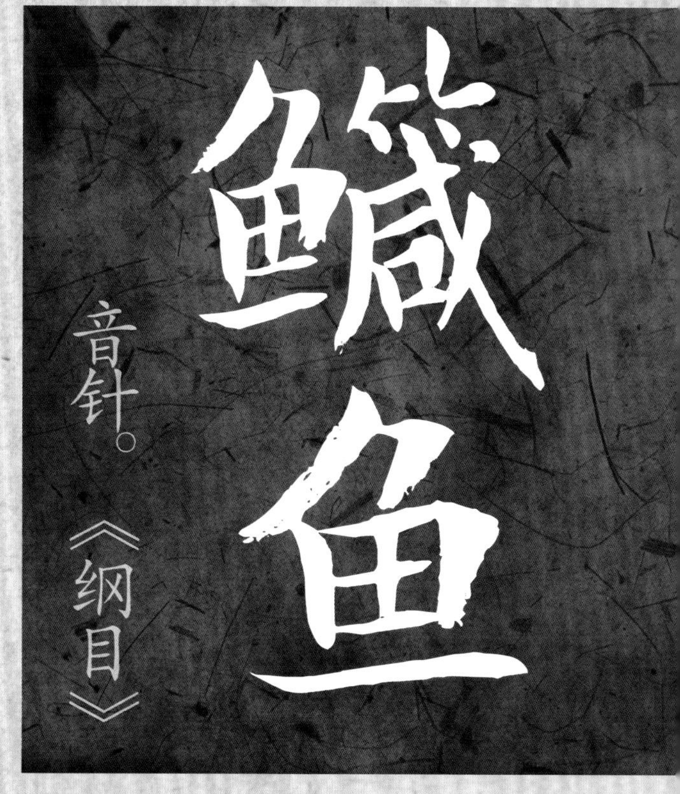

‖ 释名 ‖

姜公鱼俗名**铜哾鱼**音税。临海志。[时珍曰] 此鱼喙有一针，故有诸名。俗云姜太公钓针，亦傅会也。

‖ 集解 ‖

[时珍曰] 生江湖中。大小形状，并同鲙残，但喙尖有一细黑骨如针为异耳。东山经云：沢水北注于湖，中多箴鱼，状如鯈，其喙如针。即此。

‖ 气味 ‖

甘，平，无毒。

‖ 主治 ‖

食之无疫。时珍。

‖ **基原** ‖

《纲目图鉴》认为本品为鲤科动物中华鳑鲏 *Rhodeus sinensis* (Guenther)，分布于华北地区向南直至珠江流域各水系。

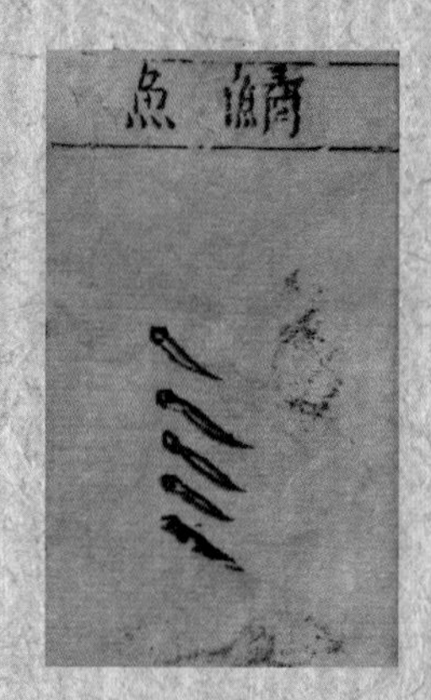

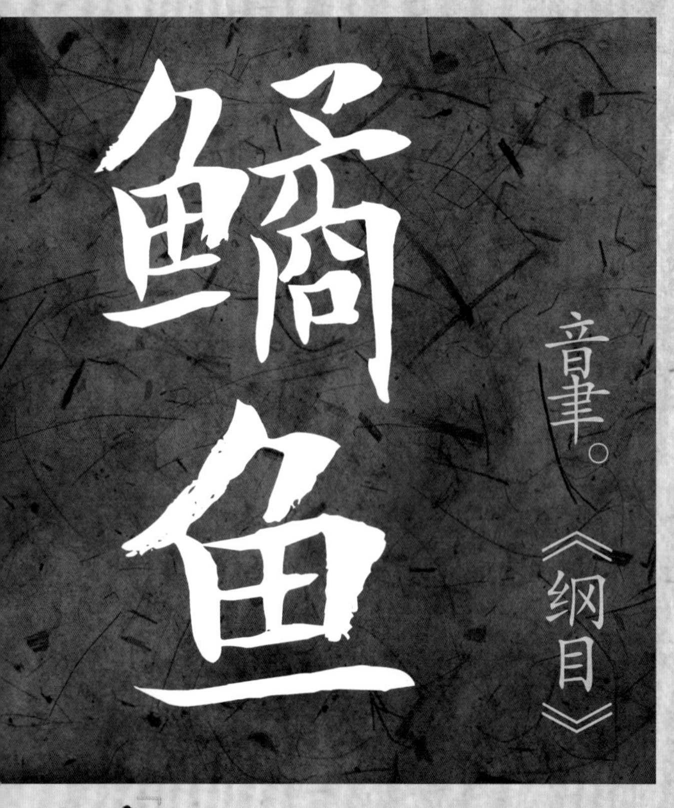

‖ **释名** ‖

春鱼俗名**作腊，名鹅毛脡。**[时珍曰] 尔雅云：鱊鳊，小鱼也。名义未详。春，以时名也。脡，以干腊名也。

‖ **集解** ‖

[时珍曰] 按段公路北户录云：广之恩州出鹅毛脡，用盐藏之，其细如毛，其味绝美。郭义恭所谓武阳小鱼大如针，一斤千头，蜀人以为酱者也。又一统志云：广东阳江县出之，即鱊鱼儿也。然今兴国州诸处亦有之，彼人呼为春鱼。云春月自岩穴中随水流出，状似初化鱼苗。土人取收，曝干为脡，以充苞苴。食以姜、醋，味同虾米。或云即鳢鱼苗也。

‖ **气味** ‖

甘，平，无毒。

‖ **主治** ‖

和中益气，令人喜悦。时珍。

▽金鱼（*Carassius auratus*）

‖ **基原** ‖

据《纲目彩图》《纲目图鉴》《中华本草》《动物药志》等综合分析考证，本品为鲤科动物金鱼 *Carassius auratus* (Linnaeus)。我国大部分地区均有饲养。

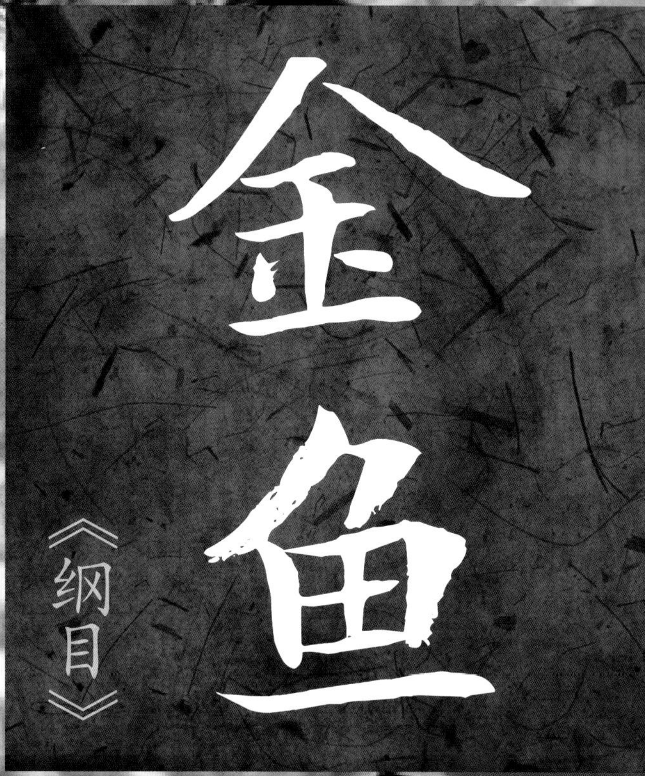

金鱼

《纲目》

‖ **集解** ‖

[时珍曰] 金鱼有鲤、鲫、鳅、鳘数种，鳅、鳘尤难得，独金鲫耐久，前古罕知。惟北户录云：出邛婆塞江，脑中有金。盖亦讹传。述异记载：晋桓冲游庐山，见湖中有赤鳞鱼。即此也。自宋始有畜者，今则处处人家养玩矣。春末生子于草上，好自吞啖，亦易化生。初出黑色，久乃变红。又或变白者，名银鱼。亦有红、白、黑、斑相间无常者。其肉味短而韧。物类相感志云：金鱼食橄榄渣、肥皂水即死。得白杨皮不生虱。又有丹鱼，不审即此类否。今附于下。

肉

‖ **气味** ‖

甘、咸，平，无毒。

‖ **主治** ‖

久痢。 时珍。

‖ **附方** ‖

新一。**久痢禁口**病势欲死。用金丝鲤鱼一尾，重一二斤者，如常治净，用盐、酱、葱，必入胡椒末三四钱，煮熟，置病人前嗅之，欲吃随意。连汤食一饱，病即除根，屡治有效。杨拱医方摘要。

‖ **附录** ‖

丹鱼　按抱朴子云：丹水出京兆上洛县冢岭山，入于汋水，中出丹鱼。先夏至十日夜伺之，鱼浮水侧，必有赤光上照若火。割血涂足，可以履冰。

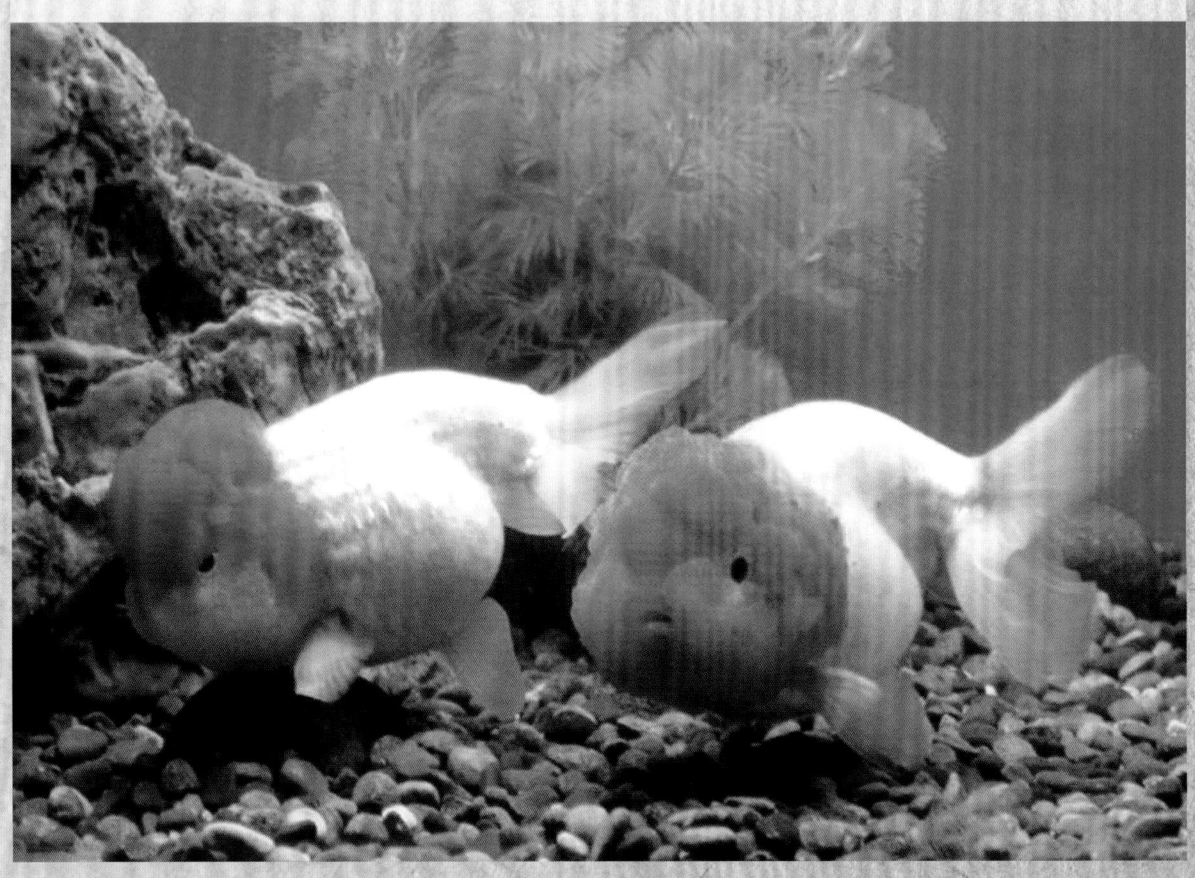

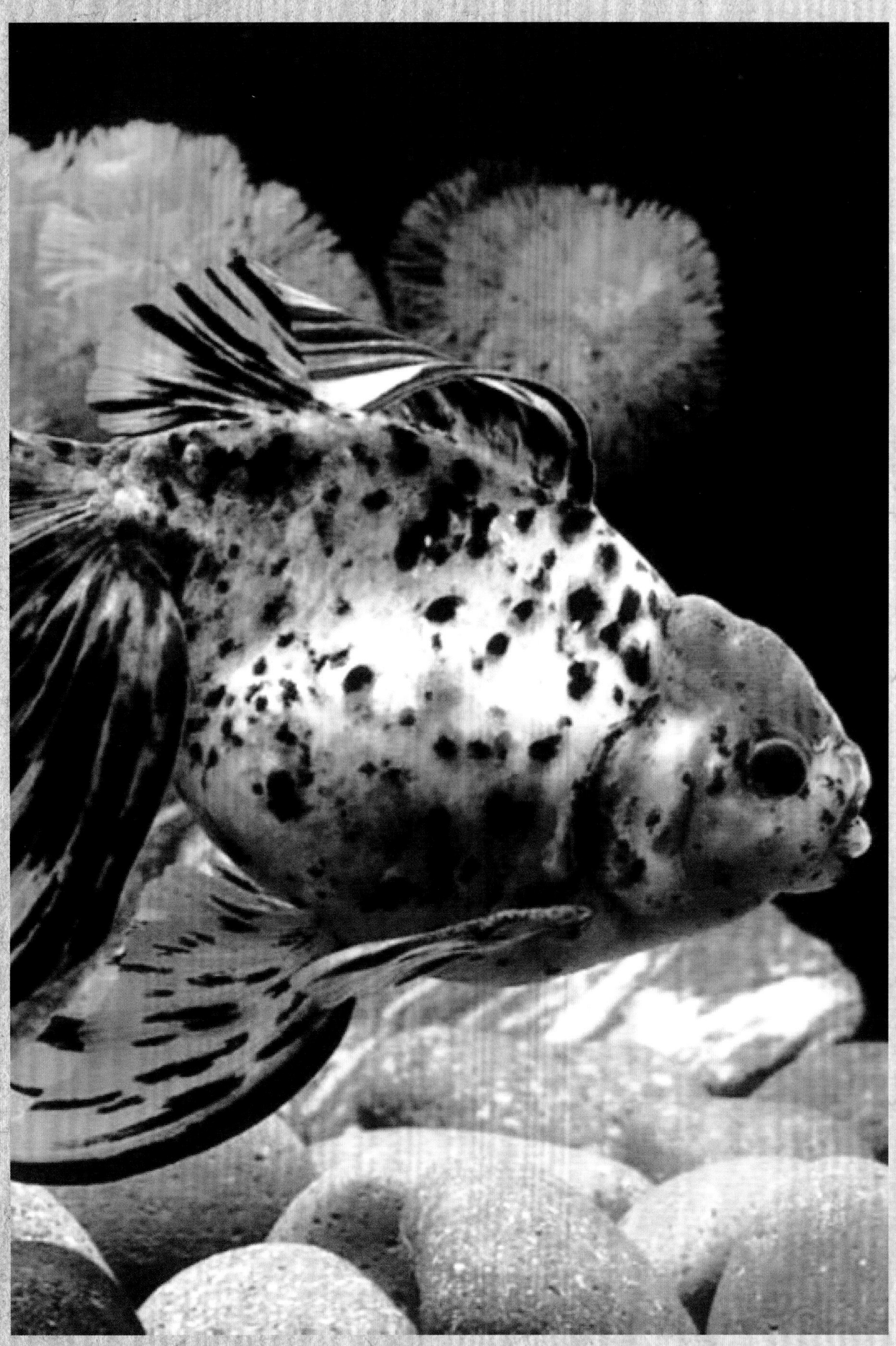

‖ **基原** ‖

据《中华本草》《纲目彩图》《纲目图鉴》《动物药志》等综合分析考证，本品为鳢科动物乌鳢 *Ophiocephalus argus* Cantor。除西部高原地区外，其他各地均有分布。

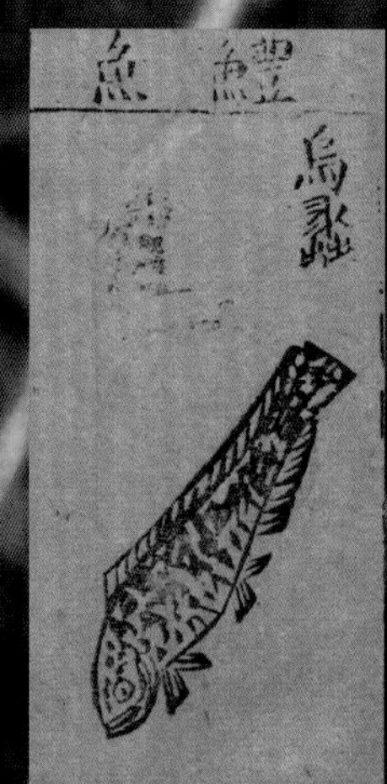

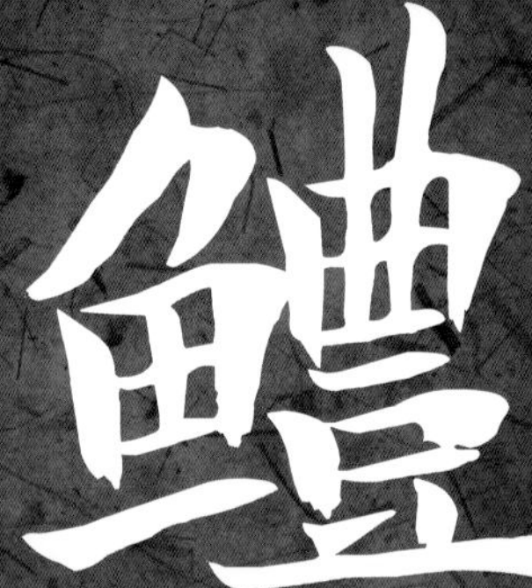

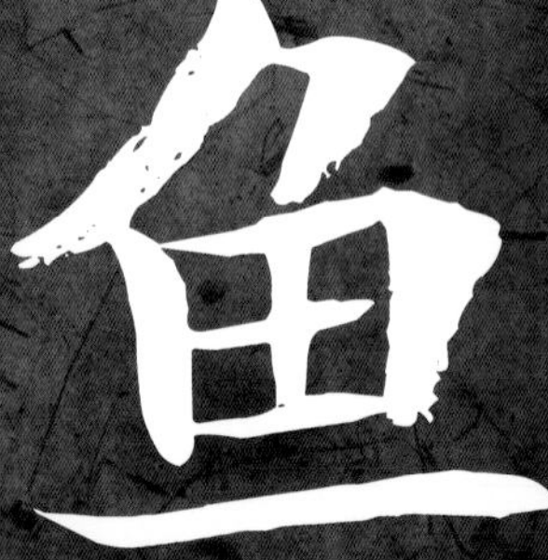

鳢鱼

《本经》上品

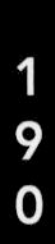

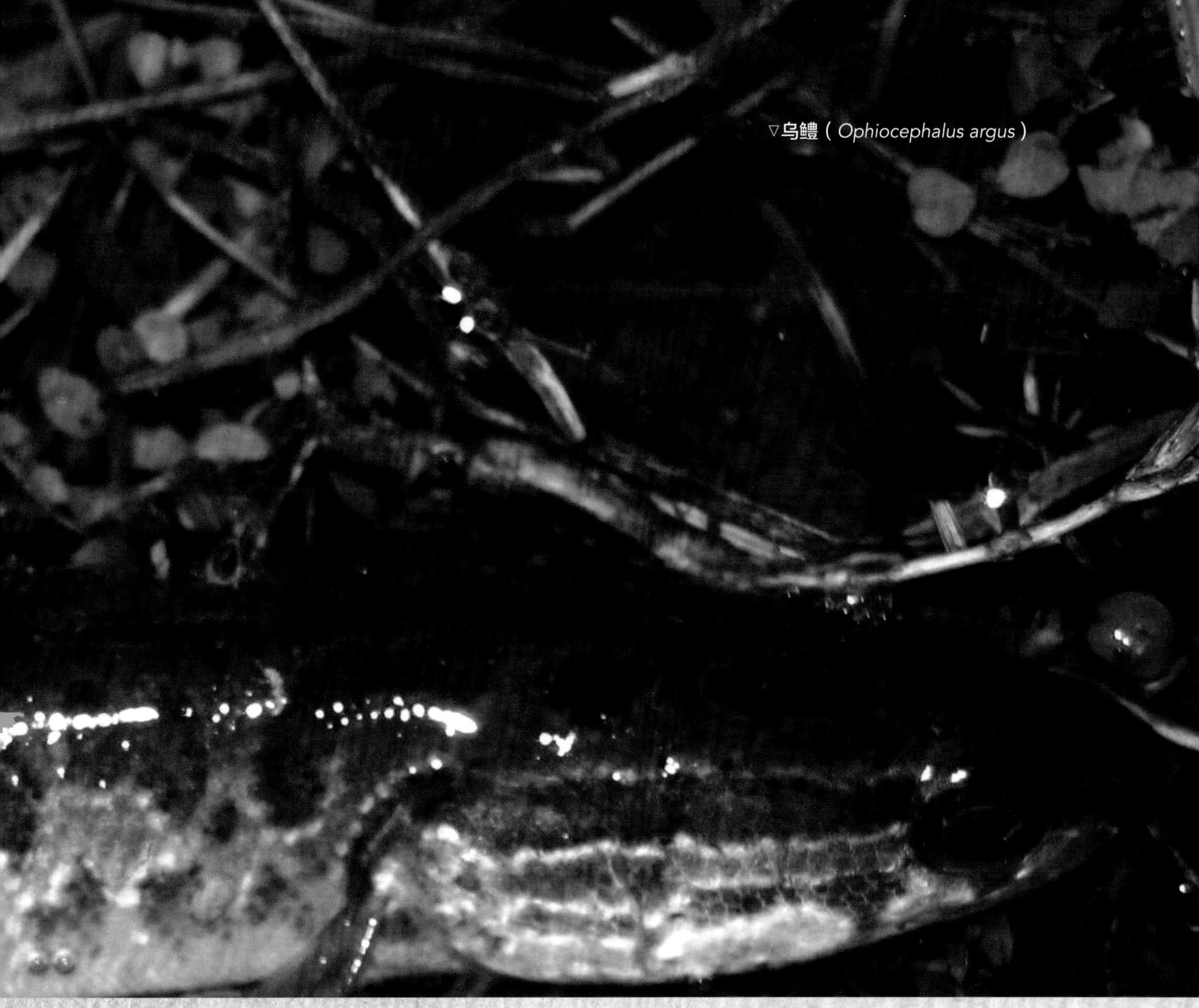
▽乌鳢（*Ophiocephalus argus*）

‖ **释名** ‖

蠡鱼本经**黑鳢**图经**玄鳢**埤雅**乌鳢**纲目**鲖鱼**音同。本经**文鱼**。[时珍曰] 鳢首有七星，夜朝北斗，有自然之礼，故谓之鳢。又与蛇通气，色黑，北方之鱼也，故有玄、黑诸名。俗呼火柴头鱼，即此也。其小者名鲖鱼。苏颂图经引毛诗诸注，谓鳢即鲩鱼者，误矣。今直削去，不烦辩正。

‖ **集解** ‖

[别录曰] 生九江池泽。取无时。[弘景曰] 处处有之。言是公蛎蛇所化，然亦有相生者。性至难死，犹有蛇性也。[时珍曰] 形长体圆，头尾相等，细鳞玄色，有斑点花文，颇类蝮蛇，有舌有齿有肚，背腹有鬣连尾，尾无歧。形状可憎，气息腥恶，食品所卑。南人有珍之者，北人尤绝之。道家指为水厌，斋箓所忌。

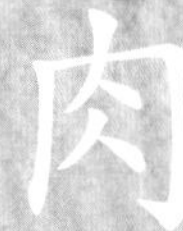

肉

‖ **气味** ‖

甘，寒，无毒。有疮者不可食，令人瘢白。别录。[源曰] 有小毒，无益，不宜食之。[宗奭曰] 能发痼疾。疗病亦取其一端耳。

‖ **主治** ‖

疗五痔，治湿痹，面目浮肿，下大水。本经。[弘景曰] 合小豆白煮，疗肿满甚效。**下大小便，壅塞气。作鲙，与脚气、风气人食，良。**孟诜。**主妊娠有水气。**苏颂。

‖ **附方** ‖

旧三，新二。**十种水气**垂死。鳢鱼一斤重者煮汁，和冬瓜、葱白作羹食。心镜。**下一切气** [诜曰] 用大鳢一头开肚，入胡椒末半两，大蒜片三颗，缝合，同小豆一升煮熟，下萝卜三五颗，葱一握，俱切碎，煮熟，空腹食之至饱，并饮汁。至夜，泄恶气无限也。五日更一作。**肠痔下血**鳢鱼作鲙，以蒜齑食之。忌冷、毒物。外台。**一切风疮**顽癣疥癞，年久不愈者，不过二三服必愈。用黑火柴头鱼一个，即乌鳢也。去肠肚，以苍耳叶填满。外以苍耳安锅底，置鱼于上，少少着水，慢火煨熟，去皮骨淡食，勿入盐酱，功效甚大。医林集要。**浴儿免痘**除夕黄昏时，用大乌鱼一尾，小者二三尾，煮汤浴儿，遍身七窍俱到。不可嫌腥，以清水洗去也。若不信，但留一手或一足不洗，遇出痘时，则未洗处偏多也。此乃异人所传，不可轻易。杨拱医方摘要。

肠及肝

‖ **主治** ‖

冷败疮中生虫。别录。**肠以五味炙香，贴痔瘘及蛀骭疮，引虫尽为度。**日华。

胆

‖ **气味** ‖

甘，平。[日华曰] 诸鱼胆苦，惟此胆甘可食为异也。腊月收取，阴干。

‖ **主治** ‖

喉痹将死者，点入少许即瘥，病深者水调灌之。灵苑方。

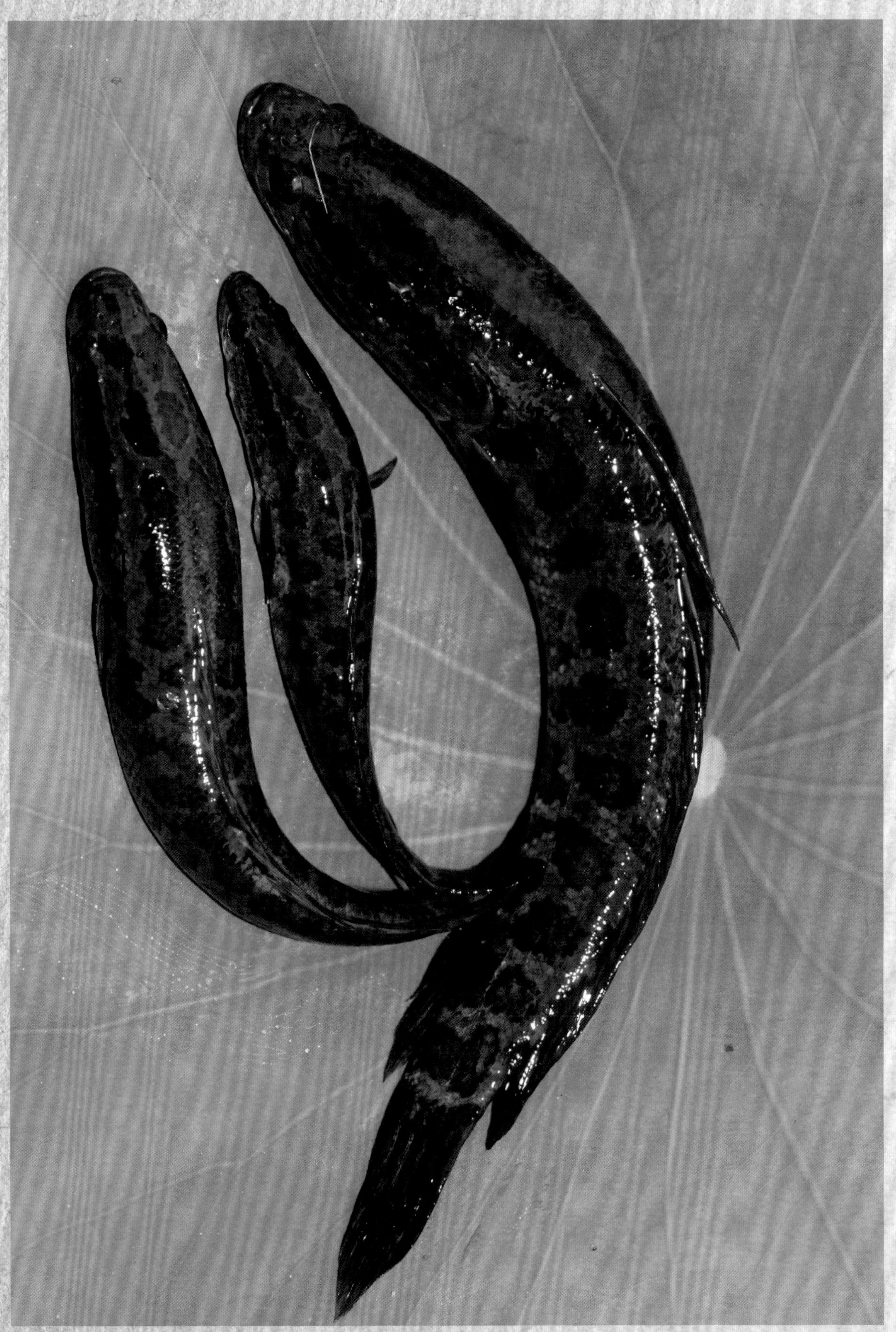

‖ **基原** ‖

据《动物药志》《纲目彩图》《大辞典》《中华本草》等综合分析考证，本品为鳗鲡科动物鳗鲡 *Anguilla japonica* Temminck et Schlegel。分布于长江、闽江、珠江等流域及海南等地。

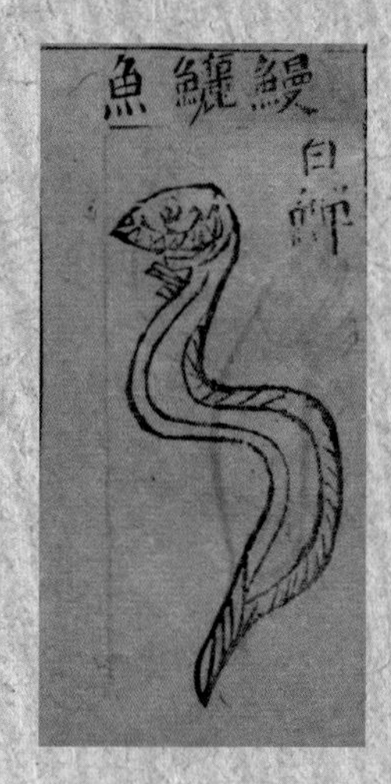

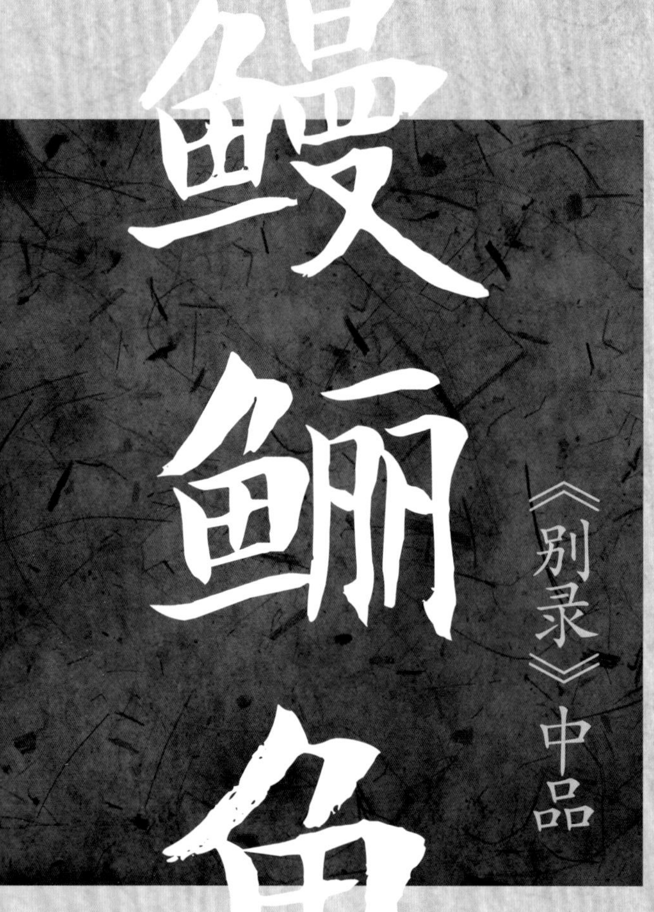

鳗鲡鱼

《别录》中品

‖ **释名** ‖

白鳝纲目 **蛇鱼**纲目 **干者名风鳗。**[时珍曰] 鳗鲡旧注音漫黎。按许慎说文鲡与鳢同。赵辟公杂录亦云：此鱼有雄无雌，以影漫于鳢鱼，则其子皆附于鳢鬐而生，故谓之鳗鲡。与许说合，当以鳢音为正。曰蛇，曰鳝，象形也。

‖ **集解** ‖

[颂曰] 所在有之。似鳝而腹大，青黄色。云是蛟蜃之属，善攻江岸，人酷畏之。[诜曰] 歙州溪潭中出一种背有五色文者，头似蝮蛇，入药最胜。江河中难得五色者。[时珍曰] 鳗鲡，其状如蛇，背有肉鬣连尾，无鳞有舌，腹白。大者长数尺，脂膏最多。背有黄脉者，名金丝鳗鲡。此鱼善穿深穴，非若蛟蜃之攻岸也。或云鲇亦产鳗，或云鳗与蛇通。

‖ **正误** ‖

[弘景曰] 鳗鲡能缘树食藤花。[恭曰] 鲩鱼能上树。鳗无足，安能上树耶？谬说也。

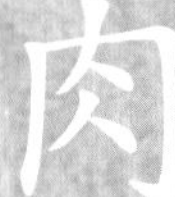

肉

‖ **气味** ‖

甘，平，有毒。[思邈曰] 大温。[士良曰] 寒。[宗奭曰] 动风。[吴瑞曰] 腹下有黑斑者，毒甚。与银杏同食，患软风。[机曰] 小者可食。重四五斤及水行昂头者，不可食。尝见舟人食之，七口皆死。[时珍曰] 按夷坚续志云：四目者杀人。背有白点无鳃者，不可食。妊娠食之，令胎有疾。

‖ **主治** ‖

五痔疮瘘，杀诸虫。[诜曰] 痔瘘薰之虫即死。杀诸虫，烧炙为末，空腹食，三五度即瘥。**治恶疮，女人阴疮虫痒，治传尸疰气劳损，暖腰膝，起阳。**日华。**疗湿脚气，腰肾间湿风痹，常如水洗，以五味煮食，甚补益。患诸疮瘘疬疡风人，宜长食之。**孟诜。**治小儿疳劳，及虫心痛。**时珍。**妇人带下，疗一切风瘙如虫行，又压诸草石药毒，不能为害。**张鼎。

‖ **发明** ‖

[颂曰] 鱼虽有毒，以五味煮羹，能补虚损，及久病劳瘵。[时珍曰] 鳗鲡所主诸病，其功专在杀虫去风耳。与蛇同类，故主治近之。稽神录云：有人病瘵，相传染死者数人。取病者置棺中，弃于江以绝害。流至金山，渔人引起开视，乃一女子，犹活。取置渔舍，每以鳗鲡食之。遂愈。因为渔人之妻。张鼎云：烧烟熏蚊，令化为水。熏毡及屋舍竹木，断蛀虫。置骨于衣箱，断诸蠹。观此，则别录所谓能杀诸虫之说，益可证矣。

‖ **附方** ‖

旧三。**诸虫心痛**多吐清水。鳗鲡淡煮，饱食三五度，即瘥。外台。**骨蒸劳瘦**用鳗鲡二斤治净，酒二盏煮熟，入盐、醋食之。圣惠。**肠风下虫**同上。

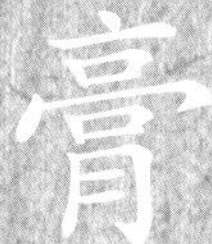

‖ **主治** ‖

诸瘘疮。陶弘景。**耳中虫痛。**苏恭。**曝干微炙取油，涂白驳风，即时色转，五七度便瘥。**宗奭。集验方云：白驳生头面上，浸淫渐长似癣者，刮令燥痛，炙热脂搽之，不过三度即瘥。

骨及头

‖ **主治** ‖

炙研入药，治疳痢肠风崩带。烧灰敷恶疮。烧熏痔瘘，杀诸虫。时珍。

‖ **附方** ‖

旧一。**一切恶疮**用蛇鱼骨炙为末，入诸色膏药中贴之，外以纸护之。经验。

‖ **主治** ‖

疮疹入眼生翳，以少许点之。时珍。

‖ **基原** ‖

据《纲目图鉴》《纲目彩图》《中华本草》《动物药志》等综合分析考证，本品为海鳗科动物海鳗 *Muraenesox cinereus* (Forskal)。分布于我国沿海。

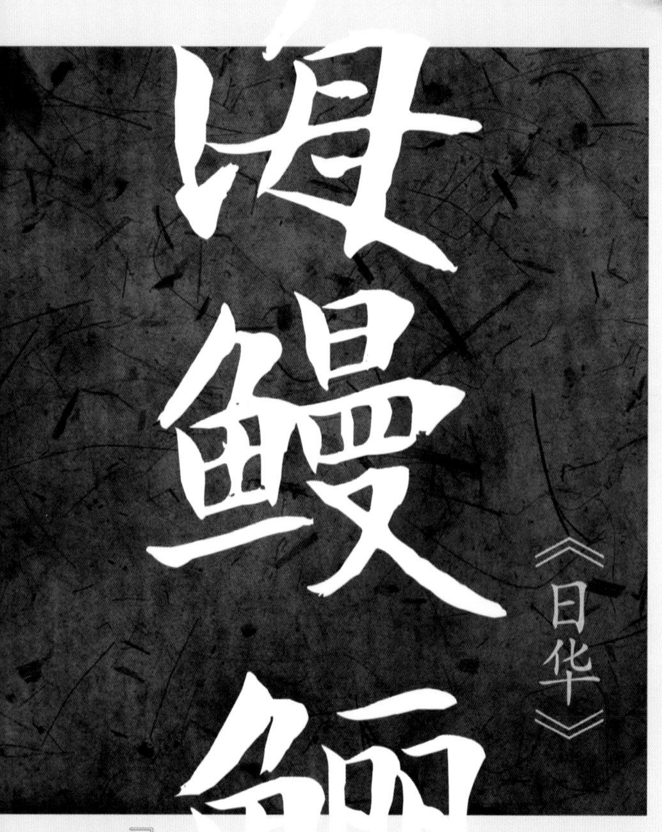

海鳗鲡

《日华》

▷海鳗（*Muraenesox cinereus*）

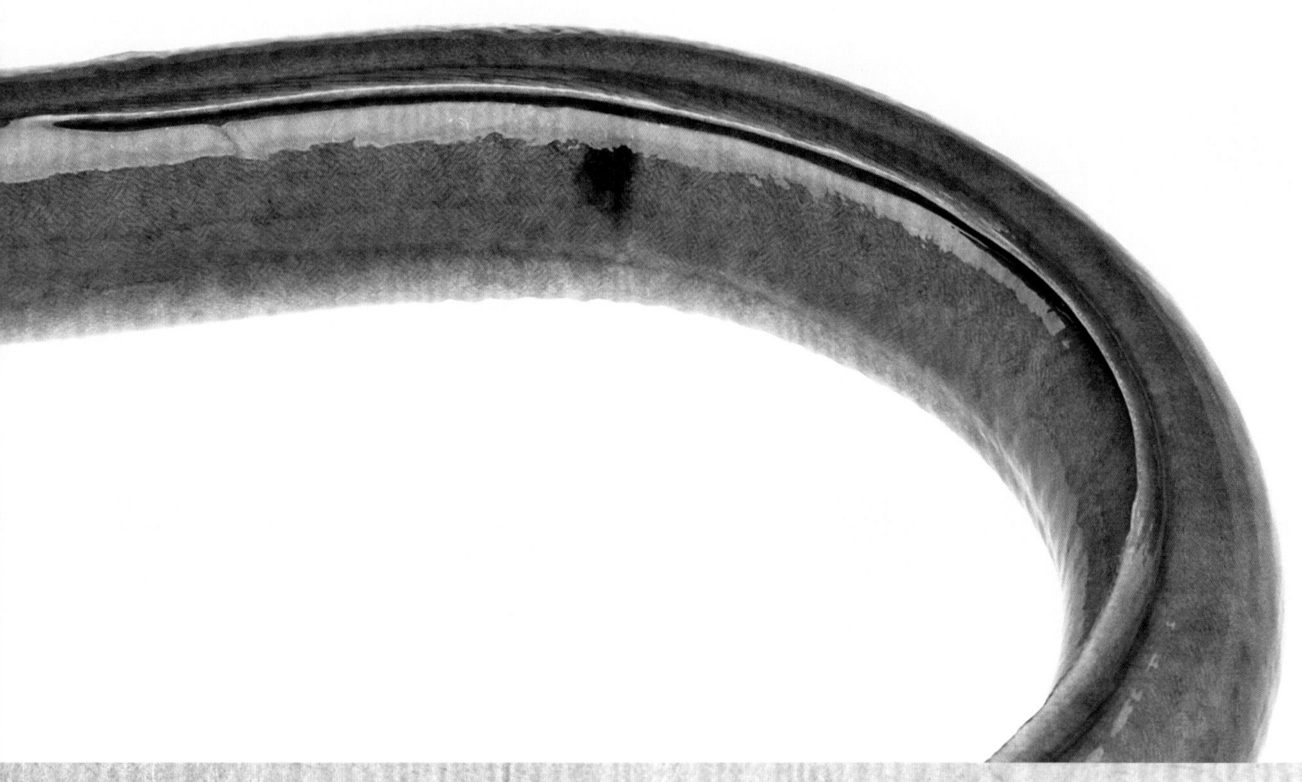

‖ **释名** ‖

慈鳗鲡日华**狗鱼**日华。

‖ **集解** ‖

[日华曰] 生东海中。类鳗鲡而大，功用相同。

‖ **气味** ‖

同鳗鲡。

‖ **主治** ‖

治皮肤恶疮疥、疳䘌、痔瘘。日华。[时珍曰] 按李九华云：狗鱼暖而不补。即此。

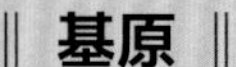

据《纲目图鉴》《动物药志》《大辞典》《中华本草》等综合分析考证，本品为鳝科动物黄鳝 *Monopterus albus* (Zuiew)。除西北地区及东北北部外，各地均有分布。

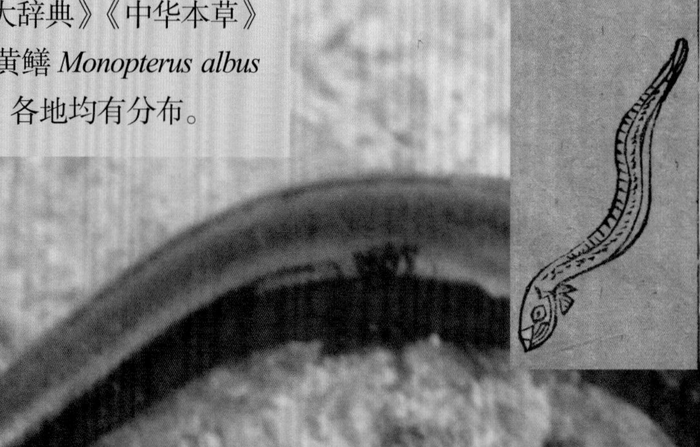

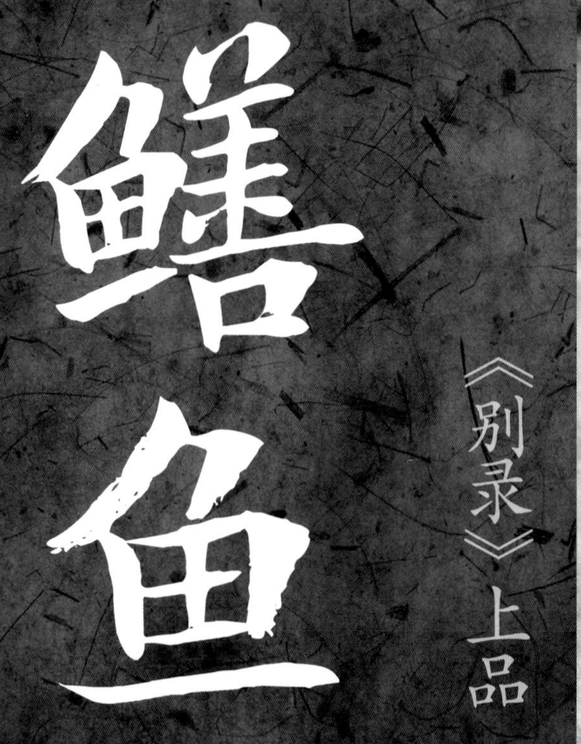

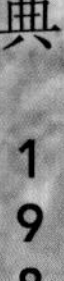

‖释名‖

黄䱇音旦。[宗奭曰] 鳝腹黄，故世称黄鳝。[时珍曰] 异苑作黄䱇，云黄疸之名，取乎此也。藏器言当作䱇鱼，误矣。䱇字平声，黄鱼也。

‖集解‖

[韩保升曰] 鳝鱼生水岸泥窟中。似鳗鲡而细长，亦似蛇而无鳞，有青、黄二色。[时珍曰] 黄质黑章，体多涎沫，大者长二三尺，夏出冬蛰。一种蛇变者名蛇鳝，有毒害人。南人鬻鳝肆中，以缸贮水，畜数百头。夜以灯照之。其蛇化者，必项下有白点，通身浮水上，即弃之。或以蒜瓣投于缸中，则群鳝跳掷不已，亦物性相制也。[藏器曰] 作臛，当重煮之。不可用桑柴，亦蛇类也。[弘景曰] 鳝是荇芩根所化，又云死人发所化。今其腹中自有子，不必尽是变化也。

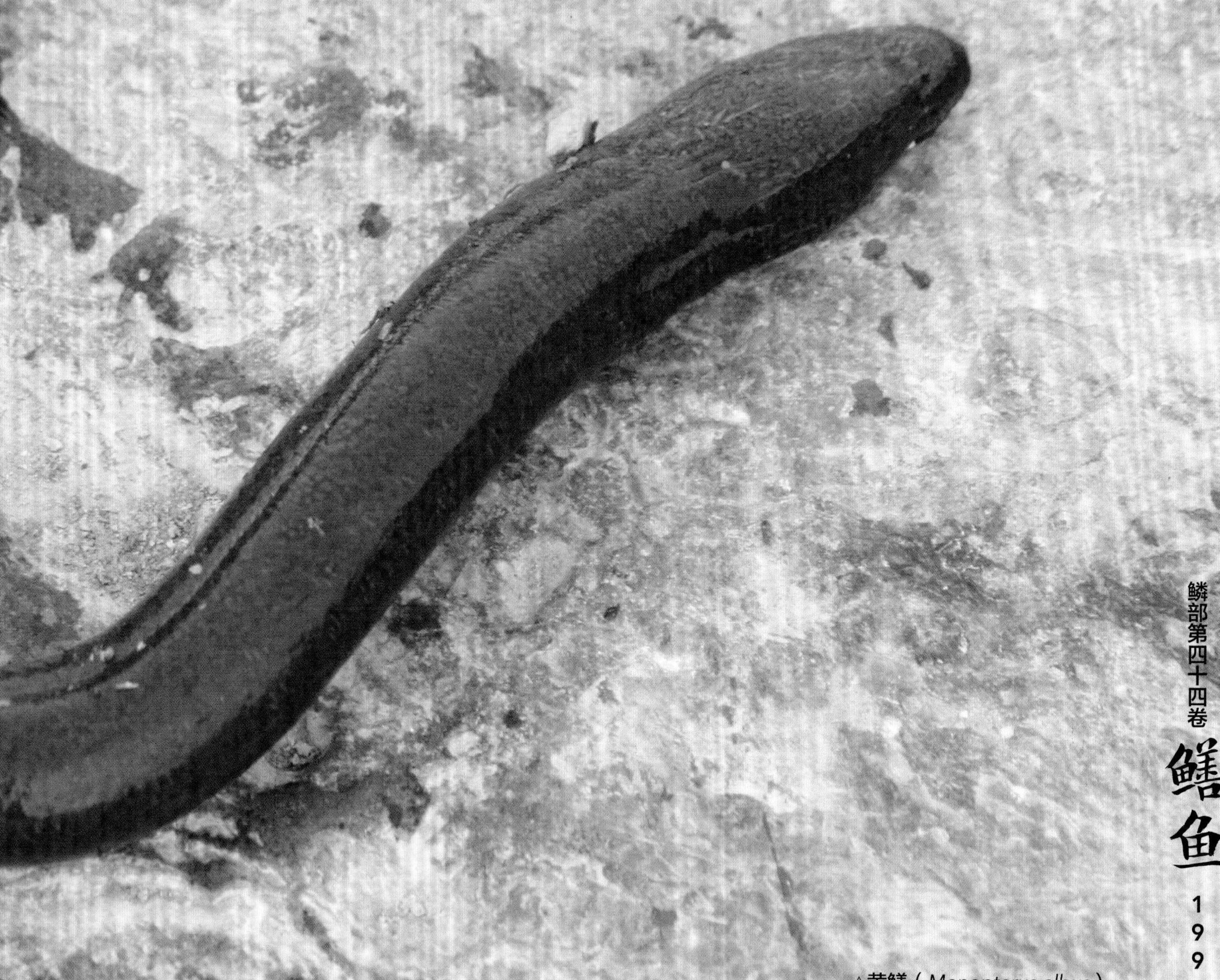

△黄鳝（*Monopterus albus*）

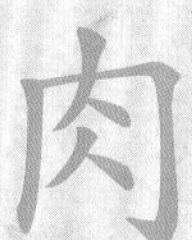

‖ **气味** ‖

甘，大温，无毒。[思邈曰] 黑者有毒。[弘景曰] 性热能补。时行病后食之，多复。[宗奭曰] 动风气。多食，令人霍乱。曾见一郎官食此，吐利几死也。[时珍曰] 按延寿书云：多食，发诸疮，亦损人寿。大者，有毒杀人。不可合犬肉、犬血食之。

‖ **主治** ‖

补中益血，疗沈唇。别录。**补虚损，妇人产后恶露淋沥，血气不调，羸瘦，止血，除腹中冷气肠鸣，及湿痹气。**藏器。**善补气，妇人产后宜食。**震亨。**补五脏，逐十二风邪，患湿风恶气人。用臛空腹饱食，暖卧取汗出如胶，从腰脚中出，候汗干，暖五枝汤浴之。避风。三五日一作，甚妙。**孟诜。**专贴一切冷漏、痔瘘、臁疮引虫。**时珍。

‖ **附方** ‖

新二。**臁疮蛀烂**用黄鳝鱼数条打死，香油抹腹，蟠疮上系定，顷则痛不可忍，然后取下看，腹有针眼皆虫也。未尽更作，后以人胫骨灰，油调搽之。奇效。**肉痔出血**鳝鱼煮食，其性凉也。便民食疗。

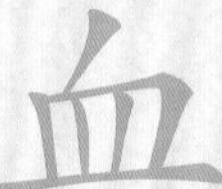

尾上取之。

‖ **主治** ‖

涂癣及瘘。藏器。**疗口眼㖞斜，同麝香少许，左㖞涂右，右㖞涂左，正即洗去。治耳痛，滴数点入耳。治鼻衄，滴数点入鼻。治疹后生翳，点少许入目。治赤疵，同蒜汁、墨汁频涂之。又涂赤游风。**时珍。

‖ **发明** ‖

[时珍曰] 鳝善穿穴，无足而窜，与蛇同性，故能走经脉疗十二风邪，及口㖞、耳目诸窍之病。风中血脉，则口眼㖞斜，用血主之，从其类也。

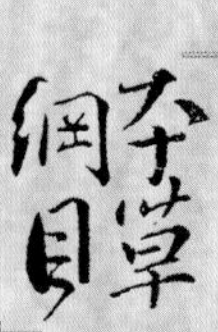

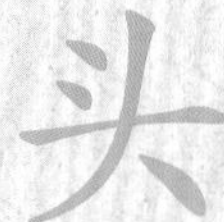

五月五日收。

‖**气味**‖

甘，平，无毒。

‖**主治**‖

烧服，止痢，主消渴，去冷气，除痞癥，食不消。别录。同蛇头、地龙头烧灰酒服，治小肠痈有效。集成。百虫入耳，烧研，绵裹塞之，立出。时珍。

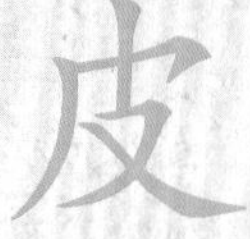

‖**主治**‖

妇人乳核硬疼，烧灰空心温酒服。圣惠。

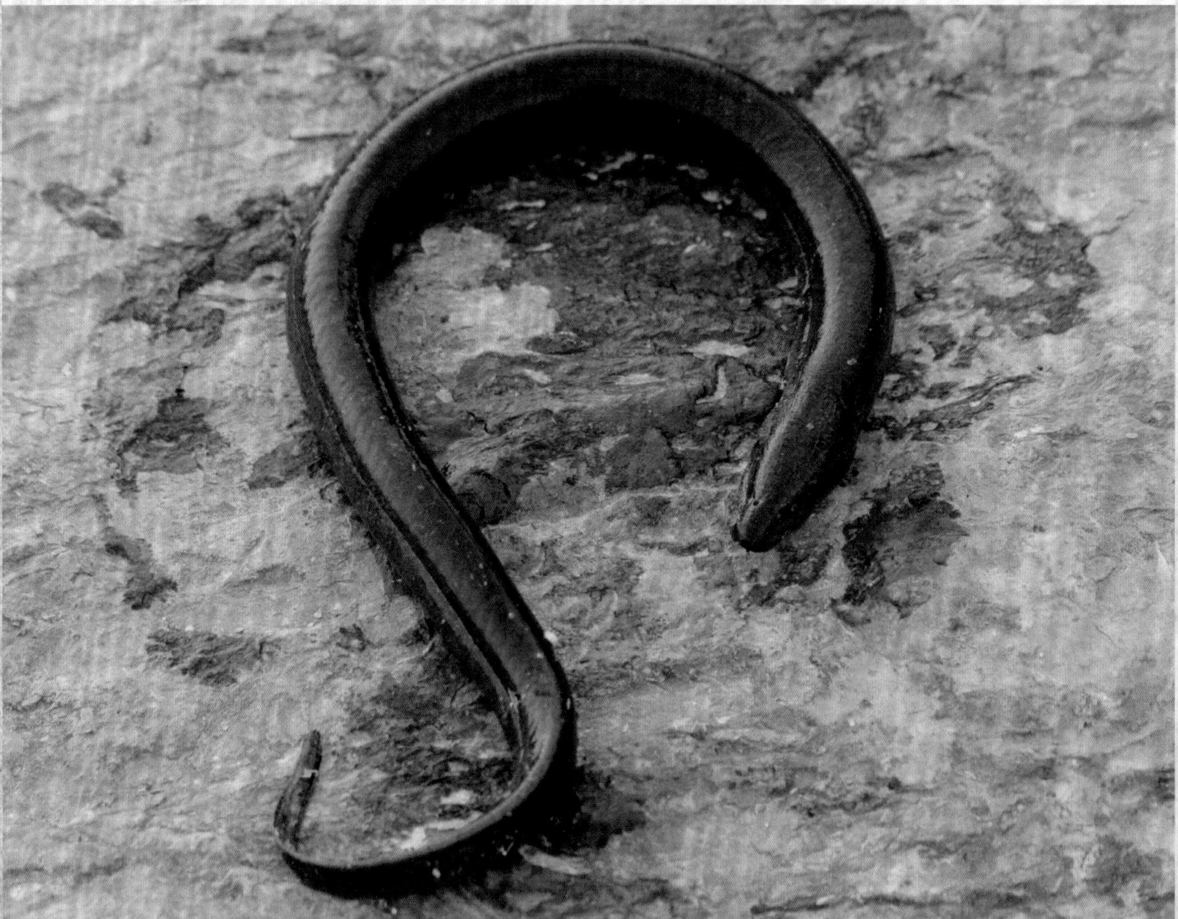

‖ **基原** ‖

据《纲目图鉴》《纲目彩图》《动物药志》等综合分析考证，本品为鳅科动物泥鳅 Misgurnus anguillicaudatus (Cantor)。除西部高原地区外，各地均有分布。《中华本草》《大辞典》认为还包括花鳅 *Cobitis taenia* Linnaeus 和大鳞泥鳅（细鳞泥鳅）*Misgurnus mizolepis* (Gunther)；前者分布于吉林、辽宁、河北、内蒙古、江苏、福建等地，后者分布于长江中下游、渠江及其附属湖泊、水体之中。

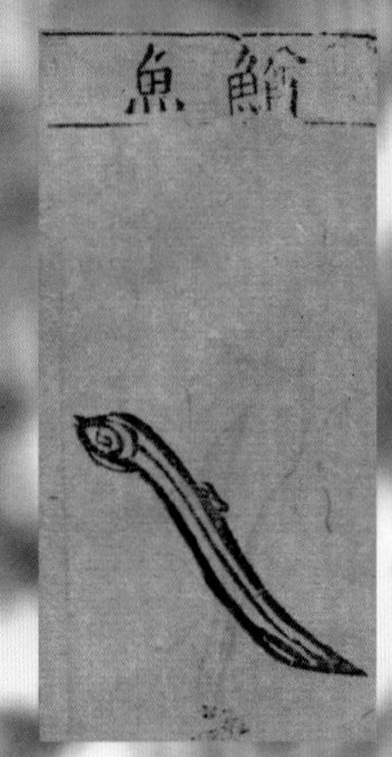

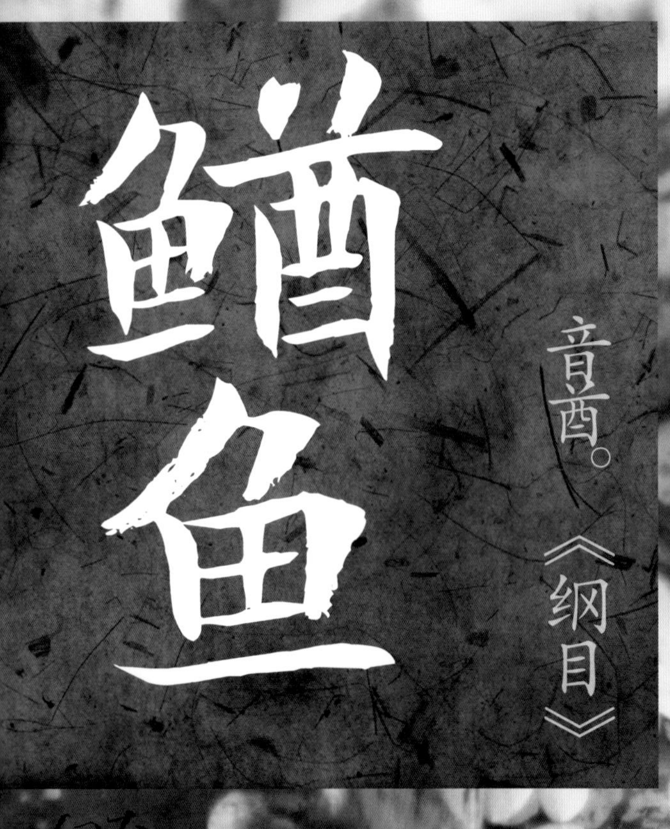

鳝鱼

音酋。《纲目》

▷泥鳅（*Misgurnus anguillicaudatus*）

‖ **释名** ‖

泥鳅俗名**鳛鱼**尔雅。[时珍曰] 按陆佃云：鳝鱼性酋健，好动善扰，故名。小者名鳠鱼。孙炎云：鳛者，寻习其泥也。

‖ **集解** ‖

[时珍曰] 海鳝鱼生海中，极大。江鳝鱼生江中，长七八寸。泥鳝鱼生湖池，最小，长三四寸，沉于泥中。状微鳝而小，锐首圆身，青黑色，无鳞，以涎自染，滑疾难握。与他鱼牝牡，故庄子云鳝与鱼游。生沙中者微有文采。闽、广人劙去脊骨，作臛食甚美。相感志云：灯心煮鳝鱼甚妙。

‖ **气味** ‖

甘，平，无毒。[弘景曰] 不可合白犬血食。一云凉。

‖ **主治** ‖

暖中益气，醒酒，解消渴。时珍。**同米粉煮羹食，调中收痔。**吴球。

‖ **附方** ‖

新五。**消渴饮水**用泥鳅鱼十头阴干，去头尾，烧灰，干荷叶等分为末。每服二钱，新汲水调下，日三。名沃焦散。普济方。**喉中物哽**用生鳅鱼线缚其头，以尾先入喉中，牵拽出之。普济方。**指牙乌髭**泥鳅鱼，槐蕊、狼把草各一两，雄燕子一个，酸石榴皮半两，捣成团，入瓦罐内，盐泥固济，先文后武，烧炭十斤，取研，日用。一月以来，白者皆黑。普济。**阳事不起**泥鳅煮食之。集简方。**牛狗羸瘦**取鳅鱼一二枚，从口鼻送入，立肥也。陈藏器。

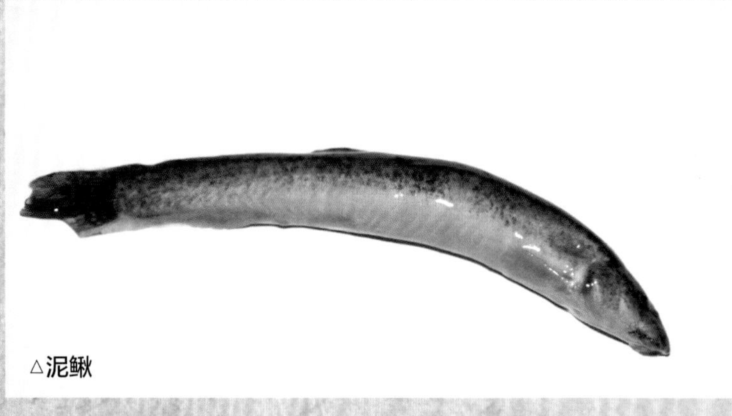

△泥鳅

‖ **基原** ‖

据《中华本草》《纲目彩图》《纲目图鉴》《大辞典》等综合分析考证，本品为鲟科动物鳇鱼 *Huso dauricus* (Georigi)。分布于东北各地，黑龙江尤为多见。《动物药志》认为还包括鲟属动物中华鲟 *Acipenser sinensis* Gray，分布于长江干流、黄河下游、钱塘江河口区、东海、黄海等地。

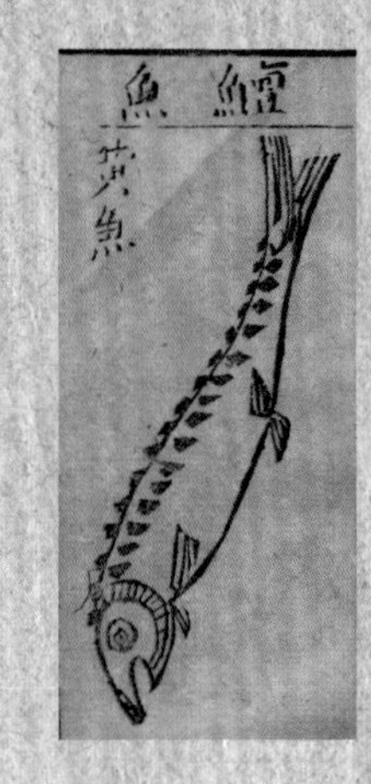

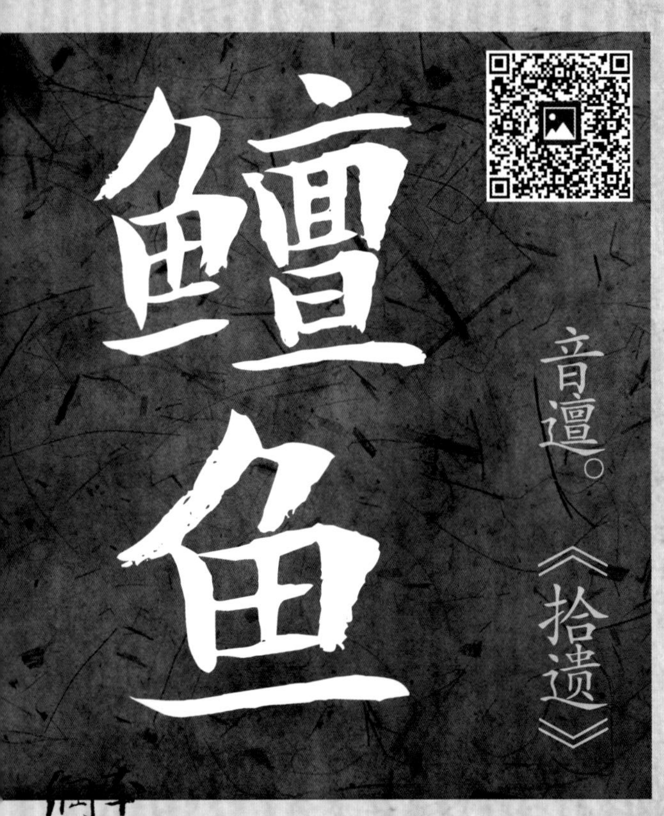

鳣鱼

音邅。《拾遗》

校正：[时珍曰] 食疗黄鱼系重出，今并为一。

‖ **释名** ‖

黄鱼食疗**蜡鱼**御览**玉版鱼**。[时珍曰] 鳣肥而不善游，有邅如之象。曰黄曰蜡，言其脂色也。玉版，言其肉色也。异物志名含光，言其脂肉夜有光也。饮膳正要云：辽人名阿八儿忽鱼。

‖ **集解** ‖

[藏器曰] 鳣长二三丈，纯灰色，体有三行甲。逆上龙门，能化为龙也。[时珍曰] 鳣出江淮、黄河、辽海深水处，无鳞大鱼也。其状似鲟，其色灰白，其

背有骨甲三行，其鼻长有须，其口近颔下，其尾歧。其出也，以三月逆水而上。其居也，在矶石湍流之间。其食也，张口接物听其自入，食而不饮，蟹鱼多误入之。昔人所谓鳣鲔岫居，世俗所谓鲟鳇鱼吃自来食是矣。其行也，在水底，去地数寸。渔人以小钩近千沉而取之，一钩着身，动而护痛，诸钩皆着。船游数日，待其困惫，方敢掣取。其小者近百斤。其大者长二三丈，至一二千斤。其气甚腥。其脂与肉层层相间，肉色白，脂色黄如蜡。其脊骨及鼻，并鬐与鳃，皆脆软可食。其肚及子盐藏亦佳。其鳔亦可作胶。其肉骨煮炙及作鲊皆美。翰墨大全云：江淮人以鲟鳇鱼作鲊名片酱，亦名玉版鲊也。

肉

‖**气味**‖

甘，平，有小毒。[诜曰]发气动风，发疮疥。和荞麦食，令人失音。[宁源曰]味极肥美，楚人尤重之。多食，生热痰。作鲊奇绝，亦不益人。[时珍曰]服荆芥药，不可食。

‖**主治**‖

利五脏，肥美人。多食，难克化。时珍。

肝

‖**气味**‖

无毒。

‖**主治**‖

恶血疥癣。勿以盐炙食。藏器。

鲟鱼《拾遗》

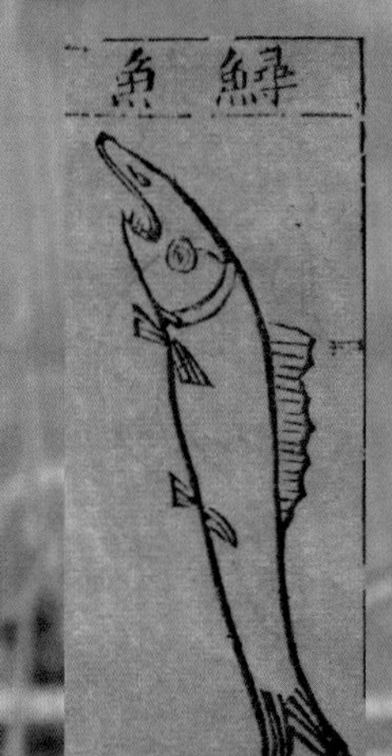

‖ **基原** ‖

据《纲目彩图》《动物药志》《纲目图鉴》《中华本草》等综合分析考证，本品为白鲟科动物白鲟 *Psephurus gladius* (Martens)。主要分布于长江水系，亦见于钱塘江和甬江口及黄海、东海沿岸。《中华本草》《大辞典》认为可能还包括鲟科动物中华鲟 *Acipenser sinensis* Gray，分布参见本卷“鳣鱼”项下。

‖ **释名** ‖

鲟鱼寻、淫二音。**鲔鱼**音洧。**王鲔**尔雅**碧鱼**。[时珍曰] 此鱼延长，故从寻从覃，皆延长之义。月令云：季春，天子荐鲔于寝庙。故有王鲔之称。郭璞云：大者名王鲔，小者名叔鲔，更小者名鮥子，音洛。李奇汉书注云：周洛曰鲔，蜀曰䱎鳝，音亘懵。毛诗疏义云：辽东、登、莱人名尉鱼，言乐浪尉仲明溺海死，化为此鱼。盖尉亦鲔字之讹耳。饮膳正要云：今辽人名乞里麻鱼。

△中华鲟（*Acipenser sinensis*）

‖ **集解** ‖

[藏器曰] 鲟生江中。背如龙，长一二丈。[时珍曰] 出江淮、黄河、辽海深水处，亦鳣属也。岫居，长者丈余。至春始出而浮阳，见日则目眩。其状如鳣，而背上无甲。其色青碧，腹下色白。其鼻长与身等，口在颔下，食而不饮。颊下有青斑纹，如梅花状。尾歧如丙。肉色纯白，味亚于鳣，鬐骨不脆。罗愿云：鲟状如鬵鼎，上大下小，大头哆口，似铁兜鍪。其鳔亦可作胶，如鲢鮧也。亦能化龙。

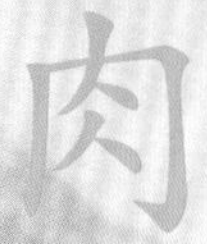

肉

‖ **气味** ‖

甘，平，无毒。[诜曰] 有毒。味虽美而发诸药毒，动风气，发一切疮疥。久食，令人心痛腰痛。服丹石人忌之。勿与干笋同食，发瘫痪风。小儿食之，成咳嗽及癥瘕。作鲊虽珍，亦不益人。

‖ **主治** ‖

补虚益气，令人肥健。藏器。**煮汁饮，治血淋。**孟诜。

鼻肉

作脯名鹿头，亦名鹿肉，言美也。

‖ **主治** ‖

补虚下气。藏器。

子

状如小豆。

‖ **主治** ‖

食之肥美，杀腹内小虫。藏器。

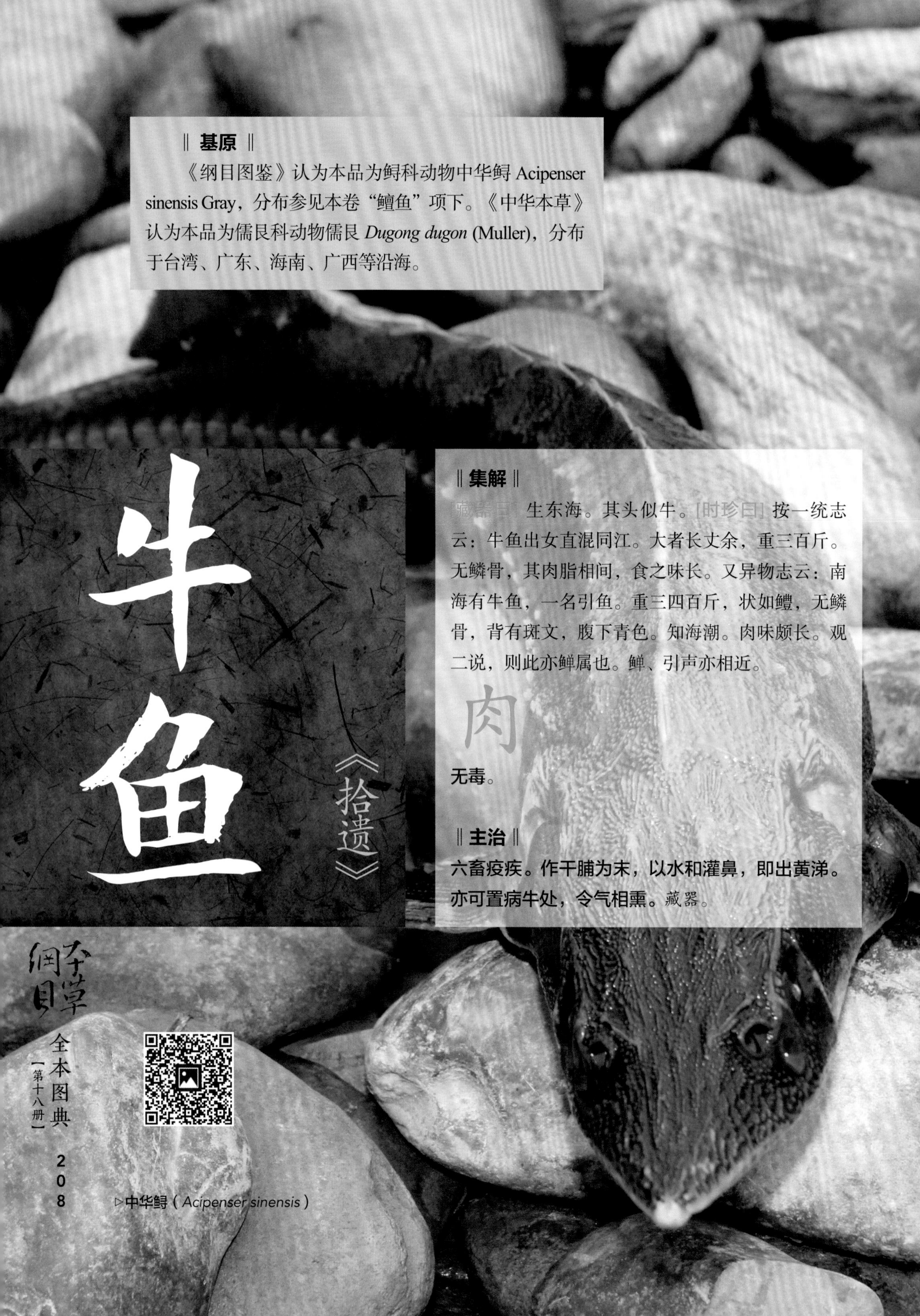

‖ **基原** ‖

《纲目图鉴》认为本品为鲟科动物中华鲟 Acipenser sinensis Gray，分布参见本卷“鳣鱼”项下。《中华本草》认为本品为儒艮科动物儒艮 *Dugong dugon* (Muller)，分布于台湾、广东、海南、广西等沿海。

牛鱼

《拾遗》

‖ **集解** ‖

[藏器曰] 生东海。其头似牛。[时珍曰] 按一统志云：牛鱼出女直混同江。大者长丈余，重三百斤。无鳞骨，其肉脂相间，食之味长。又异物志云：南海有牛鱼，一名引鱼。重三四百斤，状如鳢，无鳞骨，背有斑文，腹下青色。知海潮。肉味颇长。观二说，则此亦鲟属也。鲟、引声亦相近。

肉

无毒。

‖ **主治** ‖

六畜疫疾。作干脯为末，以水和灌鼻，即出黄涕。亦可置病牛处，令气相熏。藏器。

▷中华鲟（*Acipenser sinensis*）

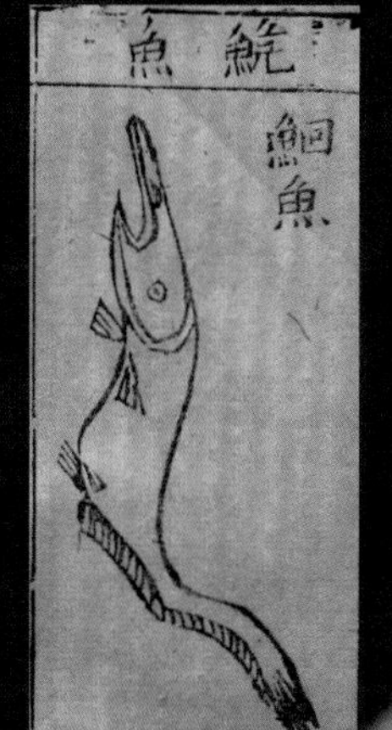

‖ 基原 ‖

据《纲目彩图》《动物药志》《大辞典》《中华本草》等综合分析考证，本品为鮠科鮠属动物长吻鮠 *Leiocassis longirostris* Gunther。分布于长江水系，向北可达黄河，向南可至闽江水系。

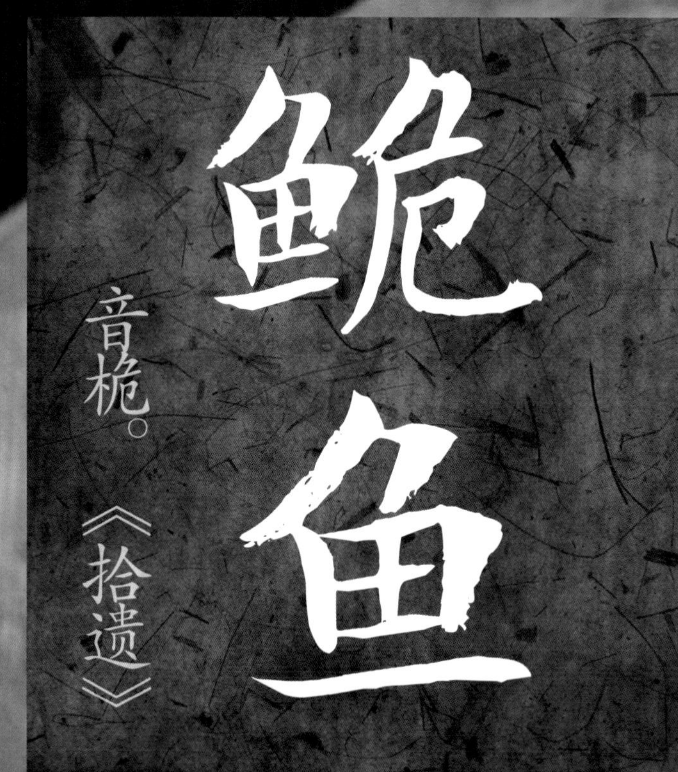

‖ 释名 ‖

鮰鱼音回。**鳠鱼**化、获二音。**鲴鱼**化上声。**鳜鱼**癞。[时珍曰] 北人呼鳠，南人呼鮠，并与鮰音相近。迩来通称鮰鱼，而鳠、鮠之名不彰矣。鲴，又鳠音之转也。秦人谓其发癞，呼为鳜鱼。余见鲇鱼。

‖ 集解 ‖

[时珍曰] 鮠生江淮间无鳞鱼，亦鲟属也。头尾身鬐俱似鲟状，惟鼻短尔。口亦在颔下，骨不柔脆，腹似鲇鱼，背有肉鬐。郭璞云鳠鱼似鲇而大，白色者，是矣。

△长吻鮠（*Leiocassis longirostris*）

‖ **正误** ‖

[藏器曰] 鮠生海中，大如石首。不腥，作鲙如雪。隋朝吴都进鮠鱼鲙，取快日曝干瓶盛。临食以布裹水浸用，与初鲙无异。[时珍曰] 藏器所说，出杜宝拾遗录。其说云：隋大业六年，吴郡献海鮸干鲙。其法：五六月取大鮸四五尺者，鳞细而紫，无细骨，不腥。取肉切晒极干，以新瓶盛之，泥封固。用时以布裹水浸，少顷去水，则皎白如新也。珍按：此乃海鮸，即石首之大者，有鳞不腥。若江河鮠鱼，则无鳞极腥矣。陈氏盖因鮸、鮠二字相类，不加考究，遂致谬误耳。今正之。

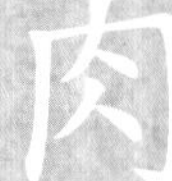

‖ **气味** ‖

甘，平，无毒。[颂曰] 能动痼疾。不可合野猪、野鸡肉食，令人生癞。

‖ **主治** ‖

开胃，下膀胱水。藏器。

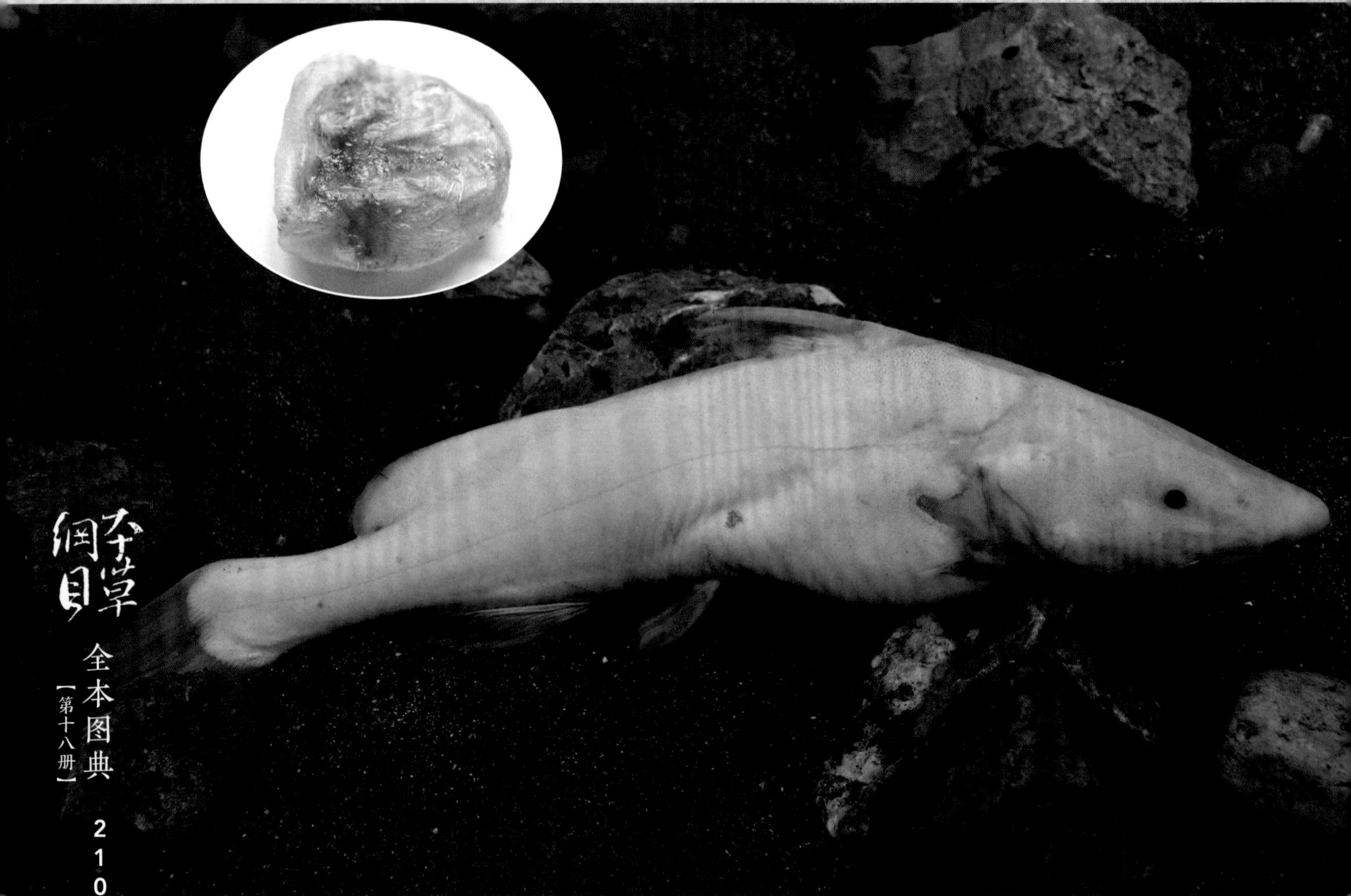

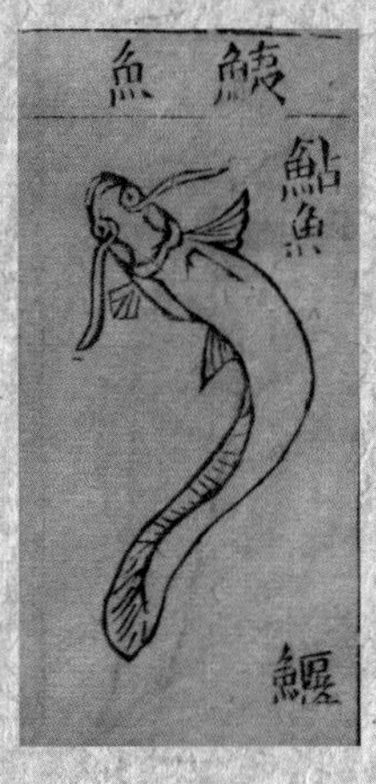

‖ **基原** ‖

据《纲目彩图》《动物药志》《中华本草》《纲目图鉴》等综合分析考证，本品为鲇科动物鲇鱼 *Parasilurus asotus* (Linnaeus)。分布很广，除青藏高原及新疆外，遍布其他各地水域。

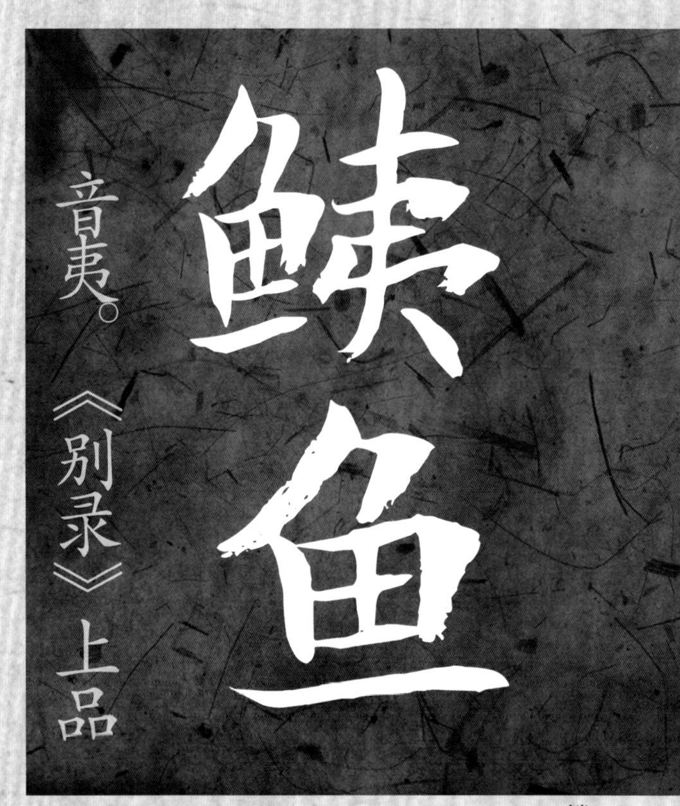

‖ **释名** ‖

鳀鱼音题。**鰋鱼**音偃。**鲇鱼。**[时珍曰] 鱼额平夷低偃，其涎粘滑。鮧，夷也。鰋，偃也。鲇，粘也。古曰鰋，今曰鲇；北人曰鰋，南人曰鲇。

‖ **集解** ‖

[弘景曰] 鳀即鲇也。又有鳠，似鳀而大。鮠似鳀而色黄。人鱼，似鲇而有四足。[保升曰] 口腹俱大者，名鳠；背青口小者，名鲇；口小背黄腹白者，名鮠。[时珍曰] 二说俱欠详核。鲇乃无鳞之鱼，大首偃额，大口大腹，鮠身鳢尾，有齿有胃有须。生流水者，色青白；生止水者，色青黄。大者亦至三四十斤，俱是大口大腹，并无口小者。鳠即今之鮰鱼，似鲇而口在颔下，尾有歧，南人方音转为鮠也。今厘正之。凡食鲇、鮠，先割翅下悬之，则涎自流尽，不粘滑也。

肉

‖ **气味** ‖

甘，温，无毒。[诜曰] 无鳞，有毒，勿多食。[颂曰] 寒而有毒，非佳品也。赤目、赤须、无腮者，并杀人。不可合牛肝食，令人患风噎涎。不可合野猪肉食，令人吐泻。[弘景曰] 不可合鹿肉食，令人筋甲缩。[时珍曰] 反荆芥。

‖ **主治** ‖

百病。别录。**作臛，补人。**弘景。**疗水肿，利小便。**苏恭。**治口眼㖞斜，活鲇切尾尖，朝吻贴之即正。又五痔下血肛痛，同葱煮食之。**时珍。

‖ **附方** ‖

新一。**身面白驳**鲇鱼半斤一头，去肠，以粳饭、盐、椒如常作鲊，以荷叶作三包系之。更以荷叶重包，令臭烂。先以布拭赤，乃炙鲊包，乘热熨，令汗出，以绵衣包之，勿令见风，以瘥为度。总录。

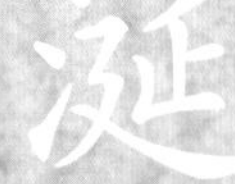

‖ **主治** ‖

三消渴疾，和黄连末为丸，乌梅汤每服五七丸，日三服，效。苏颂。

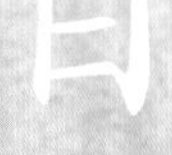

‖ **主治** ‖

刺伤中水作痛，烧灰涂之。思邈。

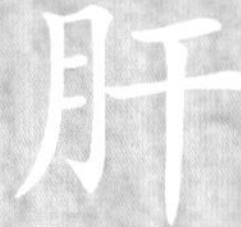

‖ **主治** ‖

骨鲠。时珍。

‖ **附方** ‖

新一。**骨鲠在喉**栗子肉上皮半两，研末，乳香、鲇鱼肝各一分，同捣，丸梧子大。以绵裹一丸，水润，外留绵线吞下，钓出。总录。

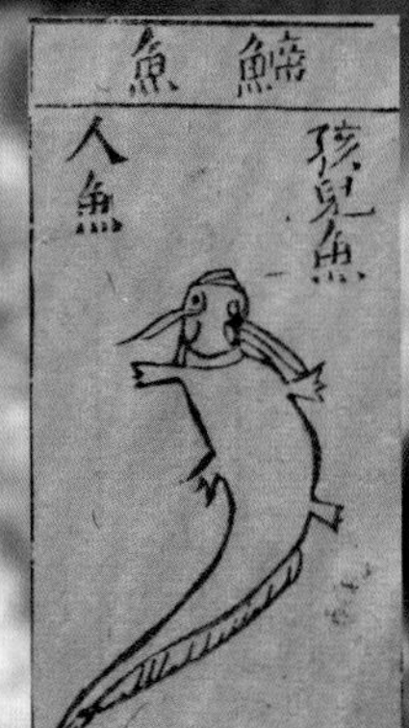

‖ **基原** ‖

据《纲目彩图》《纲目图鉴》《动物药志》《中华本草》等综合分析考证，本品为蝾螈科动物东方蝾螈 *Cynops orientalis* (David)。分布于湖北、安徽、江苏、浙江、江西、云南等地。

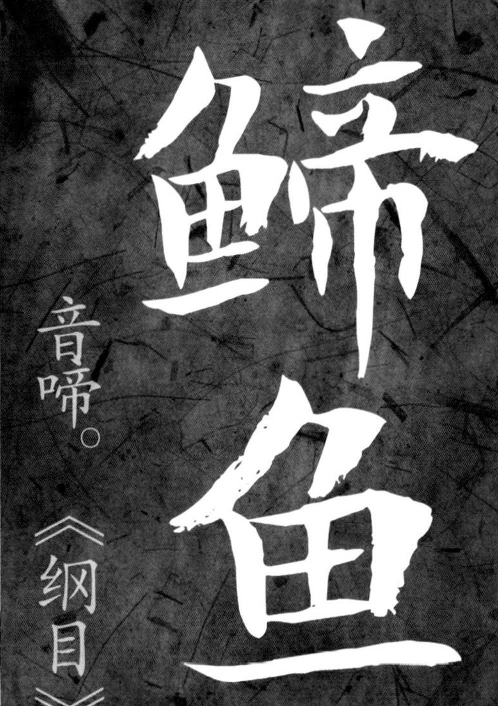

鲵鱼

音啼。《纲目》

校正：[时珍曰] 旧注见鳑鱼，今分出。

‖ **释名** ‖

人鱼弘景**孩儿鱼**。[时珍曰] 鲵声如孩儿，故有诸名。作鳀、鳑者，并非。

‖ **集解** ‖

[弘景曰] 人鱼，荆州临沮青溪多有之。似鳀而有四足，声如小儿。其膏然之不消耗，秦始皇骊山冢中所用人鱼膏是也。[宗奭曰] 鲵鱼形微似獭，四足，腹重坠如囊，身微紫色，无鳞，与鲇、鮠相类。尝剖视之，中有小蟹、小鱼、小石数枚也。[时珍曰] 孩儿鱼有二种：生江湖

△东方蝾螈

中，形色皆如鲇、鮠，腹下翅形似足，其腮颊轧轧，音如儿啼，即鳑鱼也；一种生溪涧中，形声皆同，但能上树，乃鲵鱼也。北山经云：决水多人鱼。状如鳀四足，音如小儿。食之无瘕疾。又云：休水北注于洛，中多鳑鱼。状如盩蜼而长距，足白而对。食之无蛊疾，可以御兵。按此二说，前与陶合，后与寇合，盖一物也。今渔人网得，以为不利，即惊异而弃之，盖不知其可食如此也。徐铉稽神录云：谢仲玉者，曾见妇人出没水中，腰已下皆鱼，乃人鱼也。又徂异记云：查奉道使高丽，见海沙中一妇人，肘后有红鬣，问之，曰：人鱼也。此二者，乃名同物异，非鳑、鲵也。

‖**气味**‖

甘，有毒。

‖**主治**‖

食之，疗瘕疾。弘景。**无蛊疾。**时珍。

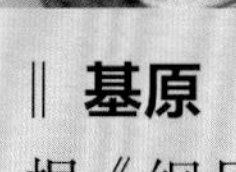

‖ **基原** ‖

据《纲目图鉴》《动物药志》《中华本草》《大辞典》等综合分析考证，本品为隐鳃鲵科动物大鲵 *Megalobatrachus davidianus* (Blanchard)。分布于山西、陕西、河南、四川、福建、广东、云南等地。

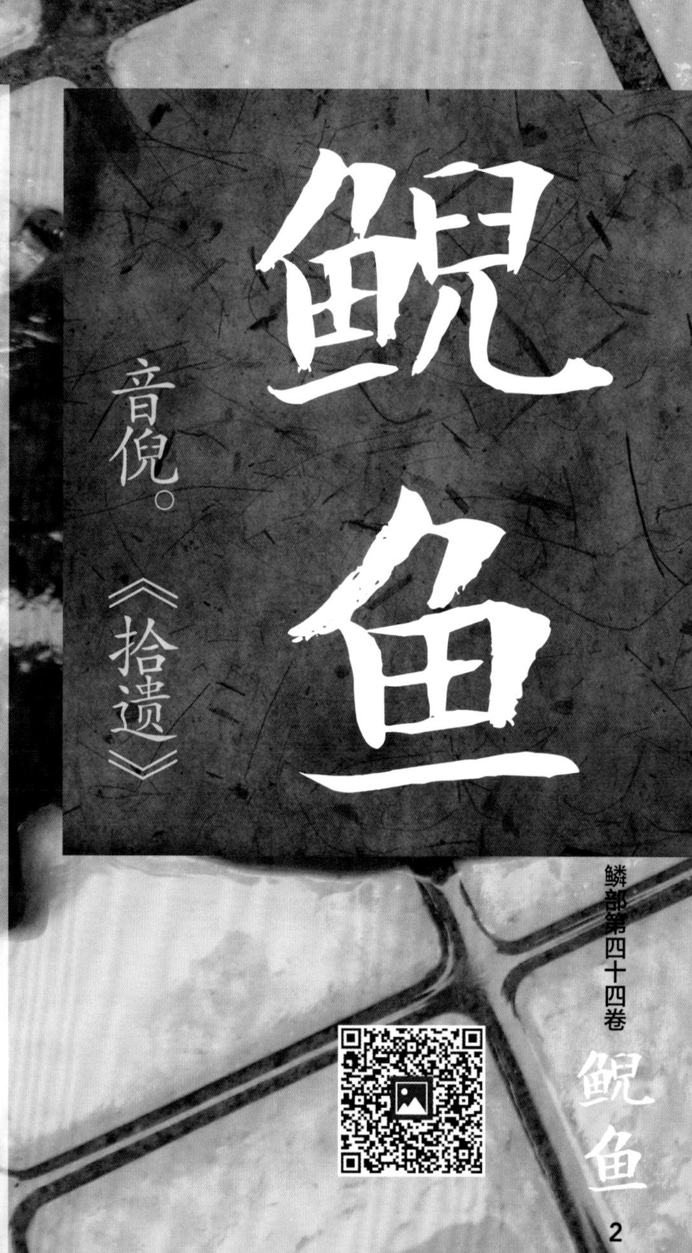

鲵鱼

音倪。《拾遗》

‖ **释名** ‖

人鱼山海经**魶鱼**音纳。**鳎鱼**音塔。**大者名鰕**音霞。[时珍曰] 鲵，声如小儿，故名。即鳑鱼之能上树者。俗云鲇鱼上竿，乃此也。与海中鲸，同名异物。蜀人名魶，秦人名鳎。尔雅云：大者曰鰕。异物志云：有鱼之体，以足行如虾，故名鰕，陈藏器以此为鳠鱼，欠考矣。又云一名王鲔，误矣，王鲔乃鲟鱼也。

‖ **集解** ‖

[藏器曰] 鲵生山溪中。似鲇有四足，长尾，能上树。大旱则含水上山，以草叶覆身，张口，鸟来饮水，因吸食之。声如小儿啼。[时珍曰] 按郭璞云：鲵鱼似鲇，四脚，前脚似猴，后脚似狗，声如儿啼，大者长八九尺。山海经云：决水有人鱼，状如鳑，食之已疫疾。蜀志云：雅州西山溪谷出魶鱼。似鲇有足，能缘木，声如婴儿，可食。酉阳杂俎云：峡中人食鲵鱼，缚树上，鞭至白汁出如构汁，方可治食。不尔，有毒也。

‖ **气味** ‖

甘，有毒。

‖ **主治** ‖

食之已疫疾。山海经。

△大鲵（*Megalobatrachus davidianus*）

‖ **基原** ‖

据《中华本草》《动物药志》《纲目彩图》《大辞典》等综合分析考证，本品为鮠科动物黄颡鱼 *Pelteobagrus fulvidraco* (Rich.)。分布于长江、黄河、珠江及黑龙江等流域。

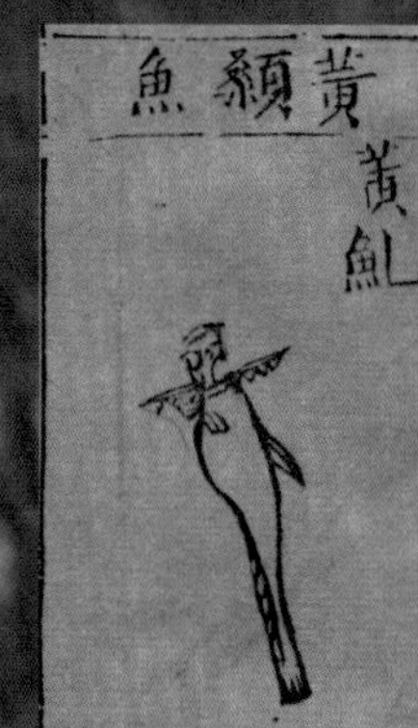

黄颡鱼

《食疗》

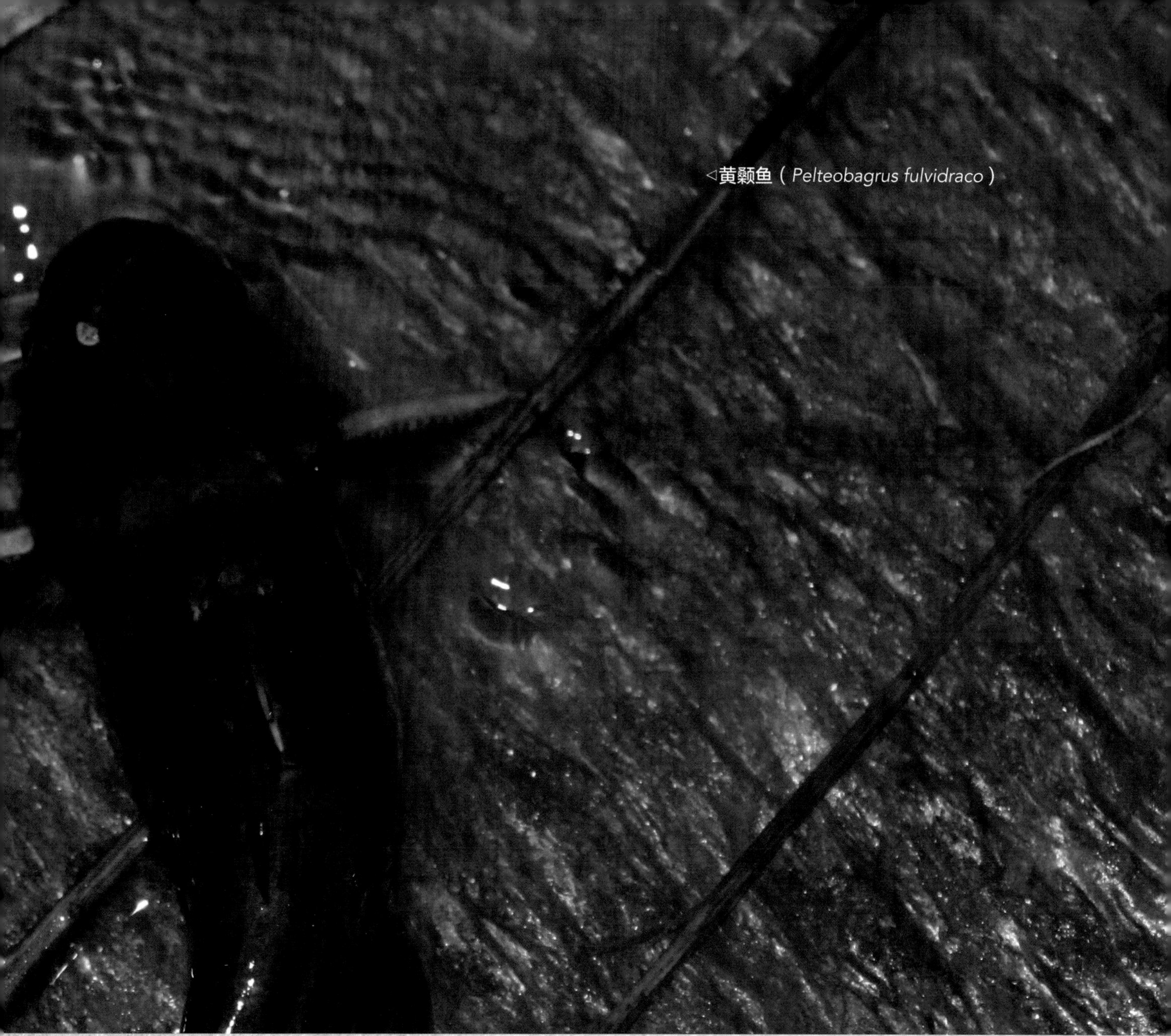

◁黄颡鱼（*Pelteobagrus fulvidraco*）

‖ **释名** ‖

黄鲿鱼古名**黄颊鱼**诗注**鉠虬**央轧。**黄虬**。[时珍曰] 颡、颊以形，鲿以味，鉠虬以声也。今人析而呼为黄鉠、黄轧。陆玑作黄杨，讹矣。

‖ **集解** ‖

[时珍曰] 黄颡，无鳞鱼也。身尾俱似小鲇，腹下黄，背上青黄，腮下有二横骨，两须，有胃。群游作声如轧轧。性最难死。陆玑云：鱼身燕头，颊骨正黄。鱼之有力能飞跃者。陆佃云：其胆春夏近上，秋冬近下，亦一异也。

‖ **气味** ‖

甘，平，微毒。[诜曰] 无鳞之鱼不益人，发疮疥。[时珍曰] 反荆芥，害人。

‖ **主治** ‖

肉，至能醒酒。弘景。**祛风。**吴瑞。**煮食，消水肿，利小便。烧灰，治瘰疬久溃不收敛，及诸恶疮。**时珍。

‖ **附方** ‖

新三。**水气浮肿**用黄颡三尾，绿豆一合，大蒜三瓣，水煮烂。去鱼食豆，以汁调商陆末一钱服。其水化为清气而消。诗云：一头黄颡八须鱼，绿豆同煎一合余。白煮作羹成顿服，管教水肿自消除。集要。**瘰疬溃坏**用黄觚鱼破开，入蓖麻子二十粒，扎定，安厕坑中，冬三日，春秋一日，夏半日，取出洗净，黄泥固济，煅存性研，香油调傅。**臁疮浸淫**方同上。并普济。

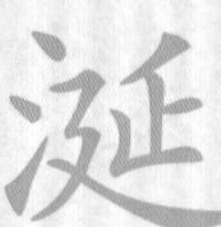

翅下取之。

‖ **主治** ‖

消渴。吴瑞。

‖ **附方** ‖

新一。**生津丸**治消渴饮水无度。以黄颡鱼涎和青蛤粉、滑石末等分，丸梧子大。每粟米汤下三十丸。

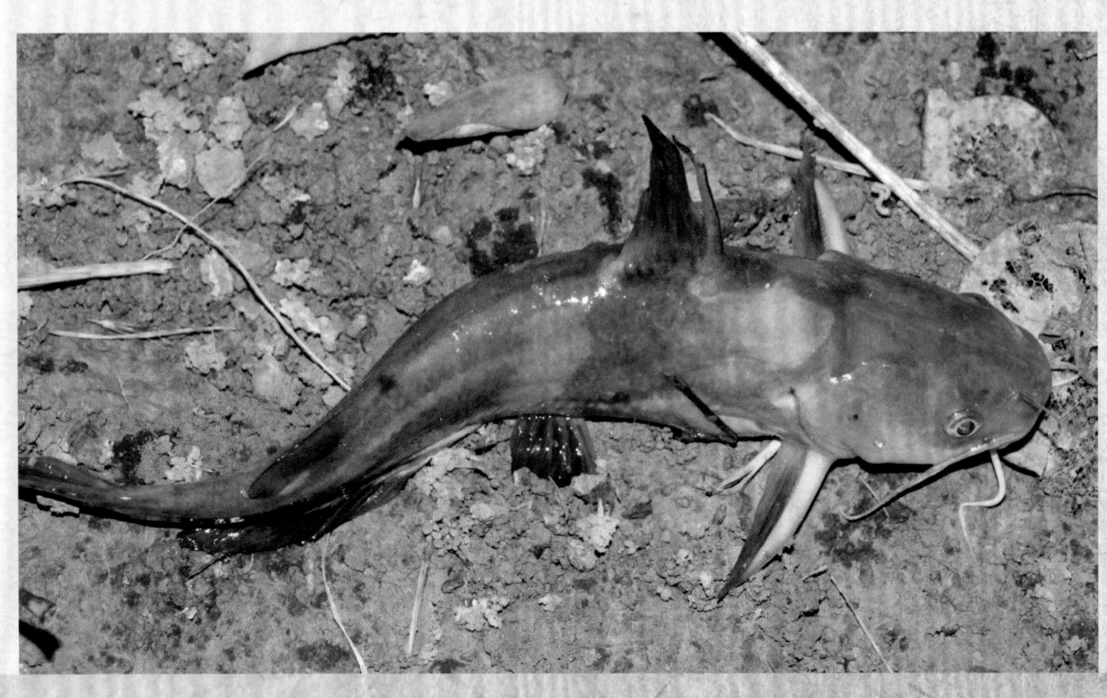

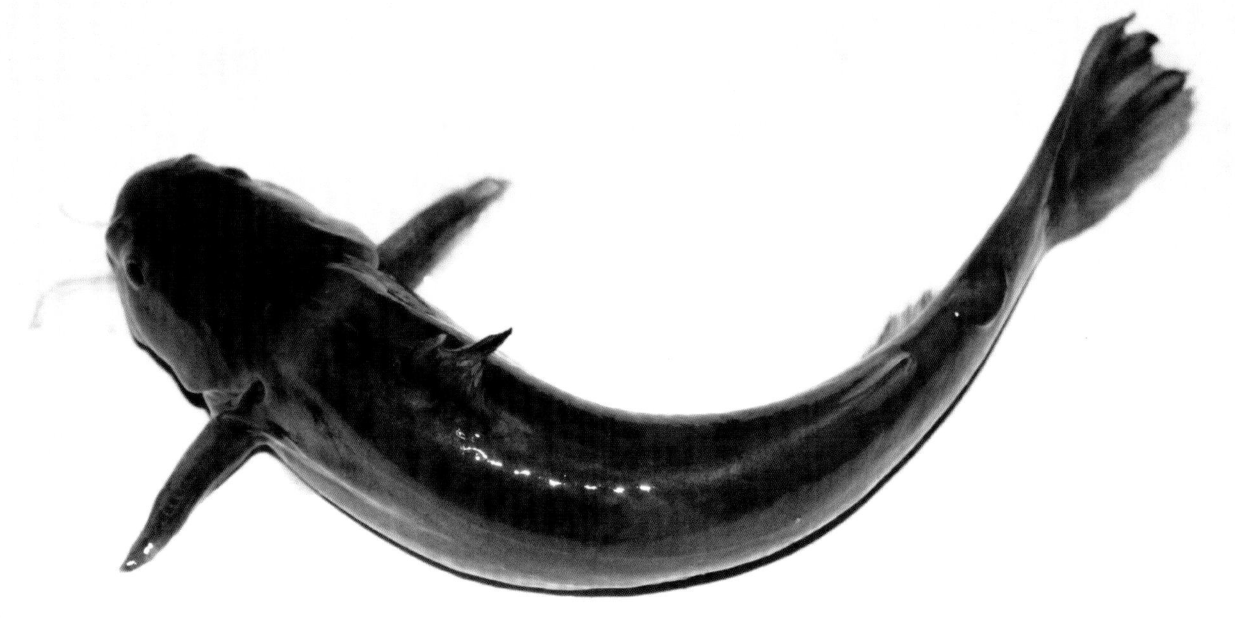

颊骨

‖**主治**‖

喉痹肿痛，烧研，茶服三钱。时珍。并出普济。

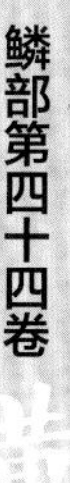

‖ **基原** ‖

据《纲目彩图》等综合分析考证，本品为鲀科动物弓斑东方鲀 *Fugu ocellatus* (Osbeck)。分布于我国沿海及珠江、长江、辽河等水域。《纲目图鉴》《中华本草》《动物药志》认为还包括同属动物虫纹东方鲀 *F. vermicularis* (Temminck et Schlegel)、暗纹东方鲀 *F. obscurus* (Abe) 等；虫纹东方鲀分布于我国沿海，暗纹东方鲀分布于黄海、渤海和东海。东方鲀属（Fugu）多种河豚的肝、卵巢及内脏都含河豚毒素（Tetrodotoxin）*。

* 伍汉霖 . 中国有毒鱼类及药用鱼类 [M]. 上海：上海科学技术出版社，1978:36.

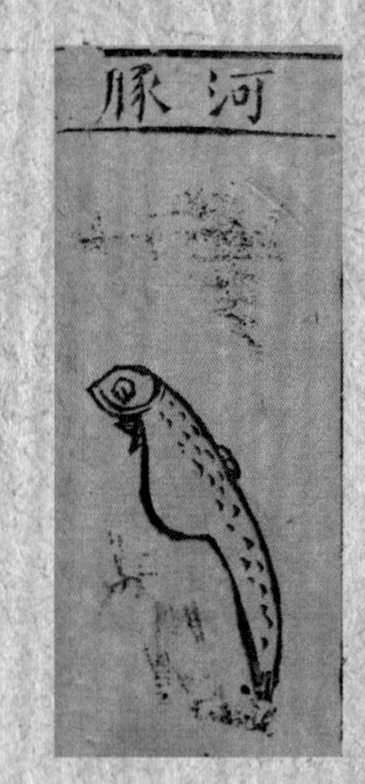

河豚

宋《开宝》

校正：并入食疗鯸鮧、拾遗鯢鱼。

‖ **释名** ‖

鯸鮧一作鯸鲐**鶘鮧**日华**鯢鱼**一作鲑。**嗔鱼**拾遗**吹肚鱼**俗**气包鱼**。[时珍曰] 豚，言其味美也。侯夷，状其形丑也。鯢，谓其体圆也。吹肚、气包，象其嗔胀也。北山经名鯆鱼。音沛。

‖ **集解** ‖

[志曰] 河豚，江、淮、河皆有之。[藏器曰] 腹白，背有赤道如印，目能开阖。触物即嗔怒，腹胀如气球浮起，故人以物撩而取之。[时珍曰] 今吴越最多。状如蝌斗，大者尺余，背色青白，有黄缕文，无鳞无腮无胆，腹下白而不光。率以三头相从为一部。彼人春月甚珍贵之，尤重其腹腴，呼为西施乳。严有翼艺苑雌黄云：河豚，水族之奇味，世传其杀人。余守丹阳宣城，见土人户户食之。但用菘菜、蒌蒿、荻芽三物煮之，亦未见死者。南人言鱼之无鳞无腮，无胆有声，目能眨者，皆有毒。河豚备此数者，故人畏之。然有二种，其色炎黑有文点者，名斑鱼，毒最甚。或云三月后则为斑鱼，不可食也。又案雷公炮炙论云：鲑鱼插树，立便干枯；狗胆涂之，复当荣盛。御览云：河豚鱼虽小，而獭及大鱼不敢啖之。则不惟毒人，又能毒物也。王充论衡云：万物含太阳火气而生者，皆有毒。在鱼则鲑与鯸鮧。故鲑肝死人，鯸鮧螫人。

‖ **气味** ‖

甘，温，无毒。[宗奭曰] 河豚有大毒，而云无毒何也？味虽珍美，修治失法，食之杀人，厚生者宜远之。[藏器曰] 海中者大毒，江中者次之。煮之不可近铛，当以物悬之。[时珍曰] 煮忌煤炲落中。与荆芥、菊花、桔梗、甘草、附子、乌头相反。宜荻笋、蒌蒿、秃菜。畏橄榄、甘蔗、芦根、粪汁。案陶九成辍耕录：凡食河豚，一日内不可服汤药，恐犯荆芥，二物大相反。亦恶乌头、附子之属。余在江阴，亲见一儒者，因此丧命。河豚子尤不可食，曾以水浸之，一夜大如芡实也。世传中其毒者，以至宝丹或橄榄及龙脑浸水皆可解。复得一方，惟以槐花微炒，与干胭脂等分，同捣粉，水调灌之，大妙。又案物类相感志言：凡煮河豚，用荆芥同煮五七沸，换水则无毒。二说似相反，得非河豚之毒入于荆芥耶？宁从陶说，庶不致悔也。

‖ **主治** ‖

补虚，去湿气，理腰脚，去痔疾，杀虫。开宝。**伏硇砂。**土宿本草。

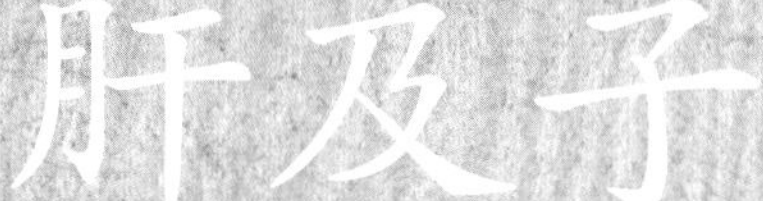

肝及子

‖ **气味** ‖

有大毒。[藏器曰] 入口烂舌，入腹烂肠，无药可解。惟橄榄木、鱼茗木、芦根、乌莶草根煮汁可解。[时珍曰] 吴人言其血有毒，脂令舌麻，子令腹胀，眼令目花，有油麻子胀眼睛花之语。而江阴人盐其子，糟其白，埋过治食，此俚言所谓舍命吃河豚者耶？

‖ **主治** ‖

疥癣虫疮。用子同蜈蚣烧研，香油调，搽之。时珍。

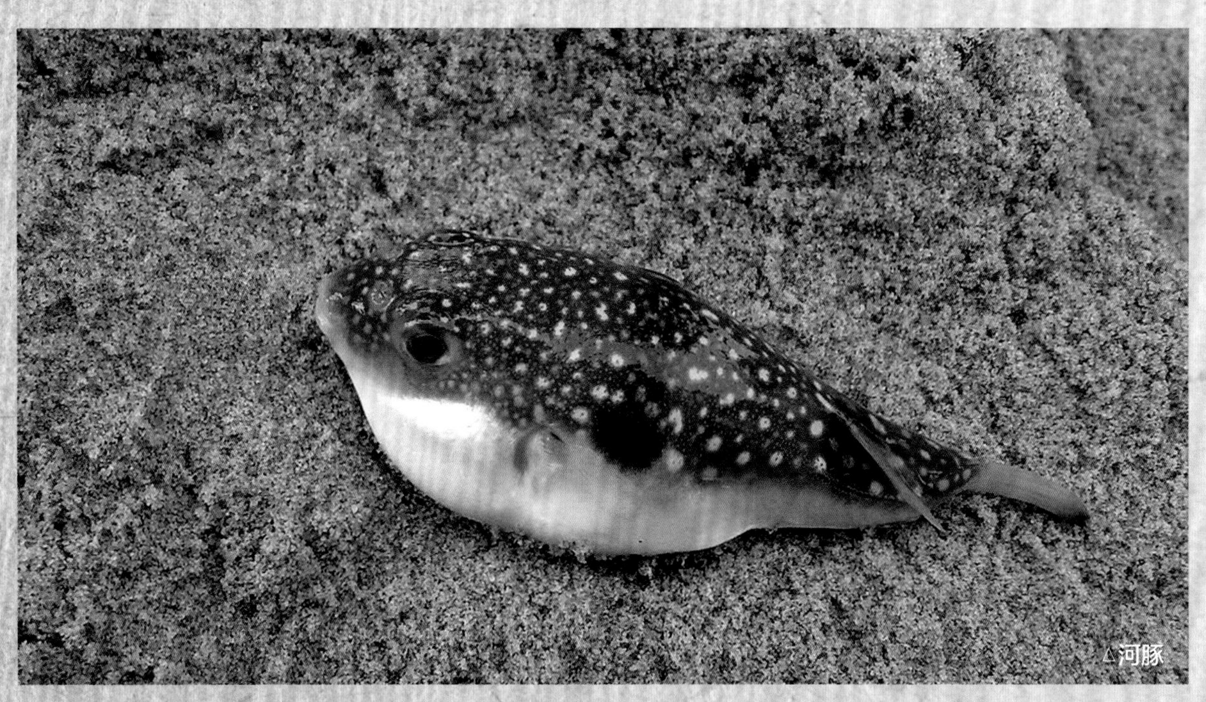

△河豚

‖ **基原** ‖

据《纲目图鉴》《纲目彩图》《中华本草》等综合分析考证，本品为海豚科动物真海豚 *Delphinus delphis* Linnaeus。我国各海区均有分布。《动物药志》认为还包括江豚 *Neophocaena phocaenoides* (G. Cuvier)、鼠海豚 *Phocoena phocoena* (L.)、宽吻海豚 *Tursiops truncatus* (Montagu)、中华白海豚 *Sousa chinensis* (Osbeck) 等。

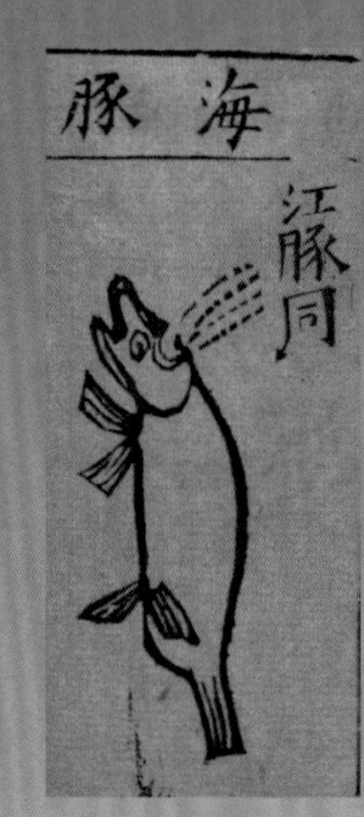

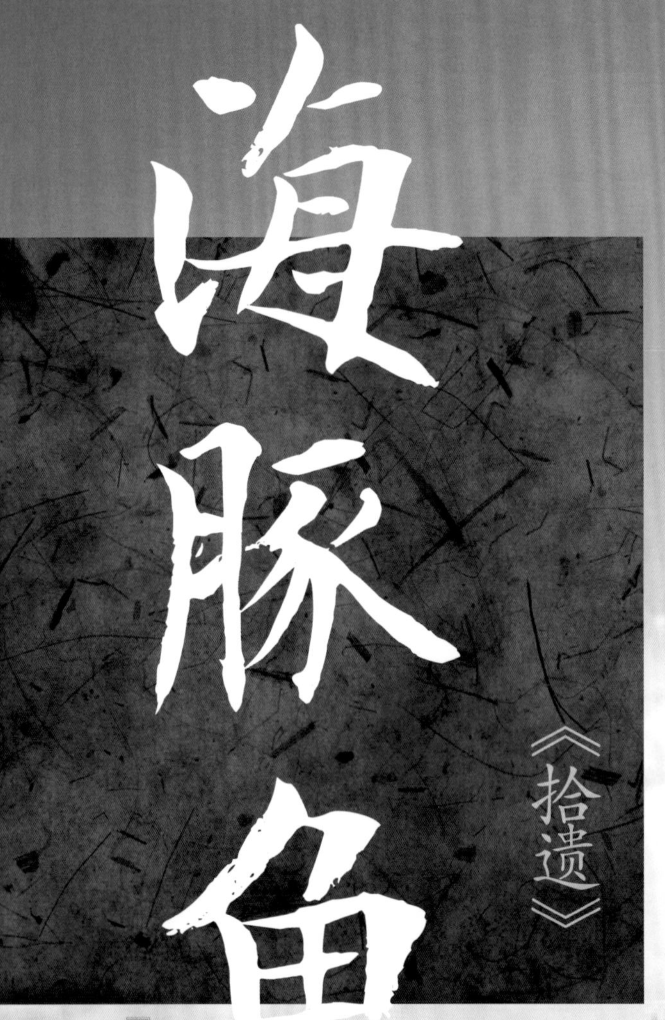

海豚鱼《拾遗》

‖ **释名** ‖

海狶文选**生江中者名江豚**拾遗**江猪**纲目**水猪**异物志**鱀鱼**音志。**馋鱼**音谗。**鲟鲱**音敷沛。[时珍曰] 海豚、江豚，皆因形命名。郭璞赋海狶江豚是也。魏武食制谓之鲟鲱。南方异物志谓之水猪。又名馋鱼，谓其多涎也。

‖ **集解** ‖

[藏器曰] 海豚生海中，候风潮出没。形如豚，鼻在脑上作声，喷水直上，百数为群。其子如蠡鱼子，数万随母而行。人取子系水中，其母自来就而取之。江豚生江中，状如海豚而小，出没水上，舟人候之占风。其中有油脂，点灯照樗蒲即明，照读书工作即暗，俗言懒妇所化也。[时珍

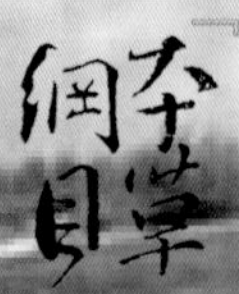

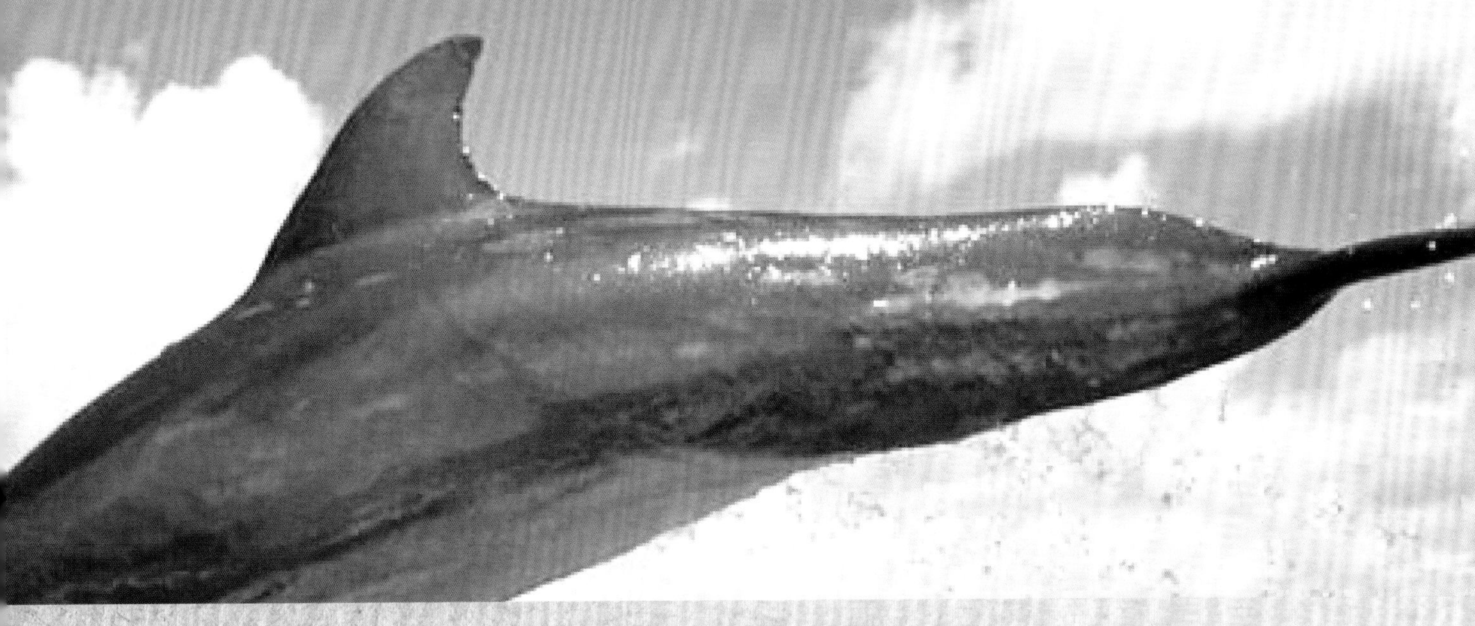
▽真海豚（*Delphinus delphis*）

曰 其状大如数百斤猪，形色青黑如鲇鱼，有两乳，有雌雄，类人。数枚同行，一浮一没，谓之拜风。其骨硬，其肉肥，不中食。其膏最多，和石灰艌船良。

肉

‖**气味**‖

咸，腥，味如水牛肉，无毒。

‖**主治**‖

飞尸、蛊毒、瘴疟，作脯食之。藏器。

肪

‖**主治**‖

摩恶疮、疥癣、痔瘘，犬马病疥，杀虫。藏器。

比目鱼

《食疗》

‖ **基原** ‖

据《纲目图鉴》《纲目彩图》等综合分析考证，本品为舌鳎科动物焦氏舌鳎（短吻舌鳎）*Cynoglossus joyneri* Günther 等。我国南北各海均产。《中华本草》《大辞典》还收载有鲽科动物木叶鲽 *Pleuronichthys cornutus* (Temminck et Schlegel)、牙鲆科动物牙鲆 *Paralichthys olivaceus* (Temminck et Schlegel) 及这些动物的近缘物种。

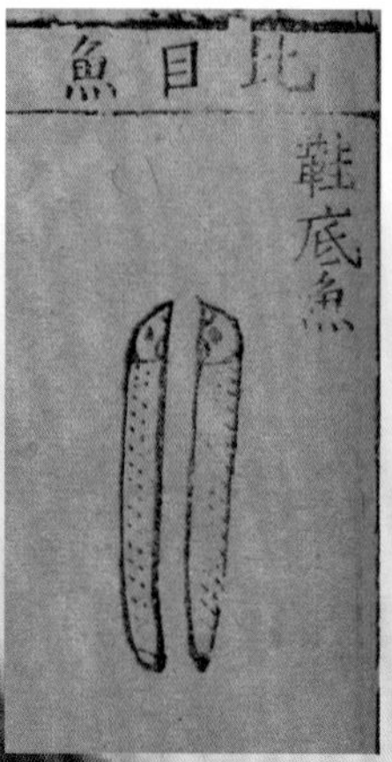

比目魚

鞋底魚

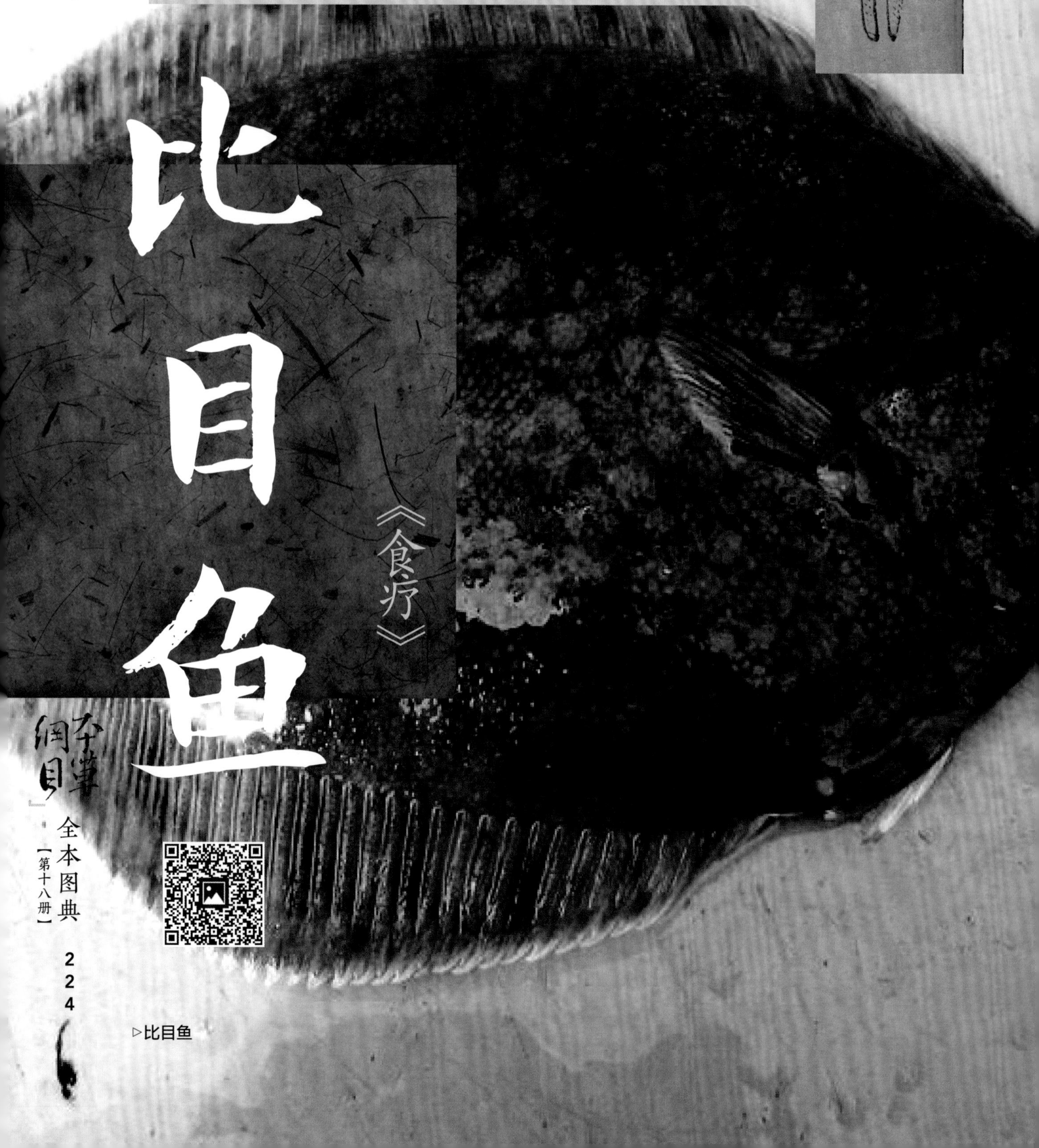

▷比目鱼

‖ **释名** ‖

鲽音蝶。**鞋底鱼。**[时珍曰] 比，并也。鱼各一目，相并而行也。尔雅所谓东方有比目鱼，不比不行，其名曰鲽，是也。段氏北户录谓之鳒音兼，吴都赋谓之魪音介，上林赋谓之魼音墟。鲽，犹屧也；鳒，兼也；魪，相介也；魼，相胠也。俗名鞋底鱼，临海志名婢簁鱼，临海风土记名奴屩鱼，南越志名版鱼，南方异物志名箬叶鱼，皆因形也。

‖ **集解** ‖

[时珍曰] 案郭璞云：所在水中有之。状如牛脾及女人鞋底，细鳞紫白色，两片相合乃得行。其合处半边平而无鳞，口近腹下。刘渊林以为王余鱼，盖不然。

‖ **气味** ‖

甘，平，无毒。

‖ **主治** ‖

补虚益气力。多食动气。孟诜。

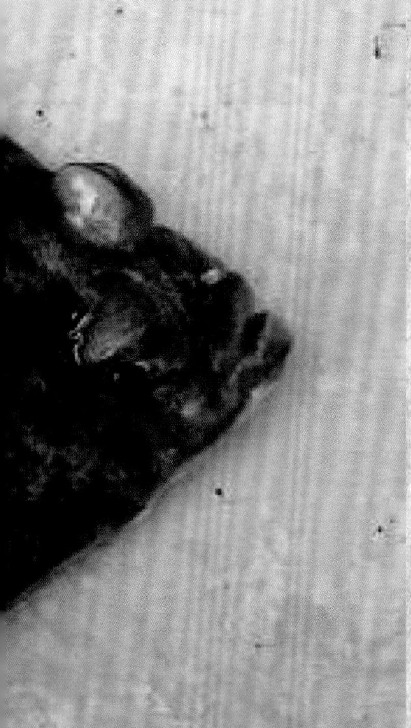

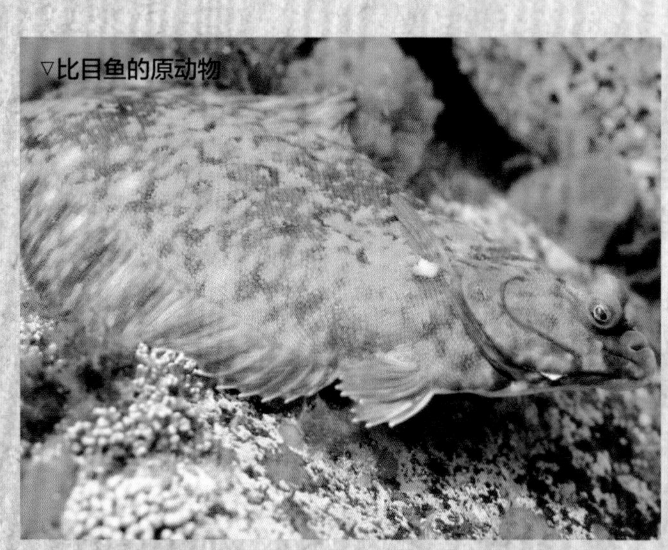

▽比目鱼的原动物

‖ **基原** ‖

据《纲目图鉴》《中华本草》等综合分析考证，本品为烟管鱼科动物鳞烟管鱼 *Fistularia petimba* Lecepede。分布于黄海、东海及南海等。另外，《中华本草》还收载有同属动物毛烟管鱼 *F. villosa* Klunzinger，分布于东海和黄海。

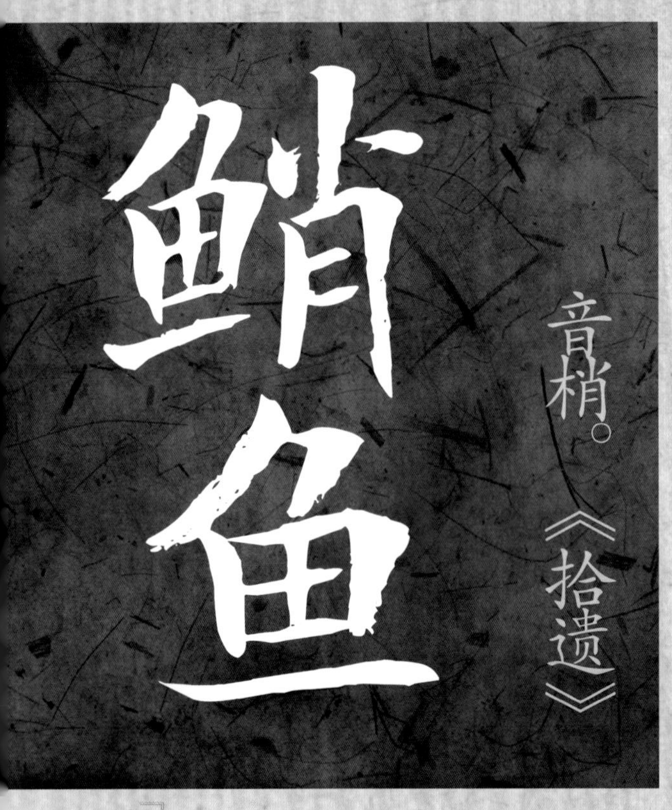

‖ **集解** ‖

[藏器曰] 出江湖。形似马鞭，尾有两歧，如鞭鞘，故名。

‖ **气味** ‖

甘，平，无毒。

‖ **主治** ‖

五痔下血，瘀血在腹。藏器。

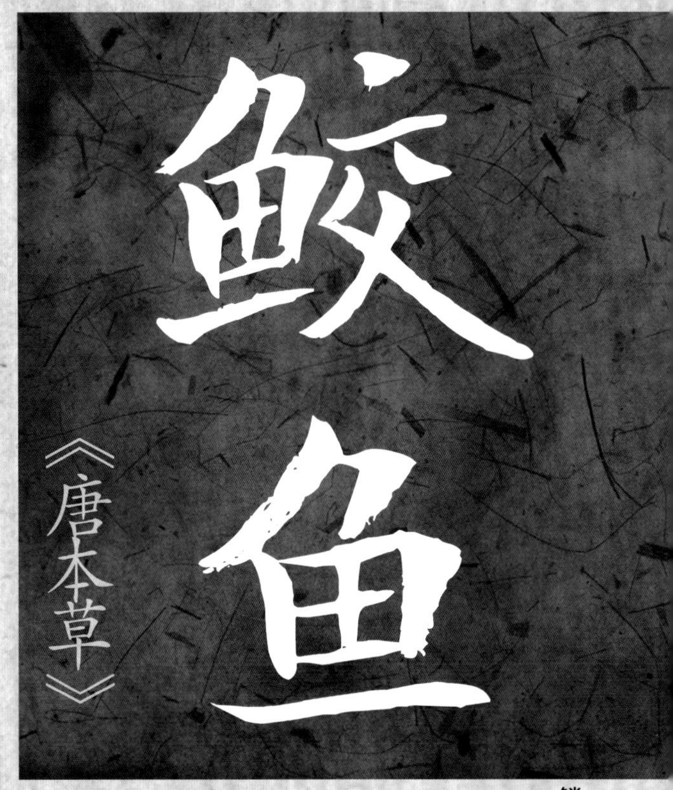

‖ **基原** ‖

《纲目彩图》认为本品为皱唇鲨科动物白斑星鲨 *Mustelus manazo* Bleeker。分布于黄海、东海。《纲目图鉴》认为本品是指多种鲨而言，包括虎鲨目、六鳃鲨目、鼠鲨目、角鲨目和鳐形目等各种鲨鱼。

‖ **释名** ‖

沙鱼拾遗 **䱜鱼**鹊、错二音。**鰒鱼**音剥。**溜鱼**。[时珍曰] 鲛皮有沙，其文交错鹊驳，故有诸名。古曰鲛，今曰沙，其实一也。或曰：本名鲛，讹为鲛。段成式曰：其力健强，称为河伯健儿。[藏器曰] 鲛与石决明，同名而异类也。

‖ **集解** ‖

[恭曰] 鲛出南海。形似鳖，无脚有尾。[保升曰] 圆广尺余，尾亦长尺许，背皮粗错。[颂曰] 有二种，皆不类鳖，南人通谓之沙鱼。大而长喙如锯者曰胡沙，性善而肉美；小而皮粗者曰白沙，肉强而有小毒。彼人皆盐作修脯。其皮刮治去沙，剪作鲙，为食品美味，益人。其皮可饰刀靶。[宗奭曰] 鲛鱼、沙鱼形稍异，而皮一等。[时珍曰] 古曰鲛，今曰沙，是一类而有数种也，东南近海诸郡皆有之。形并似鱼，青目赤颊，背上有鬣，腹下有翅，味并肥美，南人珍之。大者尾长数尺，能伤人。皮皆有沙，如真珠斑。其背有珠文如鹿而坚强者，曰鹿沙，亦曰白沙，云能变鹿也。背有斑文如虎而坚强者，曰虎沙，亦曰胡沙，云虎鱼所化也。鼻前有骨如

斧斤，能击物坏舟者，曰锯沙，又曰挺额鱼，亦曰鐇䱜，谓鼻骨如鐇斧也，音蕃。沈怀远南越志云：环雷鱼，䱜鱼也。长丈许。腹内有两洞，腹贮水养子。一腹容二子。子朝从口中出，暮还入腹。鳞皮有珠，可饰刀剑，治骨角。[藏器曰] 其鱼状貌非一，皆皮上有沙，堪揩木，如木贼也。小者子随母行，惊即从口入母腹中。

肉

‖ **气味** ‖

甘，平，无毒。

‖ **主治** ‖

作鲙，补五脏，功亚于鲫，亦可作鱐、鲊。诜。**甚益人。**颂。

皮

‖ **气味** ‖

甘、咸，平，无毒。

‖ **主治** ‖

心气鬼疰，蛊毒吐血。别录。**蛊气蛊疰。**恭。**烧灰水服，主食鱼中毒。**藏器。**烧研水服，解鯸鮧鱼毒，治食鱼鲙成积不消。**时珍。

‖ **附方** ‖

旧一，新一。**治疰鲛鱼皮散** [颂曰] 胡洽治五尸鬼疰，百毒恶气。鲛鱼皮炙、朱砂、雄黄、金牙、蜀椒、细辛、鬼臼、干姜、莽草、天雄、麝香、鸡舌香各一两，贝母半两，蜈蚣、蜥蜴各炙二枚，为末。每服半钱，温酒服，日二。亦可佩之。[时珍曰] 千金鲛鱼皮散：治鬼疰。用鲛鱼皮炙、龙骨、鹿角、犀角、麝香、蜈蚣、雄黄、朱砂、干姜、蜀椒、蘘荷根等分为末。酒服方寸匕，日三服。亦可佩。

胆

腊月收之。

‖ **主治** ‖

喉痹，和白矾灰为丸，绵裹纳喉中，吐去恶涎即愈。诜。

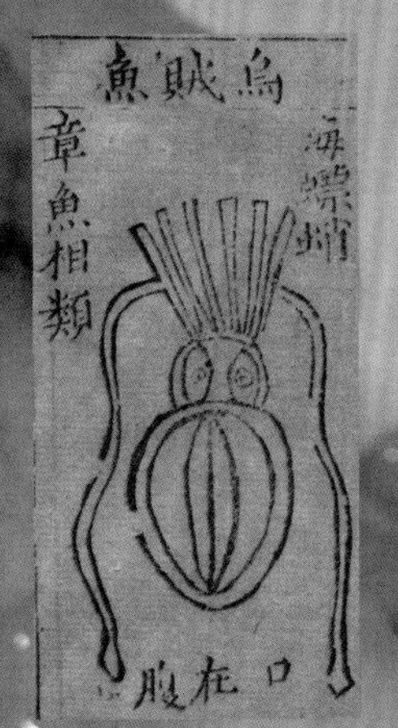

‖ **基原** ‖

《纲目图鉴》认为本品为乌贼科动物金乌贼 *Sepia esculenta* Hoyle，分布于渤海、黄海、东海和南海。《纲目彩图》认为还包括乌贼科动物无针乌贼 *Sepiella maindroni* de Rochebrune。《中药志》《动物药志》《中华本草》《大辞典》等认为还包括针乌贼 *Sepia andreana* Steenstrup、白斑乌贼 *Sepia latimanus* Quoy et Gaimard、虎斑乌贼 *Sepia pharaonis* Ehrenberg 等多种乌贼。《药典》收载海螵蛸药材为乌贼科动物无针乌贼或金乌贼的干燥内壳；收集乌贼鱼的骨状内壳，洗净，干燥。

乌贼鱼

《本经》中品

‖ **释名** ‖

乌鲗素问**墨鱼**纲目**缆鱼**日华**干者名鲞**日华**骨名海螵蛸。**[颂曰] 陶隐居言此是䴔鸟所化。今其口腹具存，犹颇相似。腹中有墨可用，故名乌鲗。能吸波噀墨，令水溷黑，自卫以防人害。又南越志云：其性嗜乌，每自浮水上，飞乌见之，以为死而啄之，乃卷取入水而食之，因名乌贼，言为乌之贼害也。[时珍曰] 案罗愿尔雅翼云：九月寒乌入水，化为此鱼。有文墨可为法则，故名乌鲗。鲗者，则也。骨名螵蛸，象形也。[大明曰] 鱼有两须，遇风波即以须下碇，或粘石如缆，故名缆鱼。[瑞曰] 盐干者名明鲞，淡干者名脯鲞。

△乌贼鱼的原动物

‖集解‖

[别录曰] 乌贼鱼生东海池泽。取无时。[颂曰] 近海州郡皆有之。形若革囊，口在腹下。八足聚生于口旁。其背上只有一骨，厚三四分，状如小舟，形轻虚而白。又有两须如带，甚长。腹中血及胆正如墨，可以书字。但逾年则迹灭，惟存空纸尔。世言乌贼怀墨而知礼，故俗谓是海若白事小吏也。[时珍曰] 乌鲗无鳞有须，黑皮白肉，大者如蒲扇。煠熟以姜、醋食之，脆美。背骨名海螵蛸，形似樗蒲子而长，两头尖，色白，脆如通草，重重有纹，以指甲可刮为末，人亦镂之为钿饰。又相感志云：乌鲗过小满则形小也。[藏器曰] 海人云：昔秦王东游，弃算袋于海，化为此鱼。故形犹似之，墨尚在腹也。[禹锡曰] 陶弘景及蜀本图经皆是鸔乌所化。鸔乃水鸟，似鵁短项，腹翅紫白，背上绿色。唐·苏恭乃言无鸔乌，误矣。

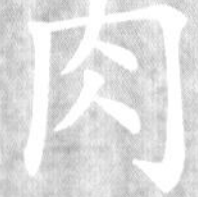

‖气味‖

酸，平，无毒。[瑞曰] 味珍美。动风气。

‖主治‖

益气强志。别录。**益人，通月经。**大明。

骨

一名海螵蛸

‖修治‖

[弘景曰] 炙黄用。[敩曰] 凡使勿用沙鱼骨，其形真似。但以上文顺者是真，横者是假，以血卤作水浸，并煮一伏时漉出。掘一坑烧红，入鱼骨在内，经宿取出入药，其效加倍也。

‖气味‖

咸，微温，无毒。[普曰] 冷。[权曰] 有小毒。[之才曰] 恶白芨、白敛、附子。能淡盐，伏硇，缩银。

‖主治‖

女子赤白漏下，经汁血闭，阴蚀肿痛，寒热癥瘕，无子。本经。**惊气入腹，腹痛环脐，丈夫阴中肿痛，令人有子，又止疮多脓汁不燥。**别录。**疗血崩，杀虫。**日华。**炙研饮服，治妇人血瘕，大人小儿下痢，杀小虫。**藏器。[又曰] 投骨于井，水虫皆死。**治眼中热泪，及一切浮翳，研末和蜜点之。久服益精。**孟诜。[恭曰] 亦治牛马障翳。**主女子血枯病，伤肝唾血下血，治疟消瘿。研末，傅小儿疳疮，痘疮臭烂，丈夫阴疮，汤火伤，跌伤出血。烧存性。酒服，治妇人**

小户嫁痛。同鸡子黄，涂小儿重舌鹅口。同蒲黄末，傅舌肿，血出如泉。同槐花末花吹鼻，止衄血。同银朱吹鼻，治候痹，同白矾末吹鼻，治蝎螫疼痛。同麝香吹耳，治聤耳有脓及耳聋。时珍。

‖ **发明** ‖

[时珍曰] 乌鲗骨，厥阴血分药也，其味咸而走血也。故血枯血瘕，经闭崩带，下痢疳疾，厥阴本病也；寒热疟疾，聋、瘿，少腹痛，阴痛，厥阴经病也；目翳流泪，厥阴窍病也。厥阴属肝，肝主血，故诸血病皆治之。按素问云：有病胸胁支满者，妨于食，病至则先闻腥臊臭，出清液，先唾血，四肢清，目眩，时时前后血，病名曰血枯。得之年少时，有所大脱血；或醉入房，中气竭肝伤，故月事衰少不来。治之以四乌鲗骨，一藘茹为末，丸以雀卵，大如小豆。每服五丸，饮以鲍鱼汁，所以利肠中及伤肝也。观此，则其入厥阴血分无疑矣。

‖ **正误** ‖

[鼎曰] 久服，绝嗣无子。[时珍曰] 按本经云：主癥瘕，无子。别录云：令人有子。孟诜亦云久服益精，而张鼎此说独相背戾，必误矣。若云血病无多食咸，乌鲗亦主血闭，故有此说。然经闭有有余、不足二证，有余者血滞，不足者肝伤。乌鲗所主者，肝伤血闭不足之病，正与素问相合，岂有令人绝嗣之理。当以本经、别录为正。恐人承误，故辨正之。

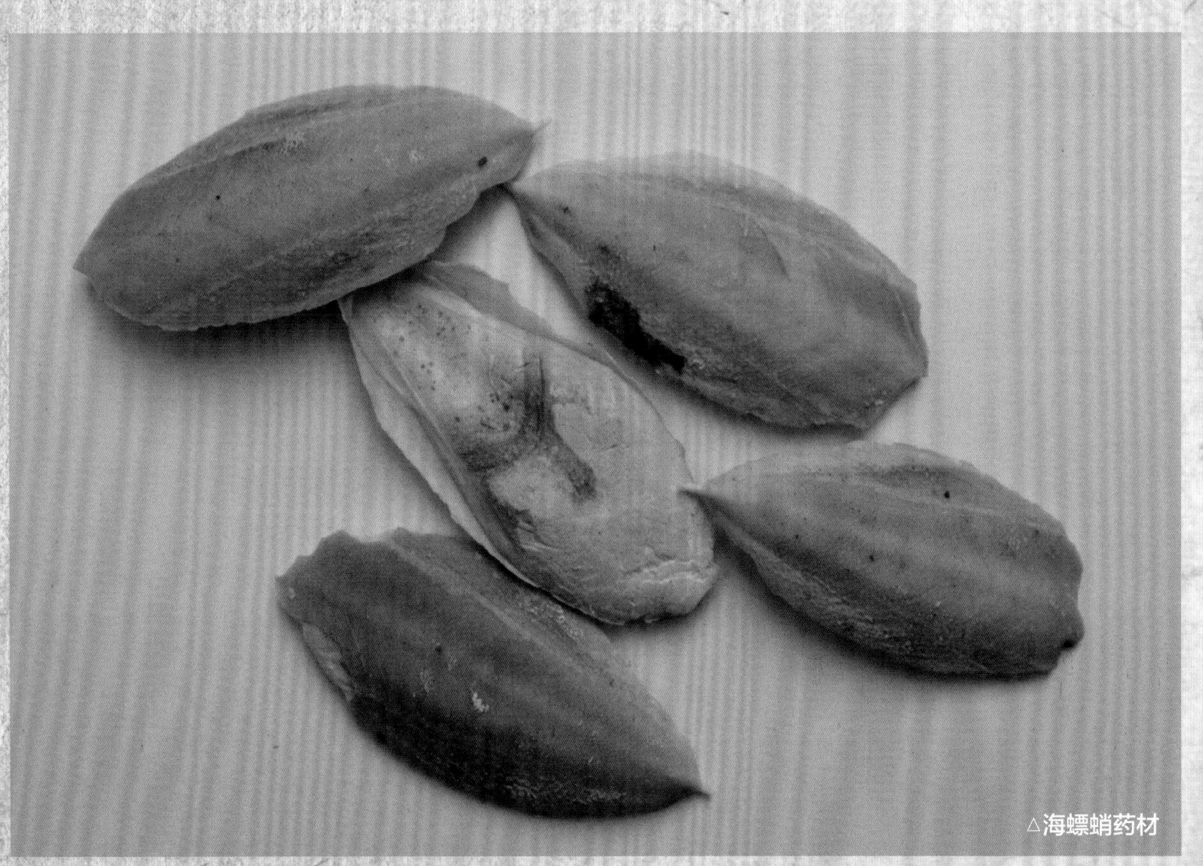

△海螵蛸药材

无针乌贼 *Sepiella maindroni* CO1 条形码主导单倍型序列：

1 GAACATTATA TTTTATTTTT GGTATTTGAT CAGGTTTATT AGGTACTTCA TTAAGTTTAA TAATTCGAAG AGAATTAGGA
81 AAACCAGGTA CTCTATTAAA TGATGATCAA TTATATAATG TTGTAGTAAC CGCCCACGGT TTTATCATAA TTTTCTTTTT
161 AGTTATACCT ATTATAATTG GAGGTTTTGG TAATTGGTTA GTTCCCTTAA TATTAGGGGC ACCAGACATA GCCTTCCCTC
241 GAATAAATAA TATAAGTTTT TGGTTATTAC CTCCATCTTT AACTCTTTTA TTATCATCCT CAGCTGTAGA AAGAGGCGCT
321 GGAACTGGAT GAACAGTATA TCCTCCCTTA TCTAGTAATC TATCTCATGC TGGCCCATCT GTAGATTTAG CTATTTTTTC
401 TTTACATCTA GCTGGTGTTT CCTCAATCTT AGGTGCTATT AATTTTATTA CAACTATTTT AAATATACGG TGAGAGGGTT
481 TACAAATAGA ACGACTCCCT TTATTTGTTT GATCCGTATT TATTACAGCT ATTTTACTAC TATTATCCTT ACCAGTTTTA
561 GCTGGAGCCA TTACTATATT ATTAACCGAT CGAAATTTTA ATACAACATT TTTTGATCCT AGAGGAGGAG GTGACCCTAT
641 TTTATATCAA CATTTATT

金乌贼 *Sepia esculenta* CO1 条形码主导单倍型序列：

1 CACATTATAC TTTATTTTTG GTATTTGATC TGGTTTATTA GGGACTTCTT TAAGCCTAAT AATTCGAAGA GAGTTAGGTA
81 AGCCCGGTAC CTTATTAAAT GATGATCAAC TATATAATGT TGTAGTAACC GCTCATGGAT TCATTATAAT TTTTTTTTTA
161 GTAATACCTA TTATAATTGG GGGATTTGGT AACTGACTAG TACCATTAAT ACTAGGTACA CCAGATATAG CATTCCCACG
241 TATAAATAAT ATAAGATTTT GATTACTTCC CCCTTCATTA ACCTTACTTT TATCTTCTTC CGCCGTGGAA AGGGGAGCAG
321 GAACAGGATG AACTGTCTAC CCTCCTTTAT CAAGTAACCT CTCACACGCA GGACCTTCTG TCGATTTGGC AATTTTTTCA
401 TTACACCTGG CTGGTGTATC ATCAATTCTA GGGGCTATTA ATTTTATTAC AACTATTTTA AATATACGTT GAGAAGGCCT
481 ACAAATAGAG CGATTACCTT TATTTGCCTG ATCTGTTTTT ATTACAGCTA TTTTATTACT TTTATCTCTT CCTGTGTTGG
561 CAGGGGCTAT TACAATACTA TTAACAGATC GAAATTTTAA TACCACATTT TTTGACCCAA GAGGAGGTGG AGACCCTATT
641 CTATACCAAC ACTTATTT

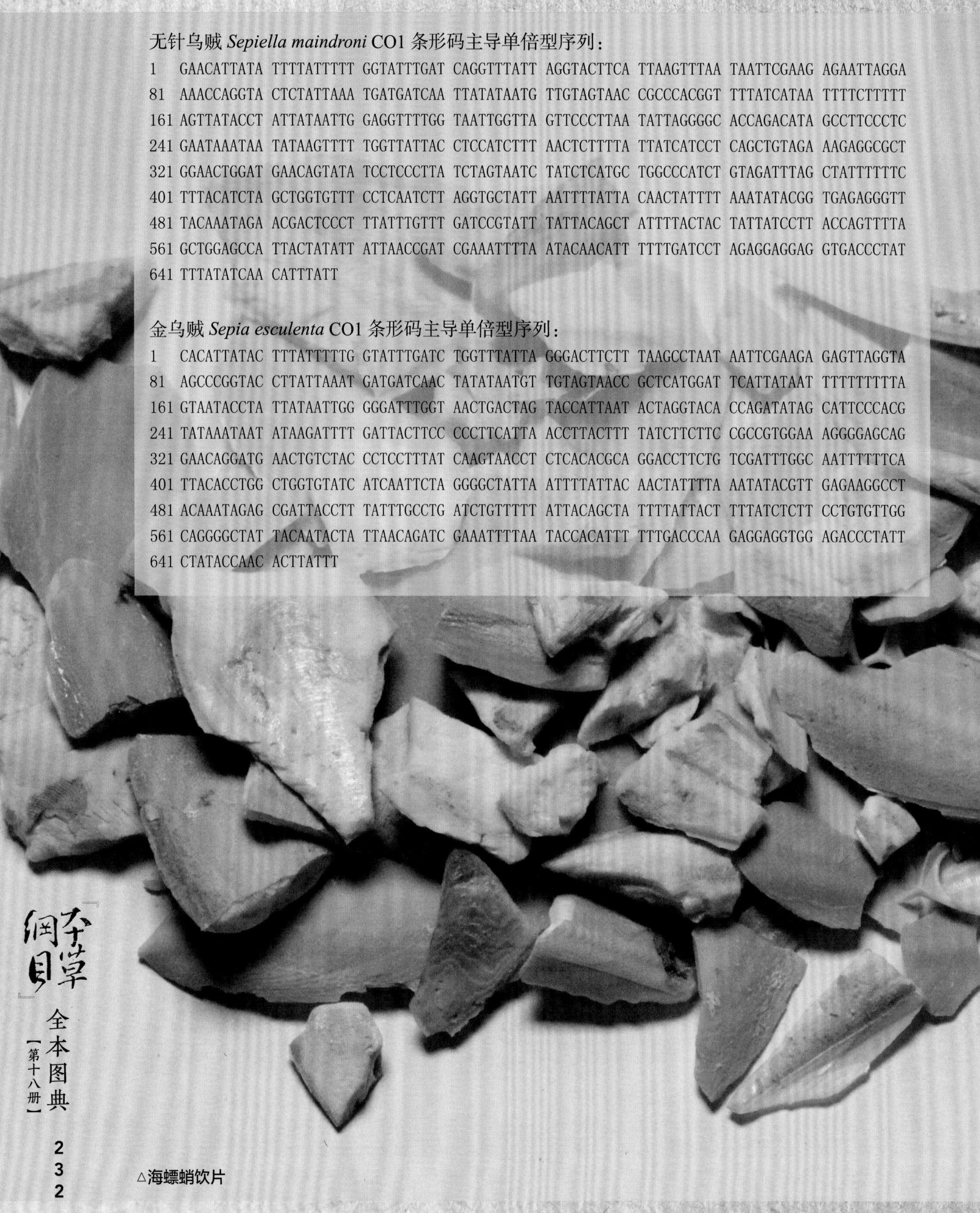

△海螵蛸饮片

‖ **附方** ‖

旧三。新二十。**女子血枯**见上。**赤白目翳**圣惠治伤寒热毒攻眼，生赤白翳。用乌鲗鱼骨一两，去皮为末，入龙脑少许点之，日三。治诸目翳。用乌鲗骨、五灵脂等分为细末，熟猪肝切片，蘸食，日二。**赤翳攀睛**照水丹：治眼翳惟厚者尤效，及赤翳攀睛贯瞳人。用海螵蛸一钱，辰砂半钱，乳细水飞澄取，以黄蜡少许，化和成剂收之。临卧时，火上旋丸黍米大，揉入眦中，睡至天明，温水洗下。未退，更用一次，即效。海上方。**雀目夜眼**乌贼骨半斤为末，化黄蜡三两和，捏作钱大饼子。每服一饼，以猪肝二两，竹刀批开，掺药扎定，米泔水半碗，煮熟食之，以汁送下。杨氏家藏。**血风赤眼**女人多之。用乌贼鱼骨二钱，铜碌一钱，为末。每用一钱，热汤泡洗。杨氏家藏。**疳眼流泪**乌贼鱼骨、牡蛎等分为末，糊丸皂子大。每用一丸，同猪肝一具，米泔煮熟食。经验。**底耳出脓**海螵蛸半钱，麝香一字，为末。以绵杖缴净，吹入耳中。澹寮方。**鼻疮疳䘌**乌贼鱼骨、白及各一钱，轻粉二字，为末，搽之。钱乙小儿方。**小儿脐疮**出血及脓。海螵蛸、胭脂为末，油调搽之。圣惠方。**头上生疮**海螵蛸、白胶香各二钱，轻粉五分，为末。先以油润净乃搽末，二三次即愈。卫生易简方。**疬疡白驳**先以布拭赤，用乌贼骨磨三年酢，涂之。外台秘要。**疔疮恶肿**先刺出血。以海螵蛸末掺之，其疔即出。普济方。**蝎螫痛楚**乌贼骨一钱，白矾二分，为末嗃鼻。在左壁者嗃左鼻，在右壁者嗃右鼻。卫生宝鉴。**灸疮不瘥**乌贼骨、白矾等分为末，日日涂之。千金方。**小儿痰齁**多年。海螵蛸末，米饮服一钱。叶氏摘玄方。**小便血淋**海螵蛸末一钱，生地黄汁调服。又方：海螵蛸、生地黄、赤茯苓等分，为末。每服一钱，柏叶、车前汤下。经验方。**大肠下血**不拘大人小儿，脏毒肠风及内痔，下血日久，多食易饥。先用海螵蛸炙黄，去皮研末。每服一钱，木贼汤下。三日后，服猪脏黄连丸。直指方。**卒然吐血**乌贼骨末，米饮服二钱。圣惠。**骨鲠在喉**乌贼鱼骨、陈橘红焙等分为末，寒食面和饧，丸芡子大。每用一丸，含化咽汁。圣济总录。**舌肿出血**如泉。乌贼骨、蒲黄各等分，炒为细末。每用涂之。简便单方。**跌破出血**乌贼鱼骨末，傅之。直指方。**阴囊湿痒**乌贼骨、蒲黄，扑之。医宗三法。

血

‖ **主治** ‖

耳聋。甄权。

腹中墨

‖ **主治** ‖

血刺心痛，醋磨服之。藏器。炒、研，醋服亦可。

‖ **附录** ‖

柔鱼 [颂曰]一种柔鱼，与乌贼相似，但无骨尔。越人重之。

‖ **基原** ‖

据《纲目图鉴》《纲目彩图》等综合分析考证，本品为蛸科动物长蛸 *Octopos variobilis* (Sasaki)。分布于渤海、黄海、东海、南海。《中华本草》《动物药志》认为还包括同属动物真蛸 *O. vulgaris* Lamarck、短蛸 *O. ocellatus* Gray 等；真蛸分布于东海、南海，短蛸分布于辽宁到广东沿海。

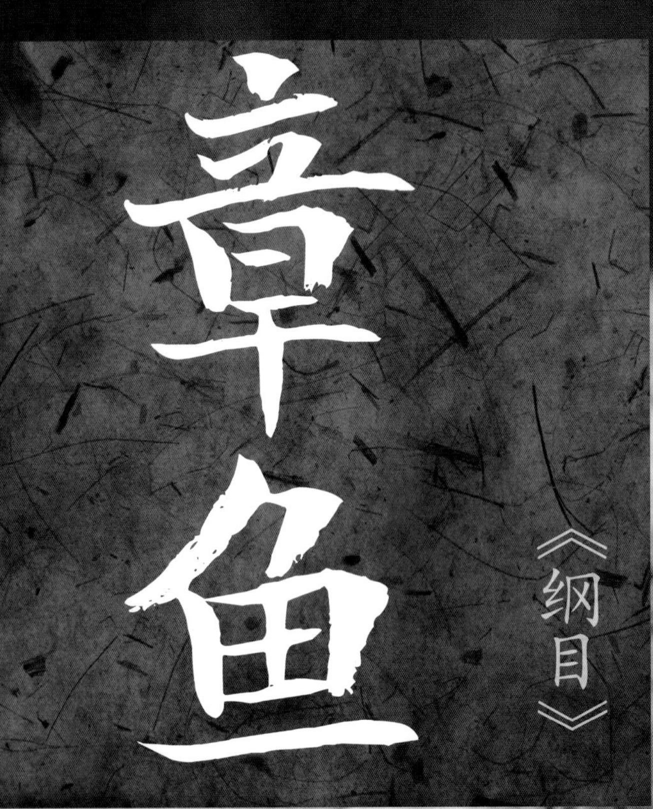

▷章鱼的原动物

‖ **释名** ‖

章举韩文**䱀鱼**音佶临海志。

‖ **集解** ‖

[颂曰] 章鱼、石距二物，似乌贼而差大，更珍好，食品所重，不入药用。[时珍曰] 章鱼生南海。形如乌贼而大，八足，身上有肉。闽、粤人多采鲜者，姜、醋食之，味如水母。韩退之所谓章举马甲柱，斗以怪自呈者也。石距亦其类，身小而足长，入盐烧食极美。

‖ **气味** ‖

甘、咸，寒，无毒。[时珍曰] 按李九华云：章鱼冷而不泄。

‖ **主治** ‖

养血益气。时珍。

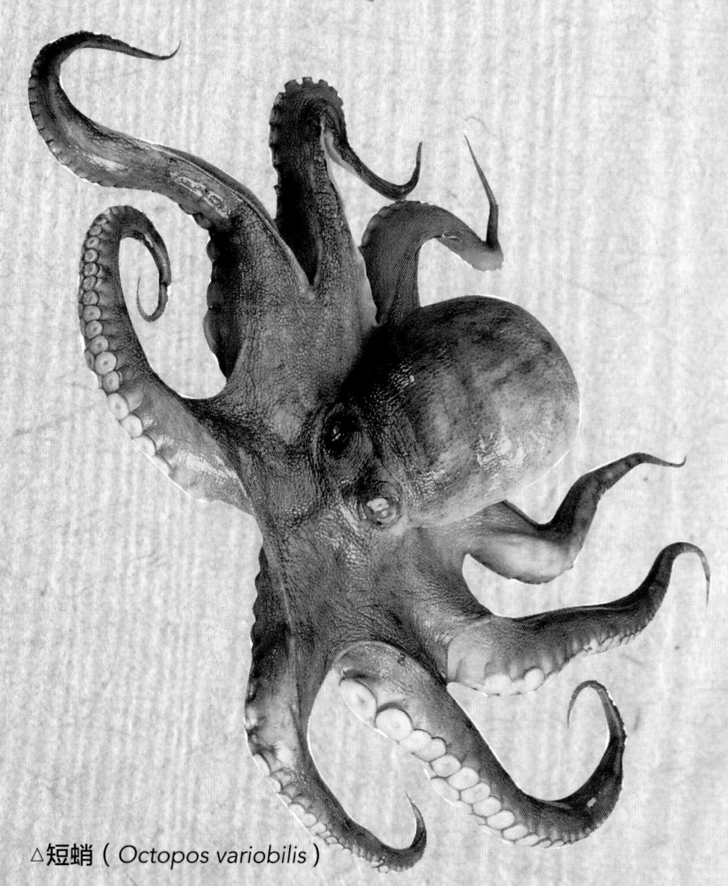

△短蛸（*Octopos variobilis*）

‖ **基原** ‖

据《纲目图鉴》《纲目彩图》等综合分析考证，本品为魟科动物赤魟 *Dasyatis akajei* (Muller et Henle)。《动物药志》《中华本草》《大辞典》认为还包括花点魟 *D. arnak* (Forskal) 及多种近缘动物。均分布于东海、南海等。

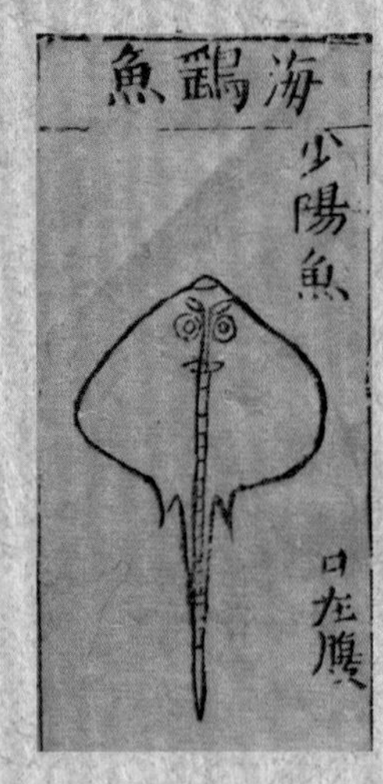

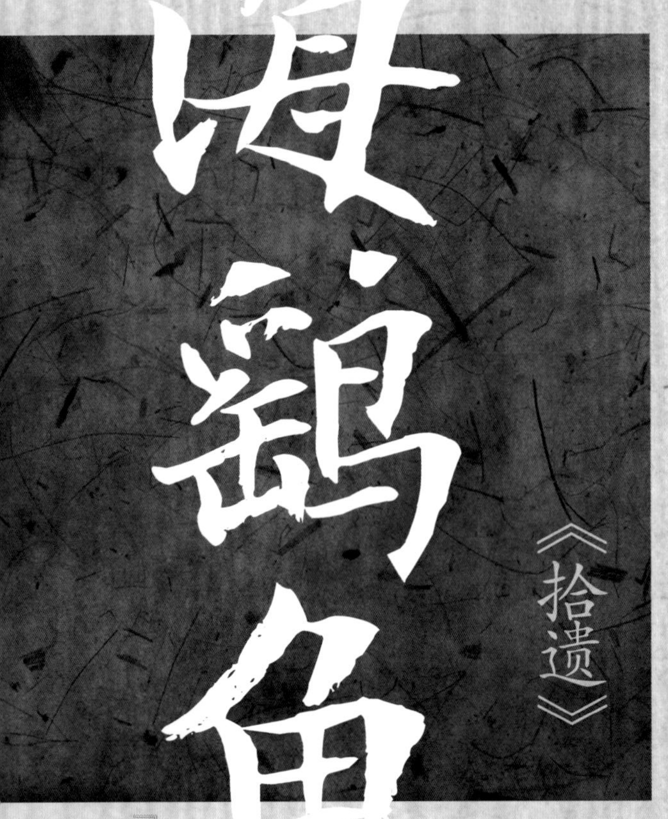

‖ **释名** ‖

邵阳鱼食鉴作少阳。**荷鱼**广韵作鲄。**鲼鱼**音忿。**鯆魮鱼**音铺毗。**蕃踏鱼**番沓。**石蛎**。[时珍曰] 海鹞，象形。少阳、荷，并言形色也。余义莫详。

‖ **集解** ‖

[藏器曰] 生东海。形似鹞，有肉翅，能飞上石头。齿如石版。尾有大毒，逢物以尾拨而食之。其尾刺人，甚者至死。候人尿处钉之，令人阴肿痛，拔去乃愈。海人被刺毒者，以鱼扈竹及海獭皮解之。又有鼠尾鱼、地青鱼，并生南海，总有肉翅刺在尾中。食

肉去刺。[时珍曰] 海中颇多，江湖亦时有之。状如盘及荷叶，大者围七八尺。无足无鳞，背青腹白。口在腹下，目在额上。尾长有节，螫人甚毒。皮色肉味，俱同鲇鱼。肉内皆骨，节节联比，脆软可食，吴人腊之。魏武食制云：蕃踏鱼大者如箕，尾长数尺。是矣。岭表录异云：鸡子鱼，嘴形如鹞，肉翅无鳞，色类鲇鱼，尾尖而长，有风涛即乘风飞于海上。此亦海鹞之类也。

肉

‖**气味**‖

甘、咸，平，无毒。[时珍曰] 有小毒。

‖**主治**‖

不益人。弘景。**男子白浊膏淋，玉茎涩痛。**宁源。

齿

‖**气味**‖

无毒。

‖**主治**‖

瘴疟，烧黑研末，酒服二钱匕。藏器。

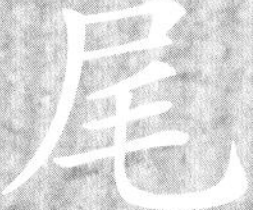

‖**气味**‖

有毒。

‖**主治**‖

齿痛。陶弘景。

‖ **基原** ‖

据《纲目图鉴》《纲目彩图》《中华本草》等综合分析考证，本品为飞鱼科动物燕鳐鱼 *Cypselurus agoo* (Temminck et Schlegel)、弓头燕鳐鱼 *C. arcticeps* (Gunther) 等。燕鳐鱼分布于黄海、渤海及东海，弓头燕鳐鱼分布于黄海、东海、南海。《动物药志》还收载同属动物点鳍燕鳐鱼 *C. spilopterus* (Cuvier et Valenciennes)、背斑燕鳐鱼 *C. bahiensis* (Ranzani)、少鳞燕鳐鱼 *C. oligolepis* (Bleeker)、尖头燕鳐鱼 *C. oxycephalus* (Bleeker) 等。

文鳐鱼《拾遗》

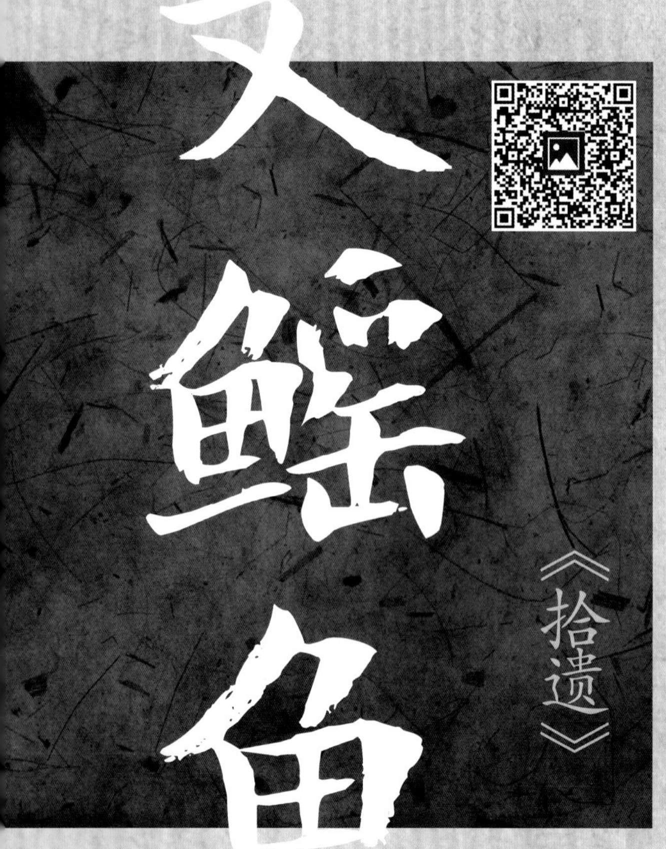

‖ **释名** ‖

飞鱼。

‖ **集解** ‖

[藏器曰] 生海南。大者长尺许，有翅与尾齐。群飞海上。海人候之，当有大风。吴都赋云：文鳐夜飞而触网，是矣。[时珍曰] 按西山经云：观水西注于流沙，多文鳐鱼。状如鲤，鸟翼鱼身，苍文白首赤喙。常以夜飞，从西海游于东海。其音如鸾鸡。其味甘，食之已狂，见则大穰。林邑记云：飞鱼身圆，大者丈余，翅如胡蝉。出入群飞，游翔翳荟，沉则泳于海底。又一统志云：陕西鄠县涝水出飞鱼，状如鲋，食之已痔疾也。

肉

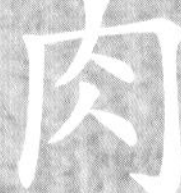

‖ **气味** ‖

甘，酸，无毒。

‖ **主治** ‖

妇人难产，烧黑研末，酒服一钱。临月带之，令人易产。藏器。**已狂已痔。**时珍。

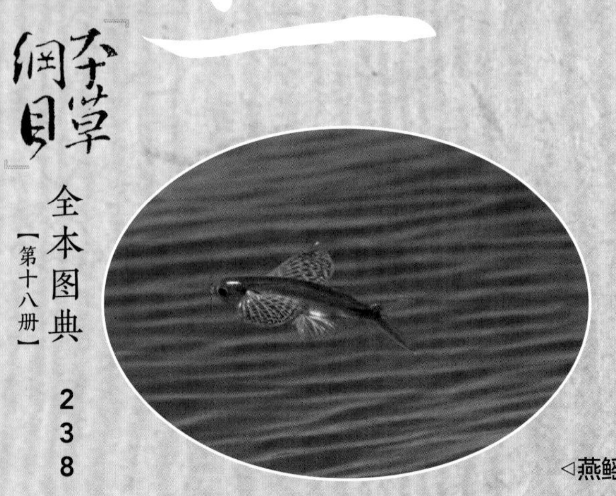

◁燕鳐鱼（*Cypselurus agoo*）

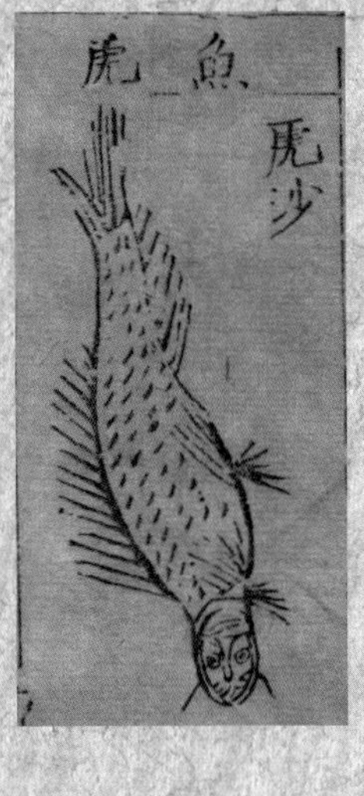

‖ **基原** ‖

《纲目图鉴》认为本品为刺鲀科刺鲀属动物，如六斑刺鲀 *Diodon holocanthus* Linnaeus 及九斑刺鲀 *Diodon novemaculatus* (Bleeker)；六斑刺鲀分布于黄海、东海、南海等，九斑刺鲀分布于南海等。《中华本草》认为本品为毒鲉科动物鬼鲉 *Inimicus japonicas* (Cuvier et Valenciennes)，我国沿海均有分布。

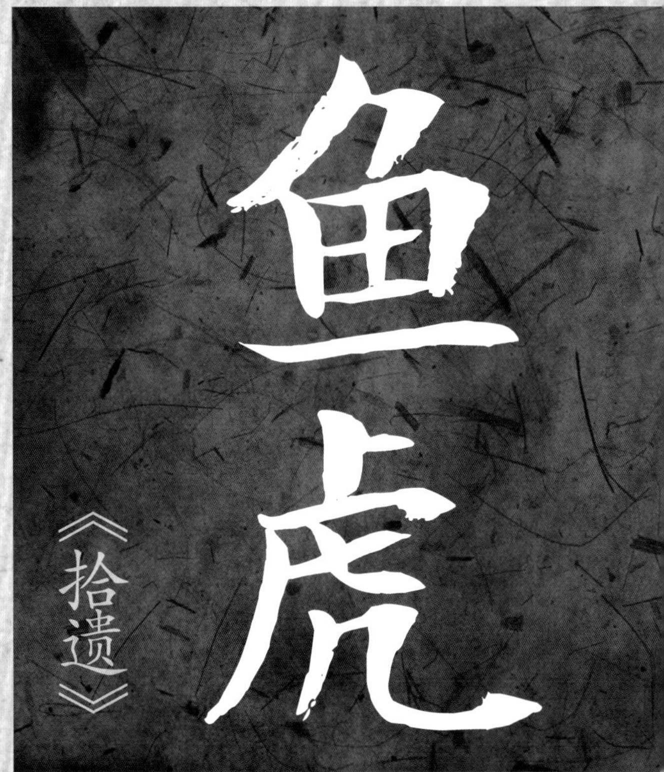

‖ **释名** ‖

土奴鱼临海记。

‖ **集解** ‖

[藏器曰] 生南海。头如虎。背皮如猬有刺，着人如蛇咬。亦有变为虎者。[时珍曰] 按倦游录云：海中泡鱼大如斗，身有刺如猬，能化为豪猪。此即鱼虎也。述异记云：老则变为鲛鱼。

‖ **气味** ‖

有毒。

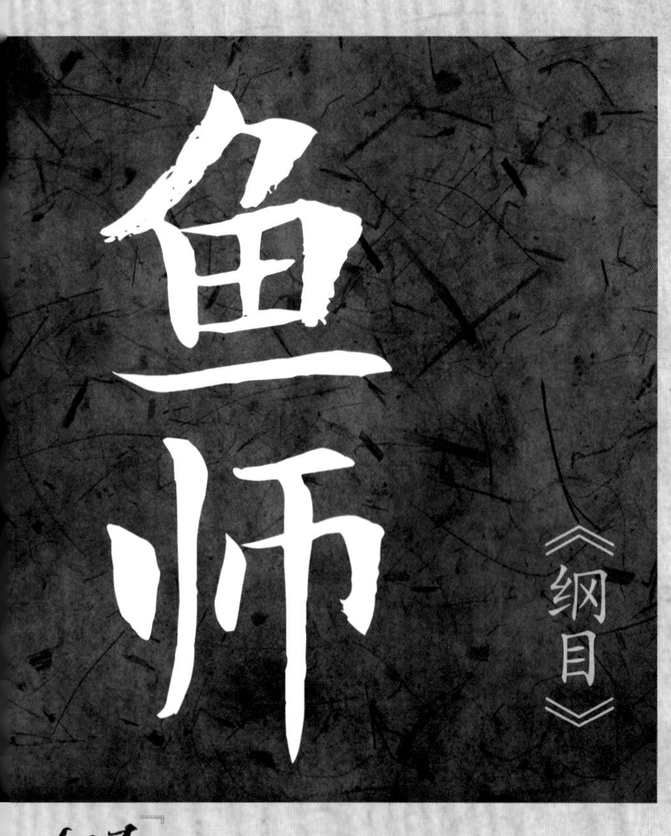

‖**集解**‖

[时珍曰] 陈藏器诸鱼注云：鱼师大者，有毒杀人。今无识者。但唐韵云：鰤，老鱼也。山海经云：历虢之水，有师鱼，食之杀人。其即此欤？

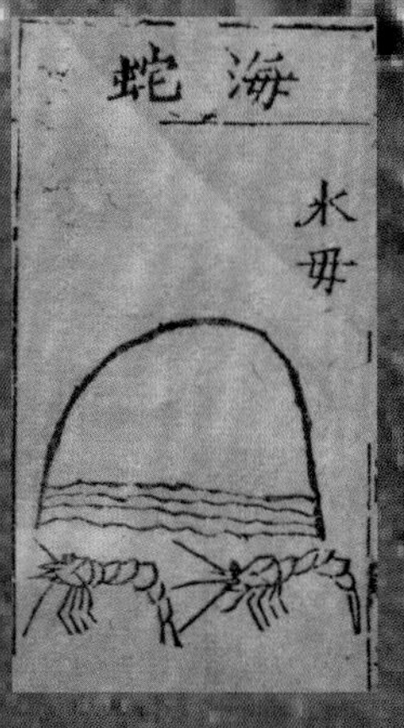

‖ **基原** ‖

据《纲目图鉴》《纲目彩图》等综合分析考证，本品为根口水母科动物海蜇 *Rhopilema esculenta* Kishinouye。辽宁至福建各海域均有分布。《中华本草》认为还包括同属动物黄斑海蜇 *R. hispidum* Vanhoeffen，主要分布于广东沿海。

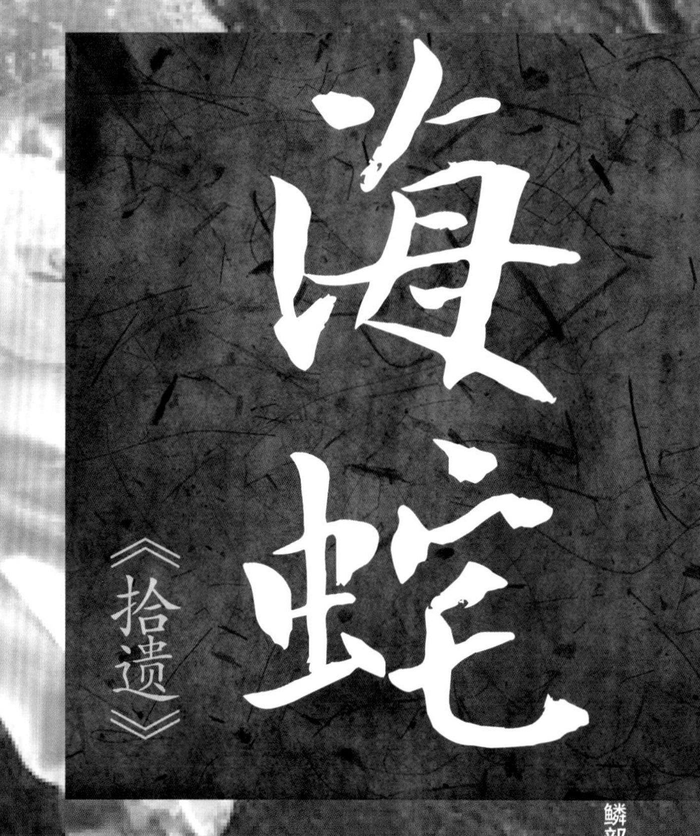

‖ **释名** ‖

水母拾遗**樗蒲鱼**拾遗**石镜**。[时珍曰] 蛇，乍、宅二音。南人讹为海折，或作蜡、鲊者，并非。刘恂云：闽人曰蛇，广人曰水母。异苑名石镜也。

‖ **集解** ‖

[藏器曰] 蛇生东海。状如血衉，大者如床，小者如斗。无眼目腹胃，以虾为目，虾动蛇沉，故曰水母目虾。亦犹蛩蛩之与驱驉也。煠出以姜、醋进之，海人以为常味。[时珍曰] 水母形浑然凝结，其色红紫，无口眼腹。下有物如悬絮，群虾附之，咂其涎沫，浮泛如飞。为潮所拥，则虾去而蛇不得归。人因割取之，浸以石灰、矾水，去其血汁，其色遂白。其最厚者，谓之蛇头，味更胜。生、熟皆可食。茄柴灰和盐水淹之良。

‖ **气味** ‖

咸，温，无毒。

‖ **主治** ‖

妇人劳损，积血带下，小儿风疾丹毒，汤火伤。藏器。**疗河鱼之疾。**时珍。出异苑。

△黄斑海蜇（*Rhopilema hispidum*）

‖ **基原** ‖

据《中华本草》《纲目图鉴》《纲目彩图》等综合分析考证，本品为长臂虾科青虾（日本沼虾）*Macrobrachium nipponense* (De Haan)、锯齿长臂虾 *Palaemon serrifer* (Stimson) 等多种淡水虾；现今药用的淡水虾以青虾为主。青虾分布于全国各地，锯齿长臂虾分布于渤海、黄海、东海、南海。另外，还有秀丽白虾 *Exopalaemon modestus*、脊尾白虾 *E. carinicauda* 等。

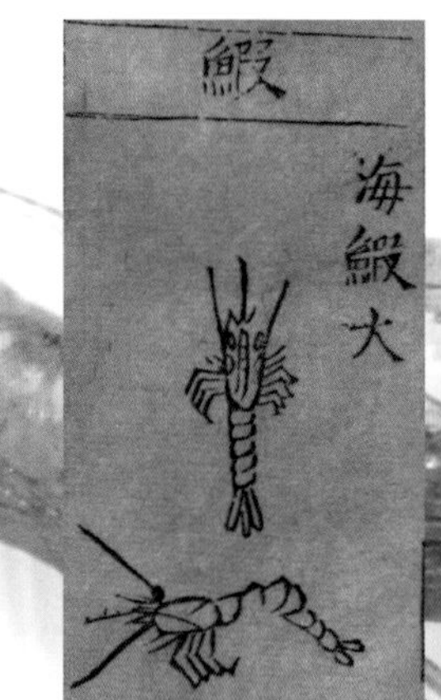

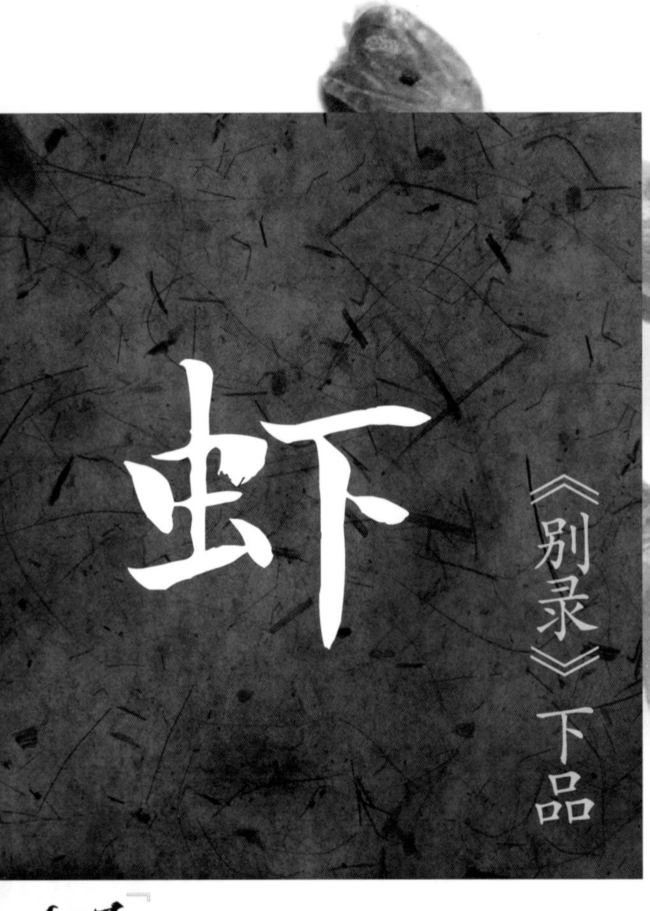

虾

《别录》下品

▷青虾（日本沼虾）（*Macrobrachium nipponense*）

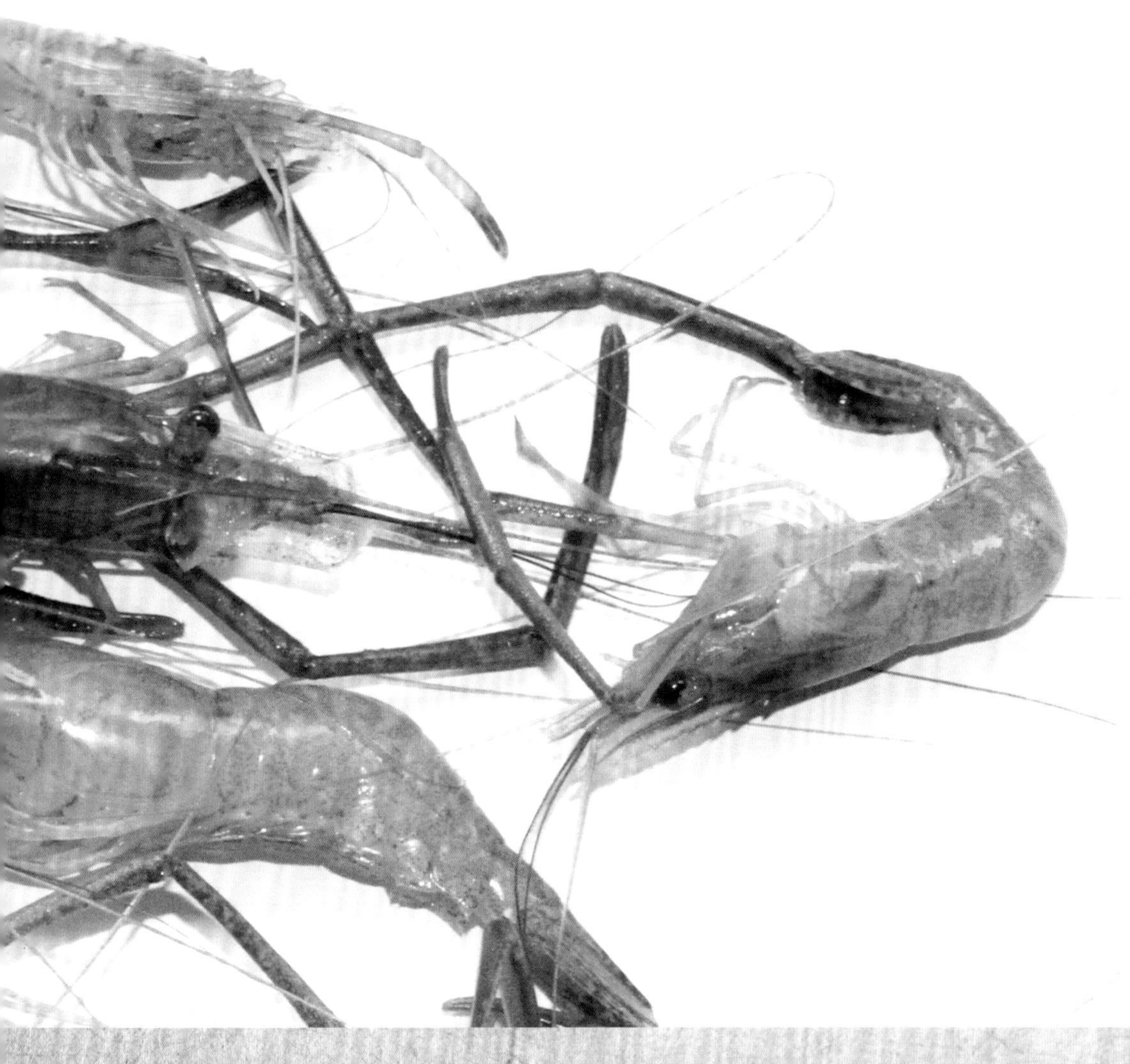

‖ **释名** ‖

[时珍曰] 鰕音霞，俗作虾，入汤则红色如霞也。

‖ **集解** ‖

[时珍曰] 江湖出者大而色白，溪池出者小而色青。皆磔须钺鼻，背有断节，尾有硬鳞，多足而好跃，其肠属脑，其子在腹外。凡有数种：米虾、糠虾，以精粗名也；青虾、白虾，以色名也；梅虾，以梅雨时有也；泥虾、海虾，以出产名也。岭南有天虾，其虫大如蚁，秋社后，群堕水中化为虾，人以作鲊食。凡虾之大者，蒸曝去壳，谓之虾米，食以姜、醋，馔品所珍。

‖ **气味** ‖

甘，温，有小毒。[诜曰] 生水田及沟渠者有毒，鲊内者尤有毒。[藏器曰] 以热饭盛密器中作鲊食，毒人至死。[弘景曰] 无须及腹下通黑，并煮之色白者，并不可食。小儿及鸡、狗食之，脚屈弱。[鼎曰] 动风，发疮疥冷积。[源曰] 动风热。有病人勿食。

‖ **主治** ‖

五野鸡病，小儿赤白游肿，捣碎傅之。孟诜。**作羹，治鳖瘕，托痘疮，下乳汁。法制，壮阳道；煮汁，吐风痰；捣膏，傅虫疽。**时珍。

‖ **附方** ‖

新五。**鳖瘕疼痛**类编云：陈拱病鳖瘕，隐隐见皮内，痛不可忍。外医洪氏曰：可以鲜虾作羹食之。久久痛止。明年又作，再如前治而愈，遂绝根本。**补肾兴阳**用虾米一斤，蛤蚧二枚，茴香、蜀椒各四两，并以青盐化酒炙炒，以木香粗末一两和匀，乘热收新瓶中密封。每服一匙，空心盐酒嚼下，甚妙。**宣吐风痰**用连壳虾半斤，入葱、姜、酱煮汁。先吃虾，后吃汁，紧束肚腹，以翎探引取吐。**臁疮生虫**用小虾三十尾，去头，足、壳，同糯米饭研烂，隔纱贴疮上，别以纱罩之。一夜解下，挂看皆是小赤虫。即以葱、椒汤洗净，用旧茶笼内白竹叶，随大小剪贴，一日二换。待汁出尽，逐日煎苦楝根汤洗之，以好膏贴之。将生肉，勿换膏药。忌发物。直指方。**血风臁疮**生虾、黄丹捣和贴之，日一换。集简方。

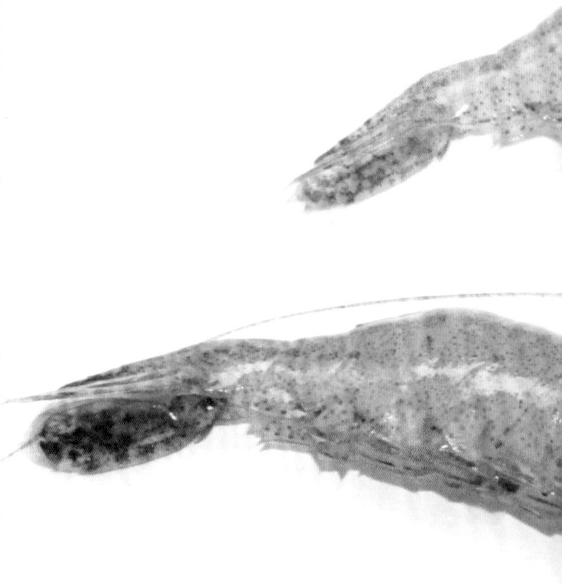

▽青虾

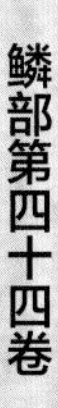

‖ **基原** ‖

《纲目图鉴》认为本品包括对虾科动物对虾 *Penaeus orientalis* Kishinouye 和龙虾科龙虾属（*Panulirus*）一些种类。对虾分布于渤海、黄海及东海。《中华本草》认为本品为龙虾科动物中国龙虾 *Panulirus stimpsoni* Holthuis、锦绣龙虾 *Panulirus ornatus* (Fabricius) 等多种龙虾；中国龙虾分布于浙江、福建、广东及海南岛、西沙群岛等沿海，锦绣龙虾分布于浙江舟山群岛以南及东海、南海。《纲目彩图》认为本品为多种海生虾的统称。

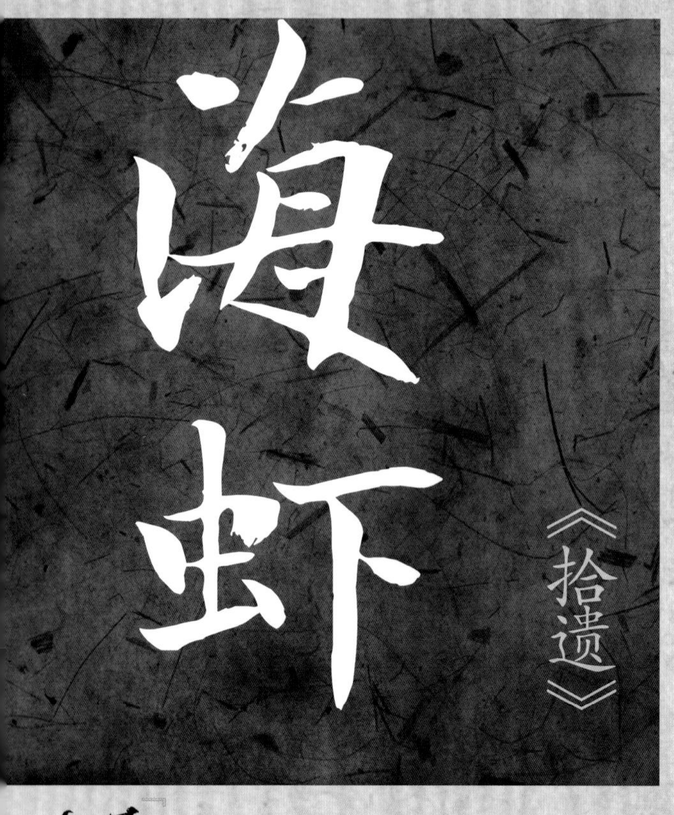

‖ **释名** ‖

红虾藏器**鰝**浩尔雅。

‖ **集解** ‖

[藏器曰] 海中红虾长一尺，须可为簪。崔豹古今注云：辽海间有飞虫如蜻蛉，名蟠䖤。七月群飞暗天。夷人食之，云虾所化也。[时珍曰] 按段公路北户录云：海中大红虾长二尺余，头可作杯，须可作簪、杖。其肉可为鲙，甚美。又刘恂岭表录异云：海虾皮壳嫩红色，前足有钳者，色如朱，最大者长七八尺至一丈也。闽中有五色虾，亦长尺余。彼人两两干之，谓之对虾，以充上馔。

‖ **气味** ‖

甘，平，有小毒。[时珍曰] 同猪肉食，令人多唾。

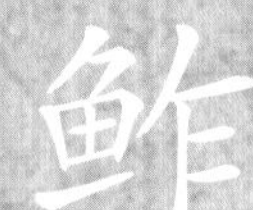

‖ **主治** ‖

飞尸蛔虫，口中甘䘌，龋齿头疮，去疥癣风瘙身痒，治山蚊子入人肉，初食疮发则愈。藏器。

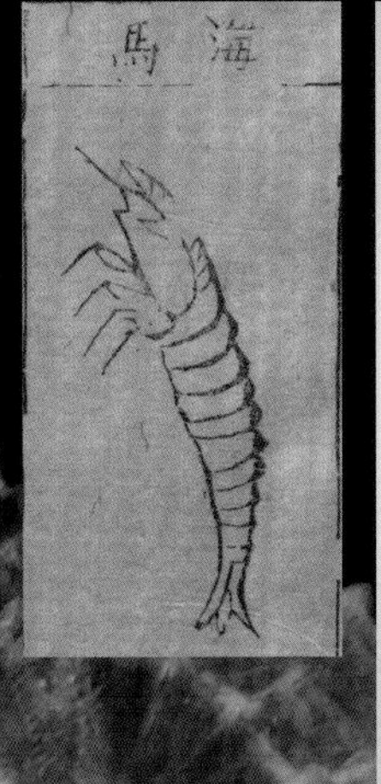

‖ **基原** ‖

据《动物药志》《纲目图鉴》《纲目彩图》等综合分析考证，本品为海龙科多种海马的统称，包括线纹海马 *Hippocampus kelloggi* Jordan et Snyder、三斑海马 *H. trimaculatus* Leach、刺海马 *H. histrix* Kaup、大海马 *H. kuda* Bleeker、小海马（海蛆）*H. japonicus* Kaup。均分布于广东等沿海一带，小海马还分布于辽宁、河北、山东沿海。《中华本草》还收载有同属动物冠海马 *H. coronatus* Temm. et Schl.，主要分布于渤海。《药典》收载海马药材为海龙科动物线纹海马、刺海马、大海马、三斑海马或小海马（海蛆）的干燥体。夏、秋二季捕捞，洗净，晒干；或除去皮膜和内脏，晒干。

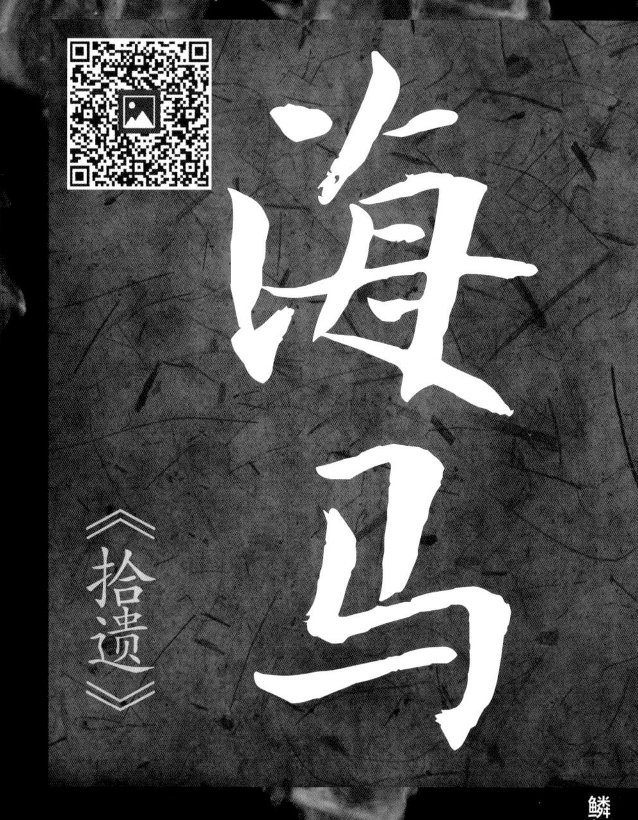

‖ **释名** ‖

水马。[弘景曰] 是鱼虾类也。状如马形，故名。

‖ **集解** ‖

[藏器曰] 海马出南海。形如马，长五六寸，虾类也。南州异物志云：大小如守宫，其色黄褐。妇人难产割裂而出者，手持此虫，即如羊之易产也。[宗奭曰] 其首如马，其身如虾，其背伛偻，有竹节纹，长二三寸。[颂曰] 异鱼图云：渔人布网罟，此鱼多挂网上，收取曝干，以雌雄为对。[时珍曰] 按圣济总录云：海马，雌者黄色，雄者青色。又徐表南方异物志云：海中有鱼，状如马头，其喙垂下，或黄或黑。海人捕得，不以啖食，暴干熇之，以备产患。即此也。又抱朴子云：水马合赤斑蜘蛛，同冯夷水仙丸服之，可居水中。今水仙丸无所考矣。

△刺海马（*Hippocampus histrix*）

线纹海马 *Hippocampus kelloggi* COI 条形码主导单倍型序列：

```
1   CCTATACTTA GTATTTGGTG CTTGGGCCGG AATAGTCGGC ACTGCACTCA GCCTTTTAAT CCGAGCAGAA CTAAGTCAAC
81  CAGGAGCTTT ATTAGGGGAC GATCAAATCT ATAATGTTAT CGTAACTGCT CATGCTTTTG TAATAATTTT TTTTATAGTA
161 ATGCCAATTA TAATCGGGGG TTTCGGTAAT TGATTAGTCC CATTAATAAT CGGAGCGCCT GATATAGCCT TTCCTCGAAT
241 AAATAACATA AGTTTTTGAT TATTACCCCC TTCTTTTCTC CTCCTCCTTG CTTCGTCAGG AGTAGAAGCT GGGGCGGGAA
321 CAGGTTGGAC TGTTTACCCC CCACTAGCAG GCAATTTGGC GCACGCTGGA GCCTCTGTAG ACTTAACAAT CTTCTCTCTT
401 CATTTAGCAG GTGTTTCATC AATTCTAGGG GCTATTAACT TTATTACTAC TATTATTAAT ATAAAACCCC CATCAATTTC
481 ACAATATCAA ACACCATTAT TTGTATGAGC AGTTTTAGTA ACCGCAGTTC TACTTTTATT ATCATTACCT GTACTAGCAG
561 CCGGGATTAC CATACTTCTC ACAGACCGAA ACTTAAACAC AACATTTTTT GATCCTTCCG GAGGAGGGGA CCCCATCCTC
641 TATCAACACT TATTT
```

‖**气味**‖

甘，温、平，无毒。

‖**主治**‖

妇人难产，带之于身，甚验。临时烧末饮服，并手握之，即易产。藏器。**主产难及血气痛。**苏颂。**暖水脏，壮阳道，消瘕块，治疗疮肿毒。**时珍。

‖**发明**‖

[时珍曰] 海马雌雄成对，其性温暖，有交感之义，故难产及阳虚房中方术多用之，如蛤蚧、郎君子之功也。虾亦壮阳，性应同之。

‖**附方**‖

新二。**海马汤**治远年虚实积聚癥块。用海马雌雄各一枚，木香一两，大黄炒、白牵牛炒各二两，巴豆四十九粒，青皮二两，童子小便浸软，包巴豆扎定，入小便内再浸七日，取出麸炒黄色，去豆不用，取皮同众药为末。每服二钱，水一盏，煎三五沸，临卧温服。圣济录。**海马拔毒散**治疔疮发背恶疮有奇效。用海马炙黄一对，穿山甲黄土炒、朱砂、水银各一钱，雄黄三钱，龙脑、麝香各少许为末，入水银研不见星。每以少许点之，一日一点，毒自出也。秘传外科。

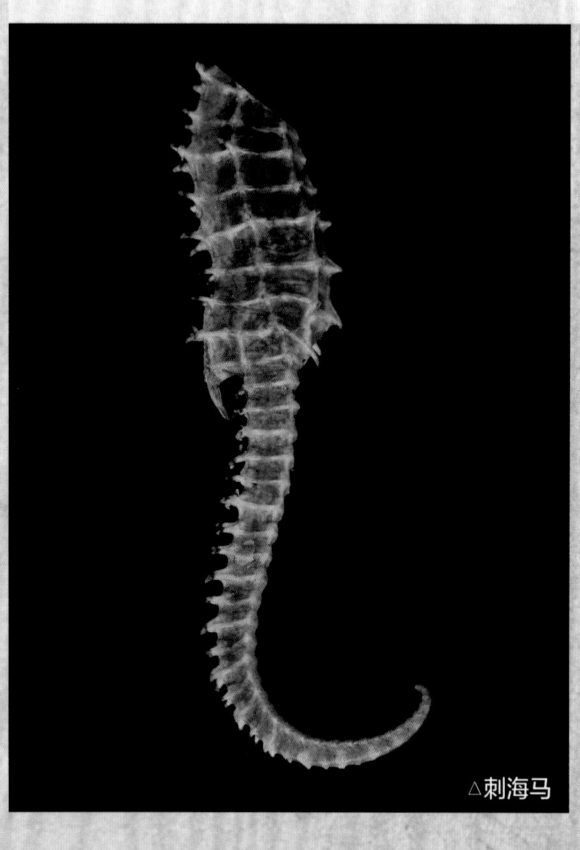

△刺海马

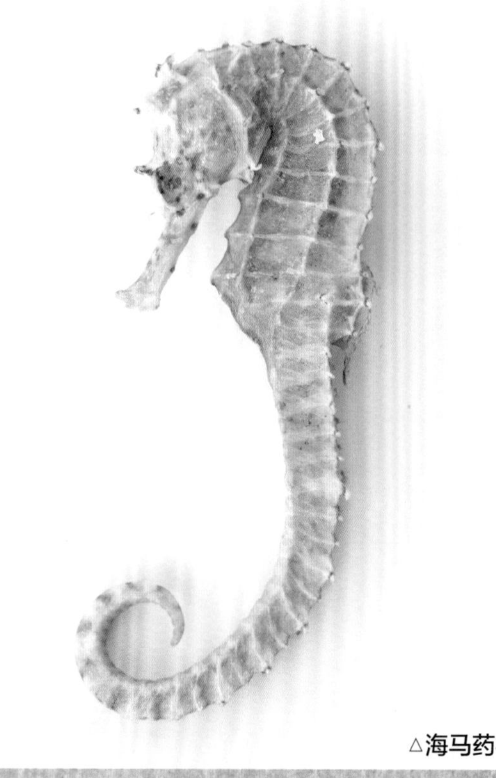

△海马药材

三斑海马 *Hippocampus trimaculatus* COI 条形码主导单倍型序列：

1 CCTGTACTTA GTATTCGGTG CTTGAGCCGG AATAGTCGGC ACTGCACTCA GCCTCCTAAT TCGAGCAGAA CTAAGTCAAC
81 CAGGAGCTTT ATTAGGAGAT GATCAAATCT ATAATGTTAT TGTAACTGCT CATGCTTTTG TAATAATTTT CTTTATAGTA
161 ATACCAATTA TAATTGGAGG ATTTGGTAAT TGATTAGTTC CTTTAATAAT TGGAGCTCCT GACATGGCTT TTCCTCGAAT
241 AAATAATATA AGTTTTTGAT TACTACCCCC CTCTTTCCTT CTCCTCCTTG CCTCATCAGG AGTAGAAGCT GGTGCAGGAA
321 CAGGTTGAAC TGTTTATCCT CCATTAGCAG GCAATCTGGC ACATGCCGGA GCTTCTGTTG ACTTAACAAT CTTCTCCCTT
401 CATTTAGCAG GTGTCTCATC AATCCTAGGG GCTATTAACT TTATCACCAC TATTATTAAT ATAAAACCTC CCTCAATCTC
481 ACAATACCAA ACACCACTAT TTGTATGAGC CGTCTTAGTA ACCGCAGTAT TACTTTTATT ATCCCTACCT GTACTAGCAG
561 CCGGCATTAC TATGCTTCTA ACAGACCGAA ATTTAAACAC GACATTCTTT GACCCATCTG GAGGGGGTGA CCCTATTCTC
641 TATCAACACT TATTC

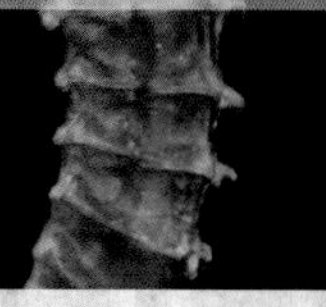

△海马（刺海马）药材

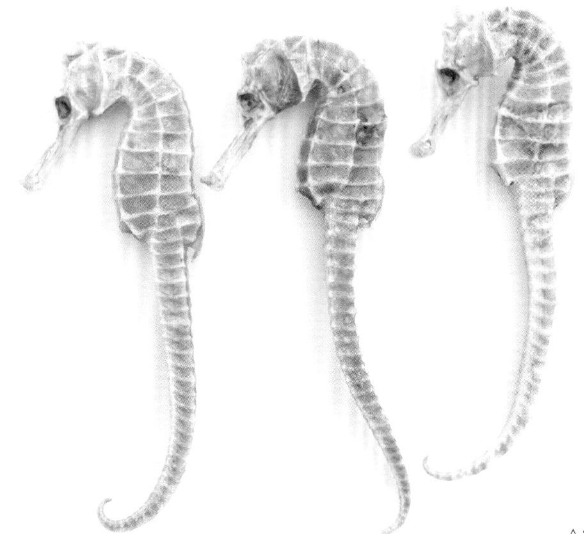

△大海马（*Hippocampus kuda*）

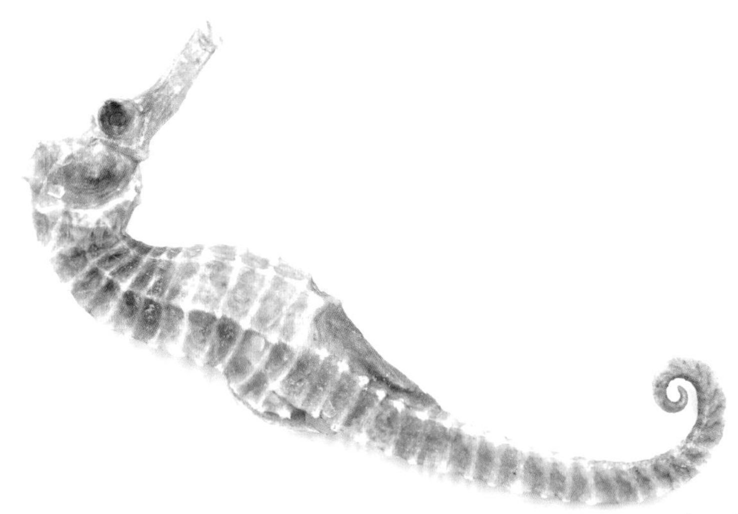

△海马（大海马）药材

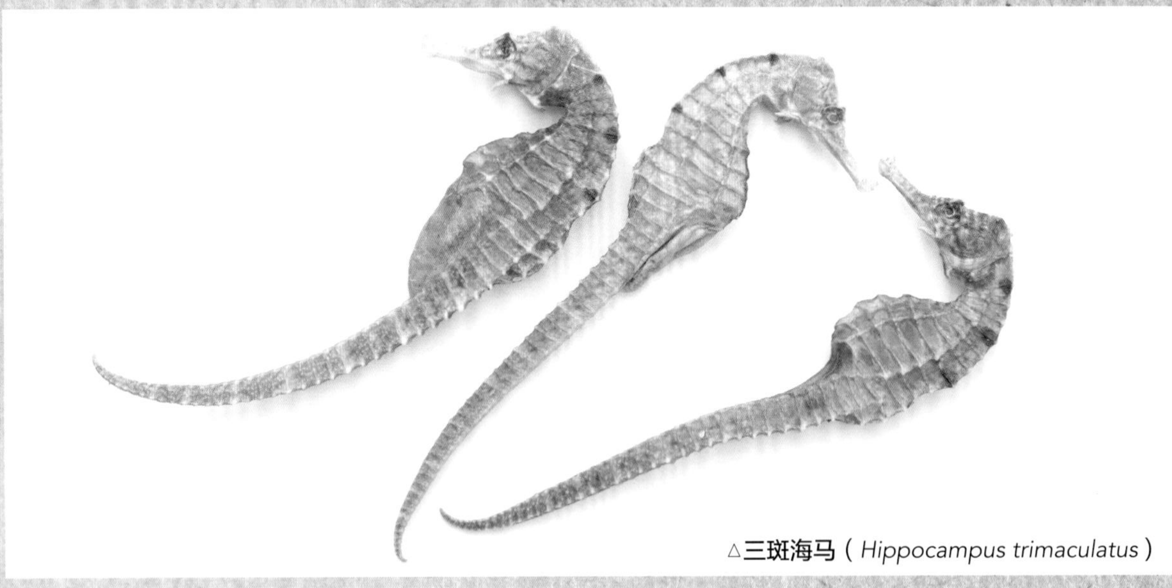
△三斑海马（*Hippocampus trimaculatus*）

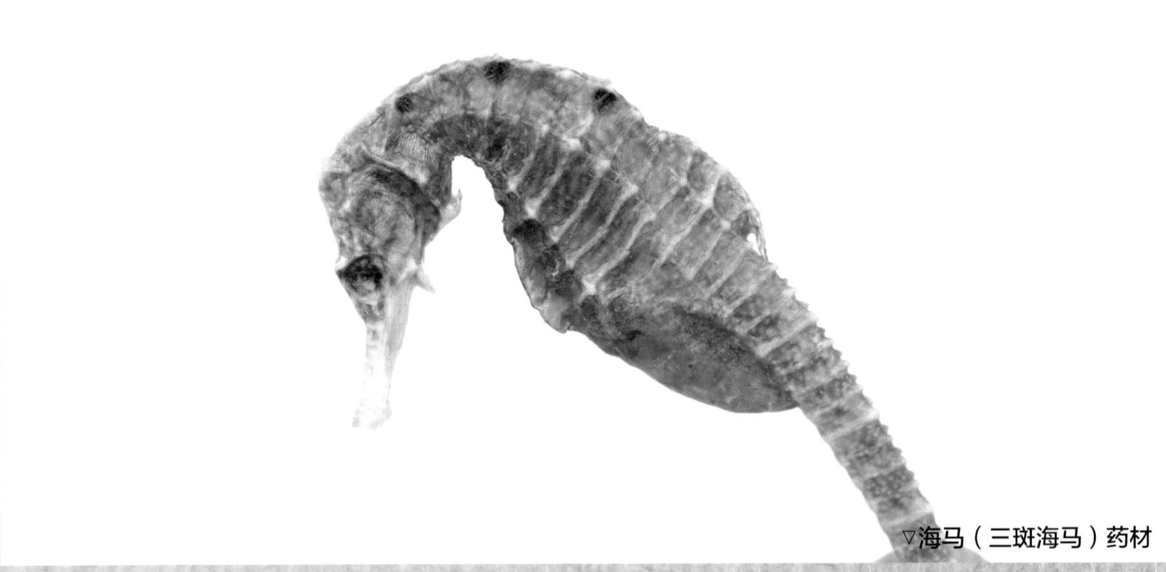
▽海马（三斑海马）药材

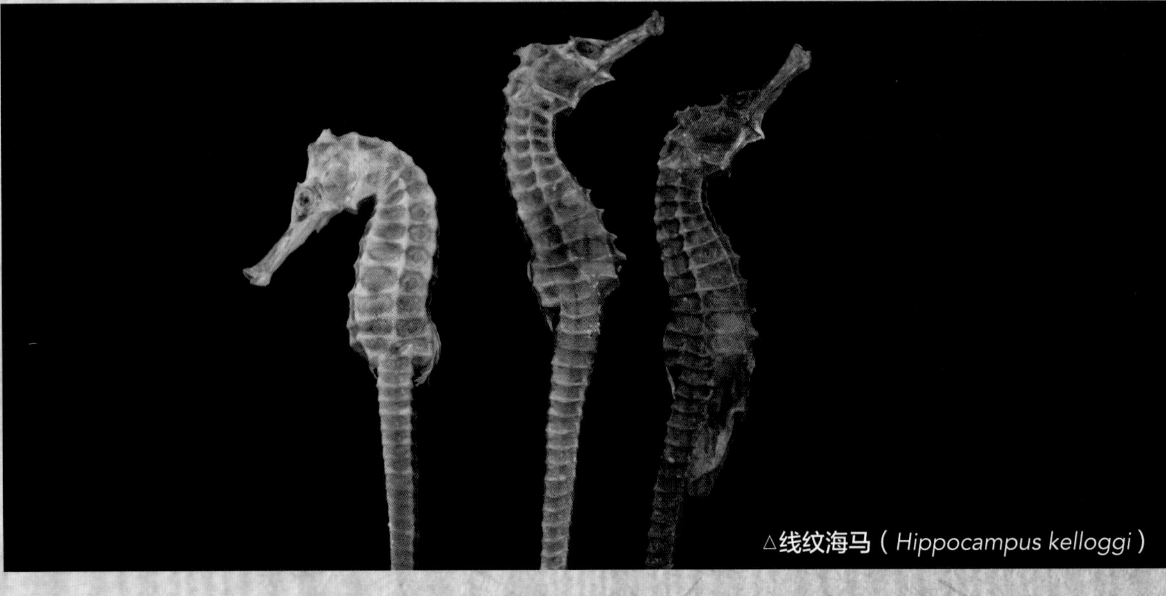
△线纹海马（*Hippocampus kelloggi*）

小海马（海蛆）*Hippocampus japonicus* COI 条形码主导单倍型序列：

1 CCTATACTTA GTATTTGGTG CTTGAGCCGG AATAGTCGGC ACTGCACTCA GCCTCTTAAT TCGAGCAGAA CTAAGTCAAC
81 CAGGAGCTTT ACTAGGTGAT GATCAAATCT ATAATGTTAT CGTAACTGCT CATGCTTTCG TAATAATTTT CTTTATAGTA
161 ATACCAATTA TGATTGGAGG ATTTGGTAAT TGACTAATTC CTCTAATAAT CGGAGCCCCT GATATAGCAT TTCCTCGAAT
241 AAATAACATA AGTTTCTGAT TATTACCACC CTCATTCCTT CTTCTCCTCG CCTCATCAGG CGTAGAAGCT GGTGCAGGGA
321 CAGGTTGAAC TGTTTATCCC CCCTTAGCAG GCAATCTAGC TCATGCTGGA GCTTCTGTAG ACCTAACAAT TTTCTCTCTT
401 CATTTAGCGG GTGTTTCATC AATCCTAGGA GCTATTAACT TTATTACTAC TATCATTAAC ATAAAACCCC CGTCAATCAC
481 GCAATACCAA ACACCCCTGT TTGTGTGAGC TGTTTTAGTA ACCGCAGTAT TACTTTTATT ATCTCTGCCT GTATTAGCAG
561 CTGGTATTAC CATACTCCTT ACAGATCGAA ACTTAAACAC AACATTTTTT GATCCTTCTG GAGGGGGCGA CCCTATTCTT
641 TACCAACATT TATTT

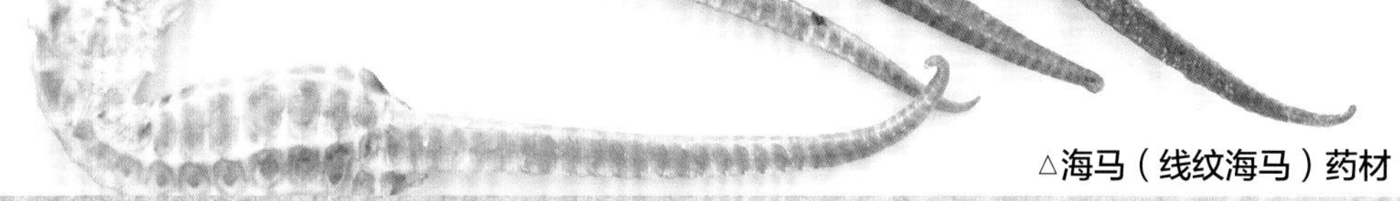

△海马（线纹海马）药材

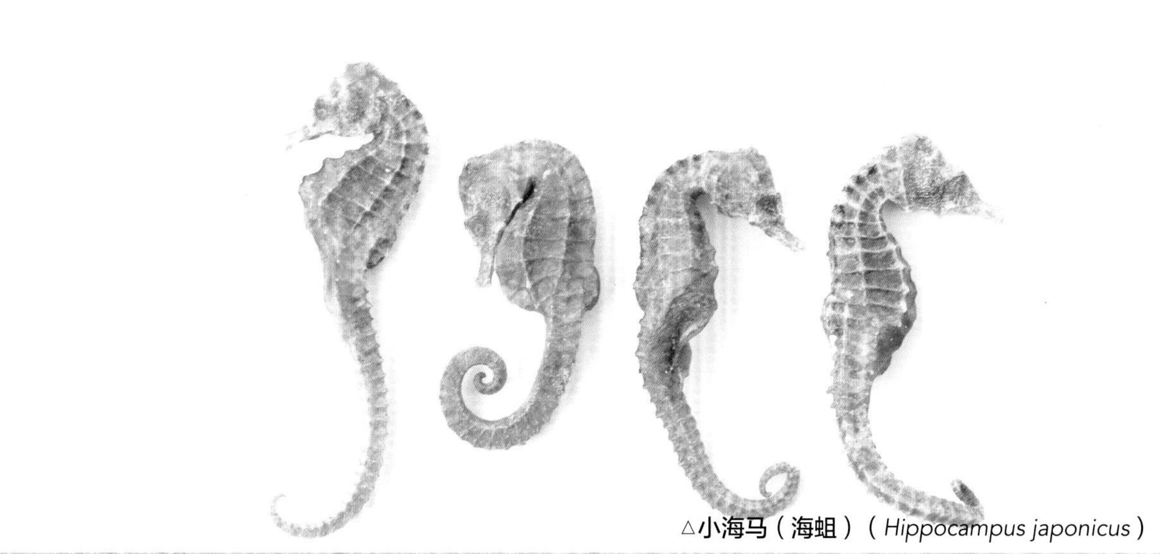

△小海马（海蛆）（*Hippocampus japonicus*）

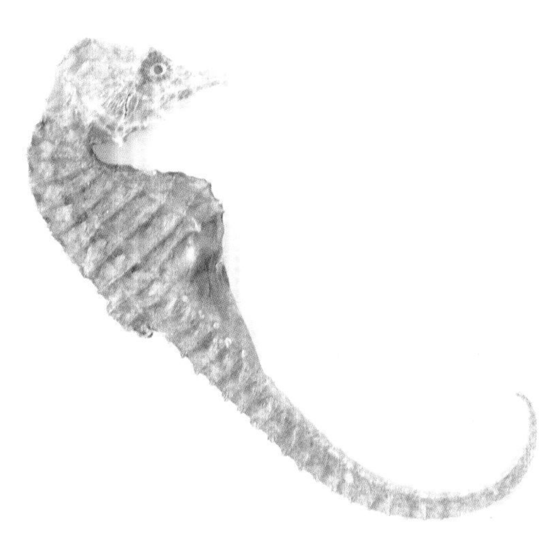

△海马（小海马）药材

‖ 基原 ‖

有学者*认为本品可能为鱼类的干制品，也可能指一种海鱼。今之鲍鱼为鲍科鲍属多种动物的统称，包括杂色鲍 *Haliotis diversicolor* Reeve、澳洲鲍 *H. ruber* (Leach) 等，参见第四十六卷“石决明”项下。

*邹云翔．鲍鱼入药的考证 [J]. 江苏中医，1956(S1)：38.

鲍鱼

《别录》上品

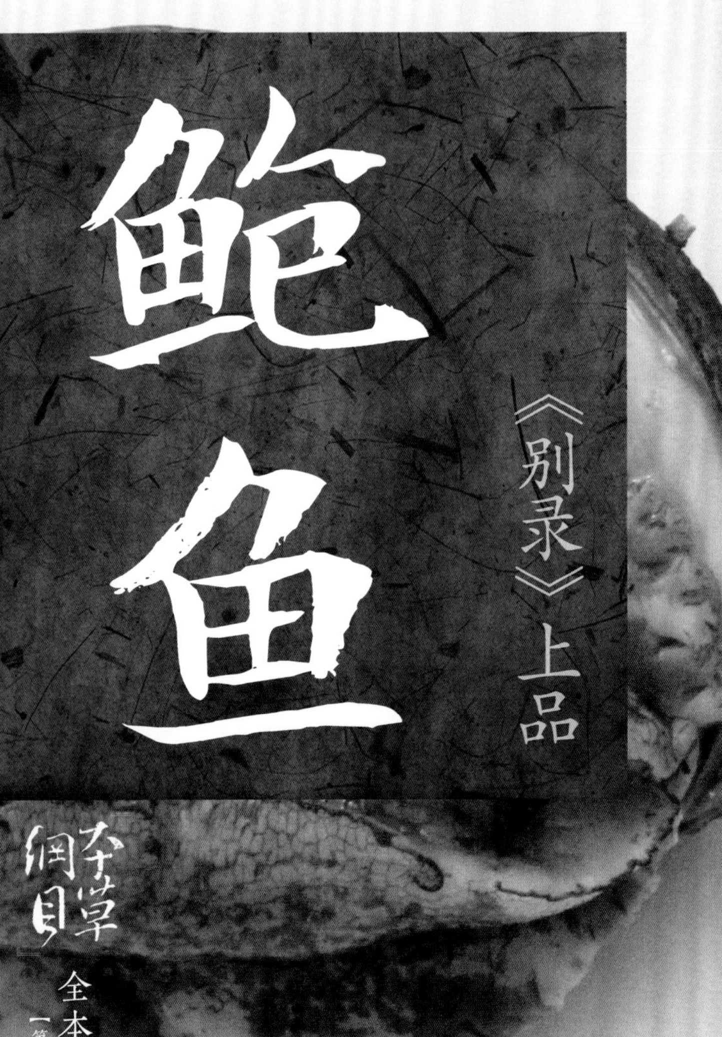

▷鲍鱼

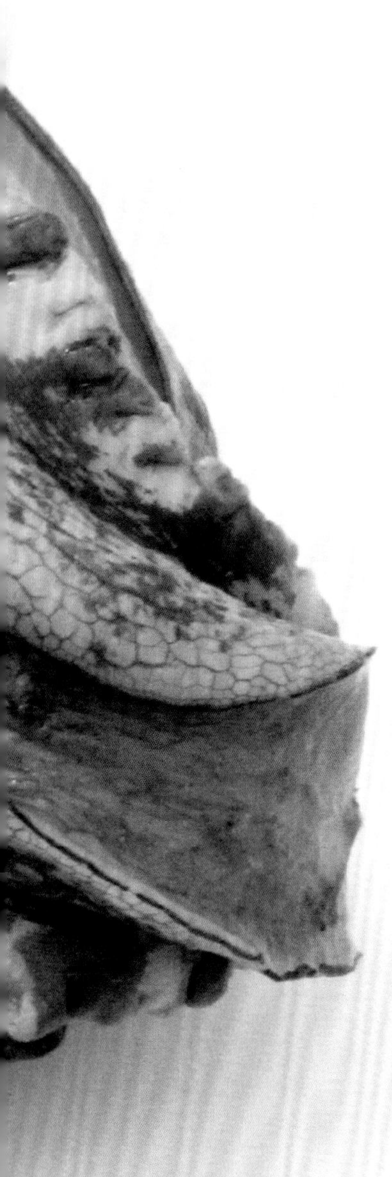

‖ **释名** ‖

薨鱼礼记。音考。**萧折鱼**魏武食制**干鱼。**[时珍曰] 鲍即今之干鱼也。鱼之可包者，故字从包。礼记谓之薨，魏武食制谓之萧折，皆以萧蒿承曝而成故也。其淡压为腊者，曰淡鱼，曰鳙鱼，音搜。以物穿风干者，曰法鱼，曰鲅鱼，音怯。其以盐渍成者，曰腌鱼，曰咸鱼，曰鲃鱼，音叶，曰鳒鱼，音蹇。今俗通呼曰干鱼。旧注混淆不明，今并削正于下。

‖ **集解** ‖

[别录曰] 鲍鱼辛臭，勿令中咸。[弘景曰] 俗人以盐鲃成，名鲃鱼，鲃字似鲍也。今鲍乃鳙鱼淡干者，都无臭气。不知入药者，正何种鱼也，方家亦少用之。[恭曰] 李当之言：以绳穿贯而胸中湿者良。盖以鱼去肠绳穿，淡暴使干，则味辛不咸；鱼肥则中湿而弥臭似尸气，无盐故也。若鳒鱼则沔州、复州作之，以盐鲃成，味咸不辛，臭亦与鲍不同，湿亦非独胸中，以有盐故也。二者，杂鱼皆可为之。[颂曰] 今汉、沔所作淡干鱼，味辛而臭者是也。或言海中自有一种鲍鱼，形似小鳙，气最臭，秦始皇车中乱臭者是此。然无的据。[时珍曰] 别录既云勿令中咸，即是淡鱼无疑矣。诸注反自多事。按周礼注云：鲍鱼，以鱼置福室中用糗干之而成。福室，土室也。张耒明道志云：汉阳、武昌多鱼，土人剖之，不用盐，暴干作淡鱼，载至江西卖之。饶、信人饮食祭享，无此则非盛礼。虽臭腐可恶，而更以为奇。据此则鲍即淡鱼，益可证矣。但古今治法不同耳。又苏氏所谓海中一种鲍鱼，岂顾野王所载海中鲀鱼似鲍者耶？不然，即今之白鲞也。鲞亦干鱼之总称也。又今淮人以鲫作淡法鱼颇佳。入药亦当以石首鲫鱼者为胜。若汉、沔所造者，鱼性不一，恐非所宜。其咸鱼近时亦有用者，因附之。

‖ **正误** ‖

[保升曰] 鳡鱼口小背黄者，名鲍鱼。[时珍] 按鳡鱼注所引，是鲩鱼，非鲍鱼也。盖鲩、鲍字误耳。

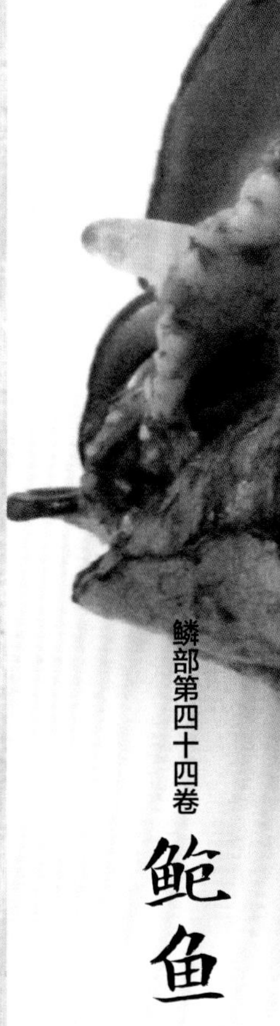

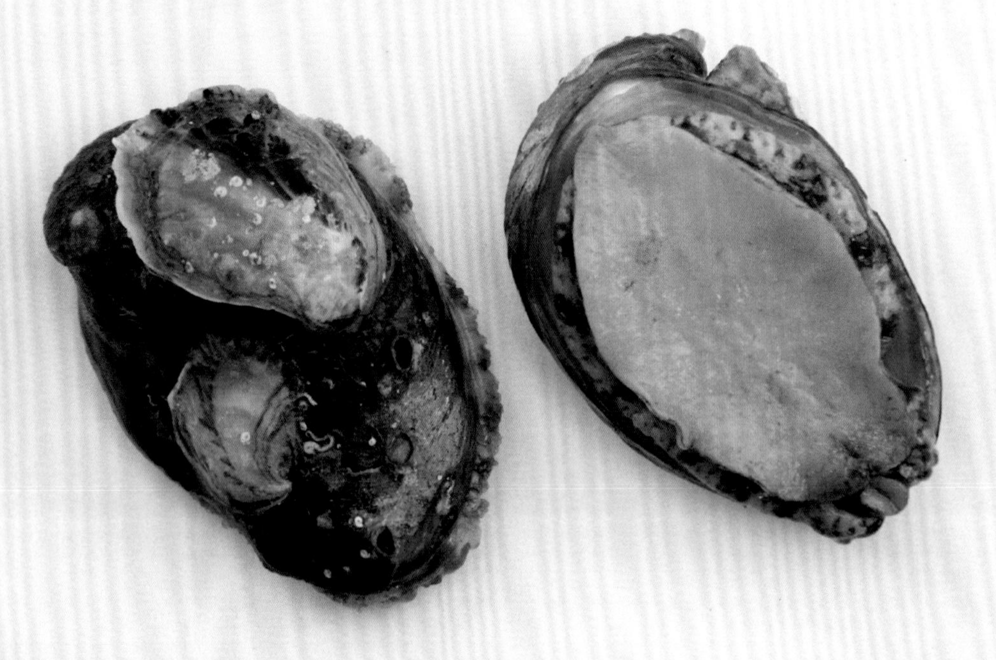
△鲍鱼

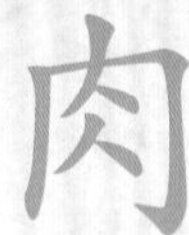

肉

‖ **气味** ‖

辛，臭，温，无毒。[时珍曰] 李九华云：妊妇食之，令子多疾。

‖ **主治** ‖

坠堕𤻆与腿同。**蹶厥踠折，瘀血、血痹在四肢不散者，女子崩中血不止。**别录。**煮汁，治女子血枯病伤肝，利肠。同麻仁、葱、豉煮羹，通乳汁。**时珍。

‖ **附方** ‖

旧一。**妊娠感寒**腹痛。干鱼一枚烧灰，酒服方寸匕，取汗瘥。子母秘录。

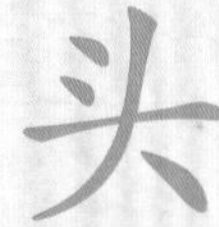

头

‖ **主治** ‖

煮汁，治眯目。烧灰，疗疔肿瘟气。时珍。

‖**附方**‖

新三。**杂物眯目**鲍鱼头二枚，地肤子半合，水煮烂，取汁注目中，即出。圣惠。**鱼脐疔疮**似新火针疮，四边赤，中央黑。可刺之，若不大痛，即杀人也。用腊月鱼头灰、发灰等分，以鸡溏屎和涂之。千金方。**预辟瘟疫**鲍鱼头烧灰方寸匕，合小豆末七枚，米饮服之，令瘟疫气不相染也。肘后方。

鲍鱼

‖**气味**‖

咸，温，无毒。

‖**主治**‖

小儿头疮出脓水。以麻油煎熟，取油频涂。时珍。

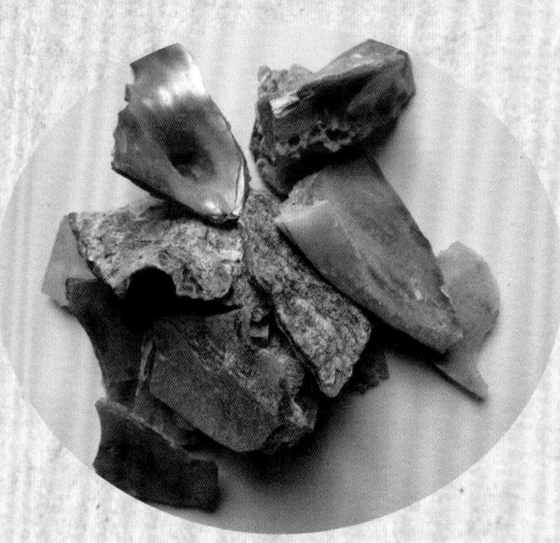

△石决明饮片

穿鲍绳

‖**主治**‖

眯目去刺，煮汁洗之，大良。苏恭。

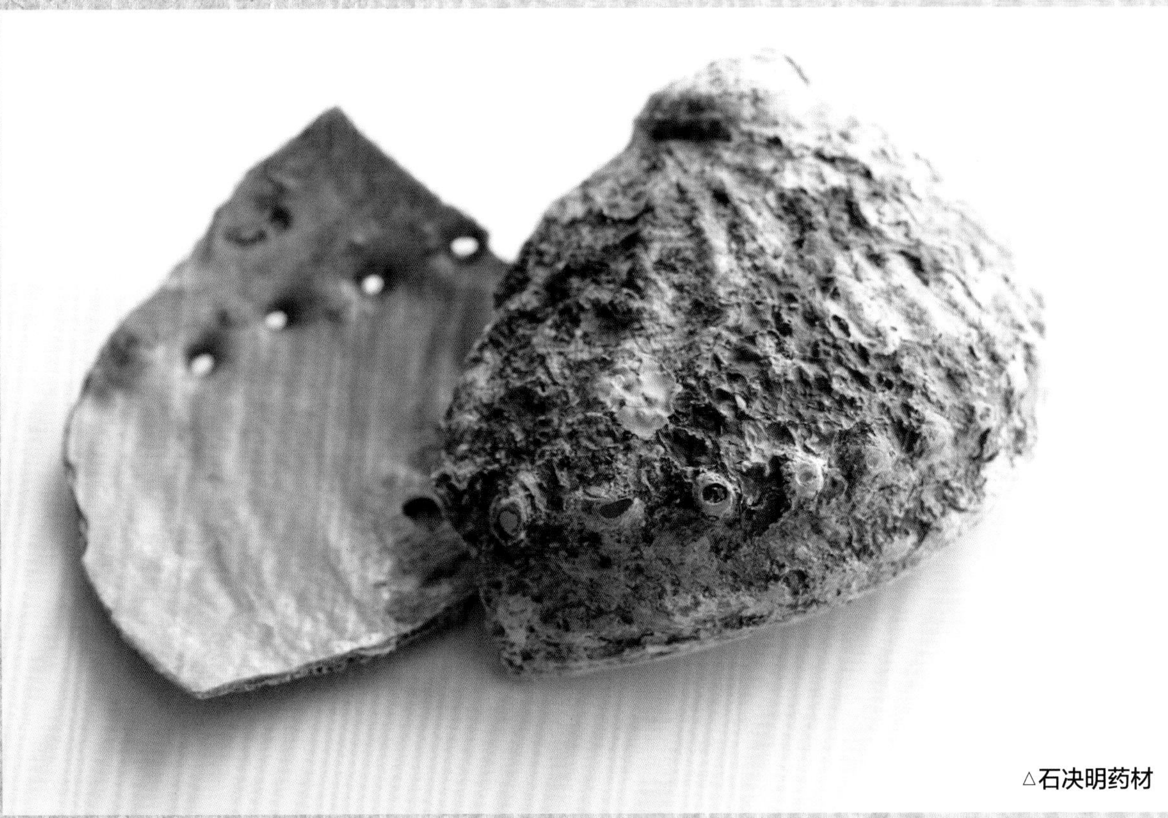

△石决明药材

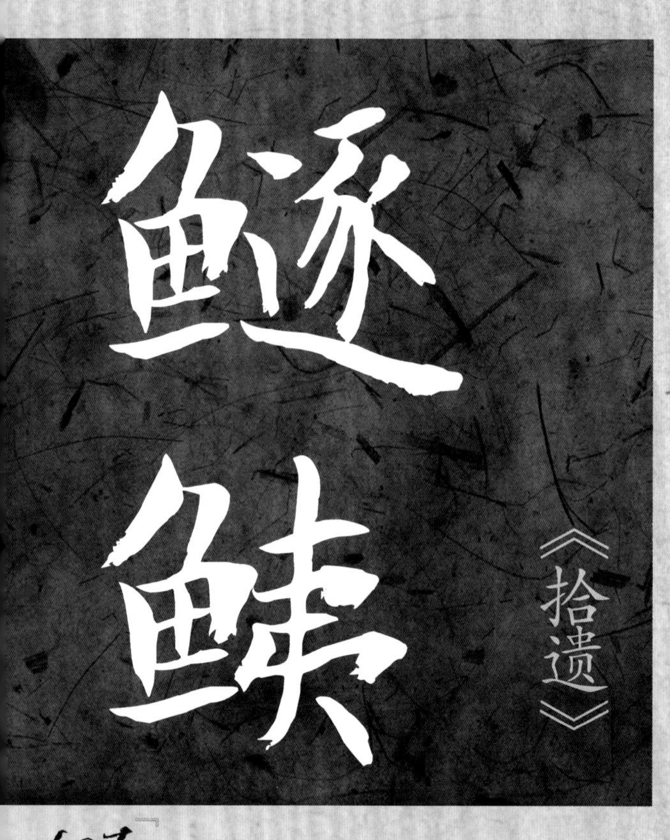

‖ **释名** ‖

鳔匹少切。**作胶名鳔胶**。[藏器曰] 鱁鮧，音逐题，乃鱼白也。[时珍曰] 鱁鮧，音逐夷。其音题者，鲇鱼也。按贾思勰齐民要术云：汉武逐夷至海上，见渔人造鱼肠于坑中，取而食之，遂命此名，言因逐夷而得是矣。沈括笔谈云：鱁鮧，乌贼鱼肠也。孙愐唐韵云：盐藏鱼肠也。南史云：齐明帝嗜鱁鮧，以蜜渍之，一食数升。观此则鳔与肠皆得称鱁鮧矣。今人以鳔煮冻作膏，切片以姜、醋食之，呼为鱼膏者是也。故宋齐丘化书云：鱁鮧与足垢无殊。鳔即诸鱼之白脬，其中空如泡，故曰鳔。可治为胶，亦名䱙胶。诸鳔皆可为胶，而海渔多以石首鳔作之，名江鳔，谓江鱼之鳔也。粘物甚固。此乃工匠日用之物，而记籍多略之。

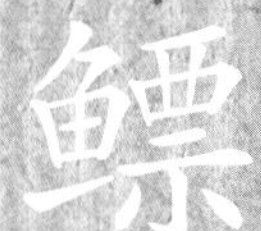

‖**气味**‖

甘，平，无毒。

‖**主治**‖

竹木入肉，经久不出者。取白傅疮上四边，肉烂即出。藏器。**止折伤血出不止。**时珍。**烧灰，傅阴疮、瘘疮、月蚀疮。**李珣。

‖**附方**‖

新一。**折伤出血**但不透膜者，以海味中咸白鳔，大片色白有红丝者，成片铺在伤处，以帛缚之，血即止。普济方。

鳔胶

‖**气味**‖

甘、咸，平，无毒。

‖**主治**‖

烧存性，治妇人产难，产后风搐，破伤风痉，止呕血，散瘀血，消肿毒。伏硇砂。时珍。

‖**附方**‖

新十。**产难**鱼胶五寸，烧存性为末，温酒服。皆效方。**产后搐搦**强直者，不可便作风中，乃风入子脏，与破伤风同。用鳔胶一两，以螺粉炒焦，去粉为末。分三服，煎蝉蜕汤下。产宝。**产后血运**鳔胶烧存性，酒和童子小便调服三五钱良。事林广记。**经血逆行**鱼胶切炒，新绵烧灰。每服二钱，米饮调下，即愈。多能鄙事。**破伤风搐**口噤强直者。危氏香胶散：用鱼胶烧存性一两，麝香少许，为末。每服二钱，苏木煎酒调下。仍煮一钱封疮口。保命集：治破伤风有表证未解者。用江鳔半两炒焦，蜈蚣一对炙研，为末。以防风、羌活、独活、川芎等分煎汤，调服一钱。**呕血不止**鳔胶长八寸，广二寸，炙黄，刮二钱，以甘蔗节三十五个，取汁调下。经验。**便毒肿痛**已大而软者，直指方用鱼鳔胶，热汤或醋煮软，乘热研烂贴之。戴氏：治露瘨，即羊核。用石首胶一两，烧存性，研末酒服。外以石菖蒲生研盦之，效。**八般头风**鱼鳔烧存性为末。临卧以葱酒服二钱。**赤白崩中**鱼缆胶三尺，焙黄研末，同鸡子煎饼，好酒食之。

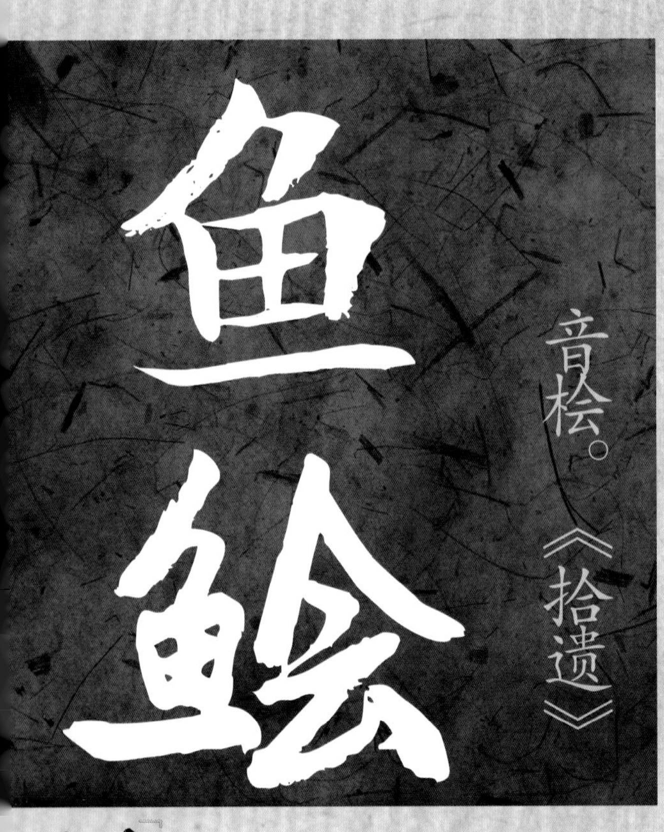

‖**释名**‖

鱼生。[时珍曰] 刽切而成，故谓之鲙。凡诸鱼之鲜活者，薄切洗净血腥，沃以蒜齑、姜醋、五味食之。

‖**气味**‖

甘，温，无毒。[藏器曰] 近夜勿食，不消成积。勿饮冷水，生虫。时行病后食之，胃弱。勿同乳酪食，令人霍乱。不可同瓜食。[时珍曰] 按食治云：凡杀物命，既亏仁爱，且肉未停冷，动性犹存，旋烹不熟，食犹害人，况鱼鲙肉生，损人尤甚，为癥瘕，为痼疾，为奇病，不可不知。昔有食鱼生而生病者，用药下出，已变虫形，鲙缕尚存；有食鳖肉而成积者，用药下出，已成动物而能行，皆可验也。

‖**主治**‖

温补，去冷气湿痹，除膀胱水，腹内伏梁气块，冷痃结癖疝气，喉中气结，心下酸水，开胃口，利大小肠，补腰脚，起阳道。藏器。**宜脚气风气人，治上气喘咳。**思邈。**鲫鲙：主久痢肠澼痔疾，大人小儿丹毒风眩。**孟诜。

‖**发明**‖

[汪颖曰] 鱼鲙辛辣，有劫病之功。予在苍梧见一妇人病吞酸，诸药不效。偶食鱼鲙，其疾遂愈。盖此意也。

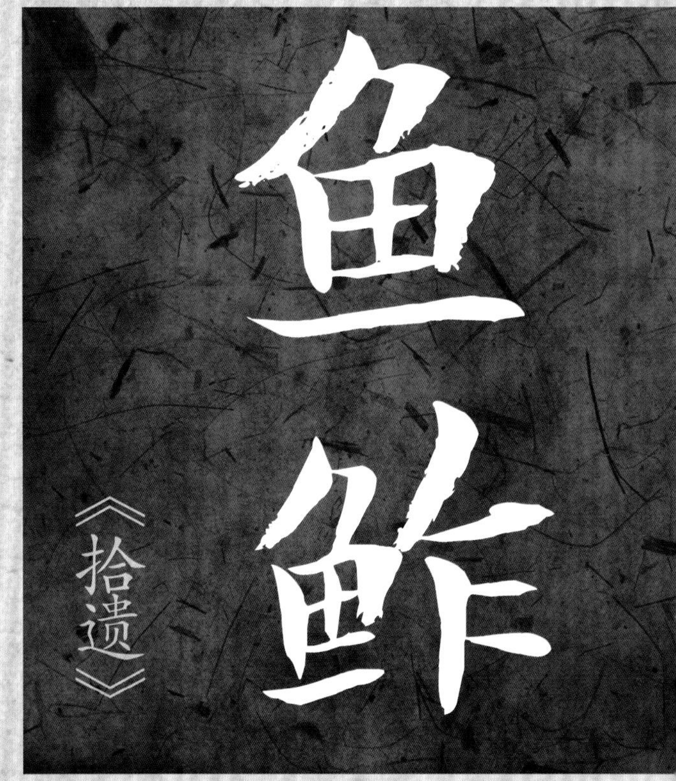

‖**释名**‖

[时珍曰] 按刘熙释名云：鲊，酝也。以盐糁酝酿而成也。诸鱼皆可为之。大者曰鲊，小者曰鲹。一云：南人曰鲹，北人曰鲊。

‖**气味**‖

甘、咸，平，无毒。[藏器曰] 凡鲊皆发疮疥。鲊内有发，害人。[瑞曰] 鲊不熟者，损人脾胃，反致疾也。[时珍曰] 诸鲊皆不可合生胡荽、葵菜、豆藿、麦酱、蜂蜜食，令人消渴及霍乱。凡诸无鳞鱼鲊，食之尤不益人。

‖**主治**‖

癣疮，和柳叶捣碎炙热傅之。取酸臭者，连糁和屋上尘，傅虫疮及马病疮。藏器。**治聤耳痔瘘，诸疮有虫，疗白驳、代指病，主下痢脓血。**时珍。

‖**附方**‖

新二。**白驳风**以荷叶裹鲊令臭，拭热，频频擦之，取效乃止。千金方。**代指痛**先刺去脓血，炙鲊皮裹之。千金方。

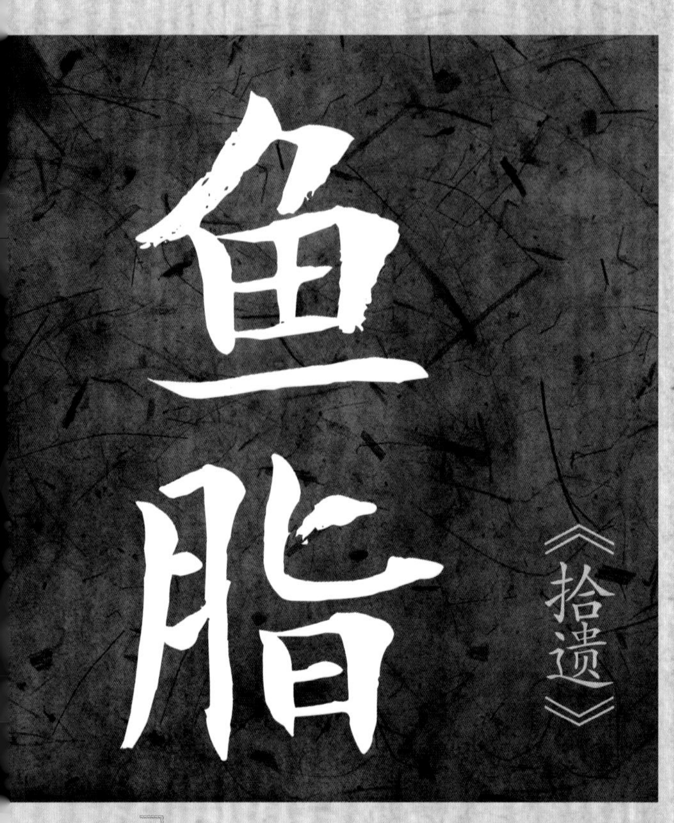

‖**释名**‖

鱼油。[时珍曰] 脂，旨也。其味甘旨也。

‖**气味**‖

甘，温，有小毒。[时珍曰] 鱼脂点灯，盲人目。

‖**主治**‖

瘢疾，用和石灰泥船鱼脂腥臭者二斤，安铜器内，燃火炷令暖，隔纸熨瘢上，昼夜勿息火。又涂牛狗疥，立愈。藏器。[时珍曰] 南番用鱼油和石灰艌船。亦用江豚油。

‖ **释名** ‖

[时珍曰] 诸鱼脑骨曰鱿，曰丁。鱼尾曰魩，音抹，曰丙。鱼肠曰鲴，曰乙。鱼骨曰鲠，曰刺。鱼脬曰鳔，曰白。鱼翅曰鳍，曰鬣。鱼子曰鮢，曰魰。

‖ **主治** ‖

能销毒。藏器。**解蛊毒。作器盛饮食，遇蛊辄裂破也。**时珍。延寿书。

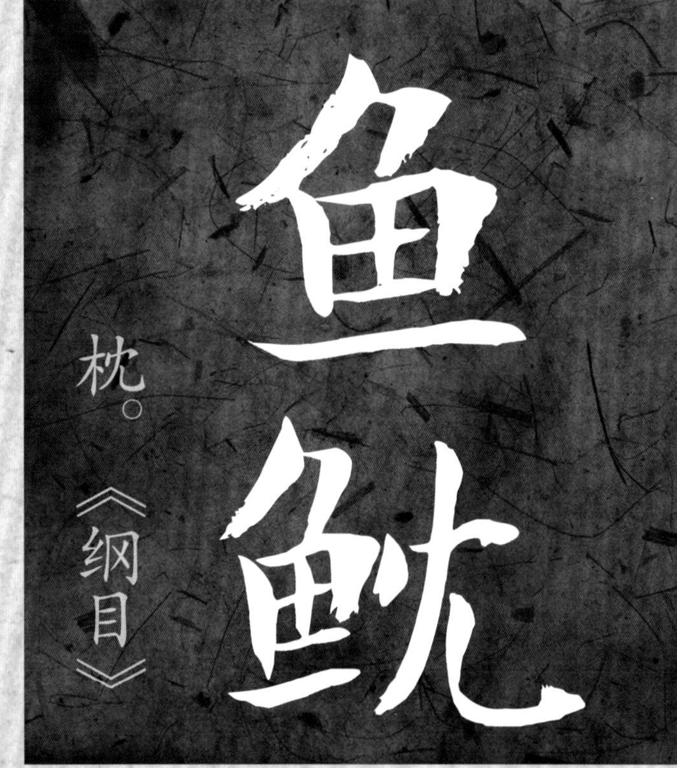

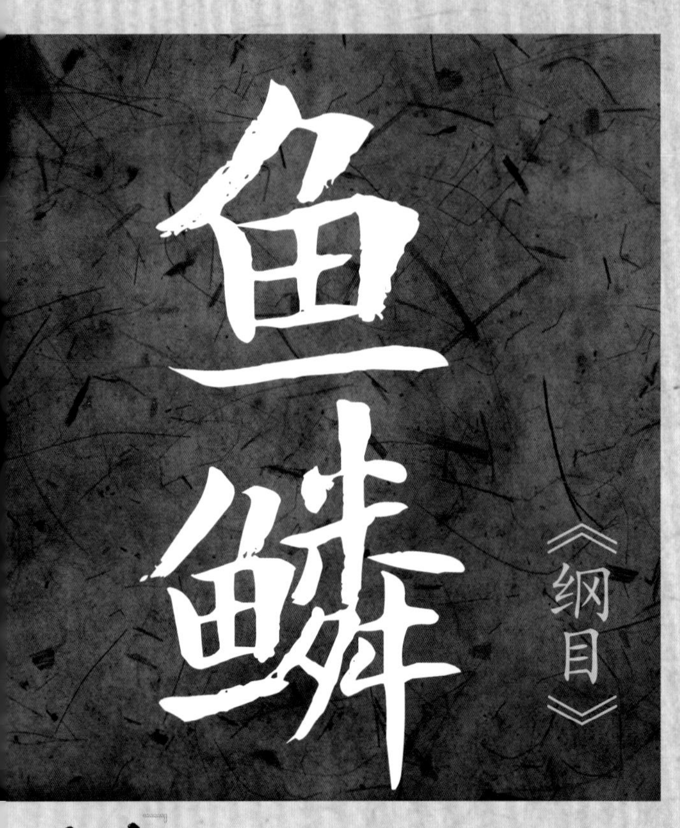

‖**释名**‖

[时珍曰] 鳞者，粼也。鱼产于水，故鳞似粼；鸟产于林，故羽似叶；兽产于山，故毛似草。鱼行上水，鸟飞上风，恐乱鳞、羽也。

‖**主治**‖

食鱼中毒，烦乱或成癥积，烧灰水服二钱。时珍。**诸鱼鳞烧灰，主鱼骨鲠。**别录。

‖释名‖

鲦音米。鲵音蚁。

‖集解‖

[孟诜曰] 凡鱼生子，皆粘在草上及土中。冬月寒水过后，亦不腐坏。到五月三伏日，雨中，便化为鱼。[时珍曰] 凡鱼皆冬月孕子，至春末夏初则于湍水草际生子。有牡鱼随之，洒白盖其子。数日即化出，谓之鱼苗，最易长大。孟氏之说，盖出谬传也。

‖气味‖

缺。

‖主治‖

目中障翳。时珍。

‖发明‖

[时珍曰] 鱼子古方未见用。惟圣济总录治目决明散中用之，亦不言是何鱼之子。大抵当取青鱼、鲤、鲫之属尔。

‖附方‖

新一。**决明散**治一切远年障翳，弩肉，赤肿疼痛。用鱼子，活水中生下者半两，以硫黄水温温洗净，石决明、草决明、青葙子、谷精草、枸杞子、黄连、炙甘草、枳实麸炒、牡蛎粉、蛇蜕烧灰、白芷、龙骨、黄檗各一两，白附子炮、白蒺藜炒、黄芩炒、羌活各半两，虎睛一只切作七片，文武火炙干，每一料用一片，上通为末。每服三钱，五更时茶服，午、夜再服。赤白翳膜，七日减去。弩肉赤肿痛不可忍者，三五日见效。忌猪、鱼、酒、面、辛辣、色欲。凡遇恼怒酒色风热即疼者，是活眼，尚可医治；如不疼，是死眼，不必医也。总录。

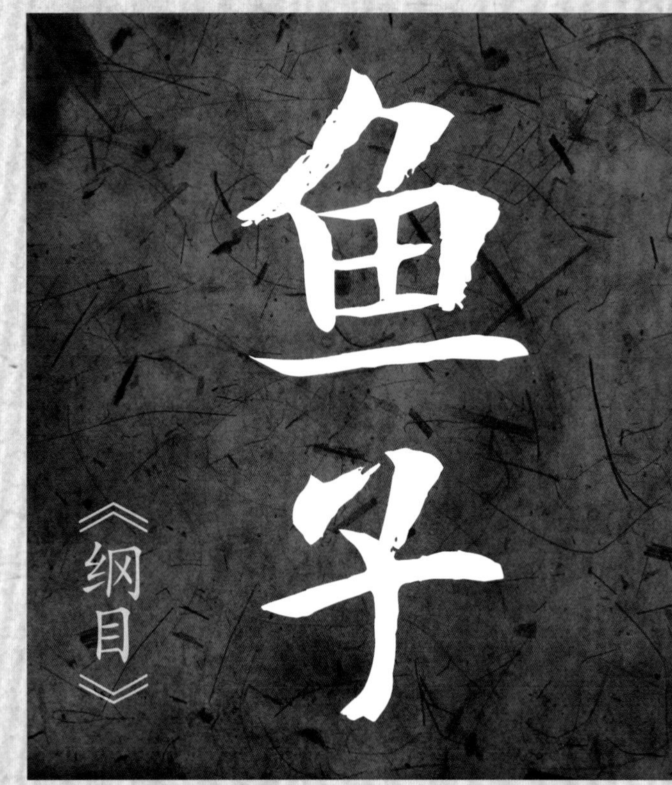

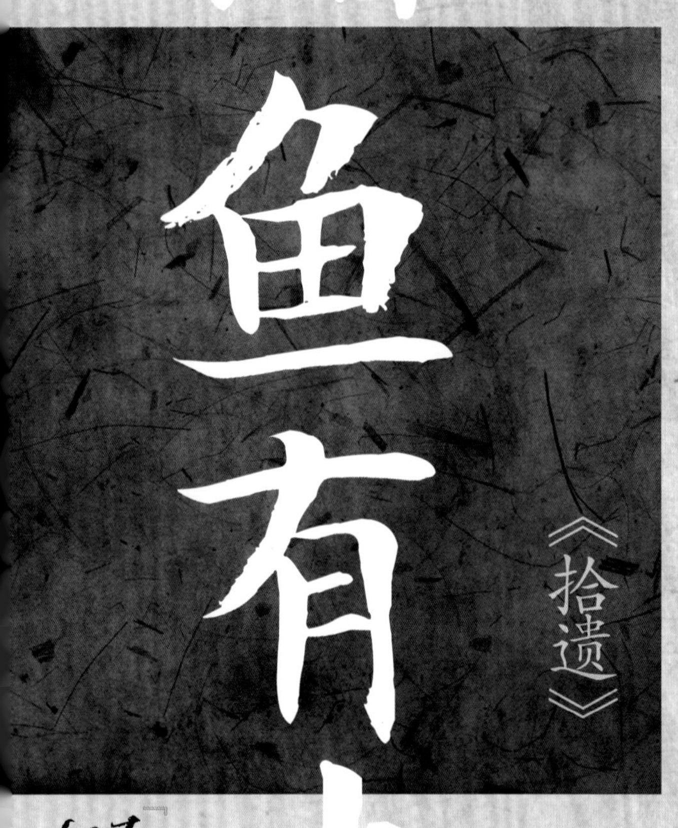

诸鱼有毒

《拾遗》

鱼目有睫，杀人。目得开合，杀人。逆腮，杀人。脑中白连珠，杀人。无鳃，杀人。二目不同，杀人。连鳞者，杀人。白鬐，杀人。腹中丹字，杀人。鱼师大者有毒，食之杀人。